생명의 더 룰

②

생명의 더 룰 2

1판 1쇄 발행 2024년 5월 28일

저자 닥터 매직

편집 문서아　**마케팅·지원** 김혜지

펴낸곳 (주)하움출판사　**펴낸이** 문현광

이메일 haum1000@naver.com　**홈페이지** haum.kr
블로그 blog.naver.com/haum1000　**인스타그램** @haum1007

ISBN 979-11-6440-596-1(03510)

THE

생명의 더 룰 **2**

RULE

저자 닥터 매직

이 책을 향한 찬사

"건강서적에 시뮬레이션 우주론까지 등장하고 여러 신선한 발상들이 돋보이는 책입니다. 심지어 한의학 체질 이론에서 주식의 볼린저 밴드를 볼 줄은 저도 전혀 예상치 못 했습니다. 건강서적 뿐만 아니라 인생 서적으로도 투자할 만한 가치가 있는 책이라 생각됩니다."

– 박세익 (체슬리 투자자문 대표 이사 및 경제 분야 방송인)

"책을 전문으로 리뷰하는 제 입장에서는 매번 새로운 책을 대할 때마다 기대감을 가지고 책장을 엽니다. 이 책은 감명 깊게 읽었던 전작 <더 룰 리치편>작가의 책이라 더 기대가 되었습니다. 두근 두근. 이 기대감의 심장 박동은 책을 읽는 내내 흥미와 깨달음의 심장 박동으로 이어졌습니다. 시간 가는 줄 모르고 2권까지 몰입해서 읽도록 하는 작가의 지식과 필력에 또 다시 감탄했습니다. 읽기만 해도 정신이 맑아지고 건강해지는 느낌의 책이었습니다."

– 책도리 (책 전문 리뷰 채널 <책도리TV> 운영자 겸 유튜버)

"이 책은 어려울 수 있는 주제를 단순하고 읽기 쉽게 다루고 있다고 생각합니다. 작가의 농담은 무거워 질 수 있는 내용을 이해하기 쉽도록 표현하였습니다. 저는 대학에서 생화학을 전공했기 때문에 일반적으로 물질적인 과학(증명 가능한 과학)에 더 가까운 세계관을 갖고 있었고 영혼이나 텔레파시 등에 대해서는 회의적이었습니다. 하지만 이 책에서는 제가 이전에 고려하지 않았던 몇 가지 흥미로운 주장을 제시합니다. 특히 물질적인 측정 장치를 통해 비물질적인 현상을 측정하려는 노력의 허무함에 대해 생각해 보게 되었습니다. 앞으로는 좀 더 열린 마음을 가질 수 있도록 해야겠습니다!"

(I think the book is easy to read and goes over difficult topics in a simple way. The jokes keep it from getting too heavy. I studied biochemistry in university, and so I generally have more of a material science view of the world and am skeptical of things like the soul or telepathy, etc. However, the book makes some interesting arguments that I hadn't considered before, especially about the futility of trying to measure an immaterial phenomenon through material measuring devices, that have made me think about my own opinions. Maybe I should be more open minded!)

- Sarah McGrath Fortowsky

"어려운 한의학과 동양철학을 현대과학으로 너무 쉽고 재미있게 풀어써서 인상적이었습니다. 우리가 먹는 음식이 건강에 가장 기본적인 출발점이라는 것을 다시 한 번 음미하게 해주는 책."

- 임경숙

(<나는 몸신이다> <비타민> 등 출연 방송인, 식품영양학 교수 및 수원대학교 총장)

"놀랍고 놀랍고 놀라운 책. 어둠 속에서 빛을 발견한 것 같다. 난치병 치료에 지도 같은 책."

(This book is so, so amazing! I feel like I've found a light in the darkness. It's like a cure for a terrible disease.)

- Elaine Flynn

"의학 건강서적이 이 정도로 흥미진진할 수도 있구나 생각하며 간만에 집중 몰입해서 읽었습니다. 과학과 동양철학, 한의학이 멋지게 잘 어우러진 인생서입니다."

- 표민수 (<풀 하우스> <그들이 사는 세상> 등 다수의 드라마 연출 PD)

"동양의 신비한 한의학, 중의학, 동양 철학을 쉽게 이해할 수 있어서 너무 좋았다. 왜 침이나 경락 마사지가 효과가 있는지 이제야 이해가 간다. 양자역학 같은 어려운 현대 과학도 재미있게 쉽게 설명이 되었다. 내가 왜 태어났는지 어디로 향해 가는지를 생명 현상과 연관해서 이야기해 준다. 인생을 돌아보고 힘을 낸다."

(This book really helped me unravel the mysteries of traditional Korean medicine, traditional Chinese medicine, and Eastern philosophy. I finally understand why acupuncture and meridian massage are so effective. It also goes over a lot of difficult scientific topics, like quantum mechanics, in a fun and easy to understand way. It's made me look back over my own life - why I was born, and where I'm headed towards - while contemplating the mysteries of life as a whole.)

– Matthew Stevenson

"다이어트와 식사 관리를 동양의 의사가 쓴 이 책에서 도움을 받을 줄이야. 매우 인상적인 내용으로 가득한 책입니다. 즐겁게 읽으세요."

(I never thought a book about traditional Eastern medicine could help me with diet and weight loss. This book is full of great tips and tricks. Enjoy!)

– Alanna Richards

목 차

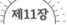

제 7 장

생명력의 스위치

· 첫 번째 스위치 활용 ·

생명력의 스위치
첫 번째 스위치 활용

1 경락의 탄생

정신에너지가 어떻게 경락이라는 신비한 구조를 형성하는지 궁금하실 겁니다. 경락의 형성은 우주의 존재 원리와 이어져 있어서 심오한 이야기입니다.

우주가 어떻게 탄생했고 물질이 어떤 원리로 존재하며 정신은 또 어떻게 작용하는지를 설명하는 것은 양자 역학 이상으로 방대하고 어렵습니다. 이 것에 대한 이론을 설명할까 고심하다가 결국 다음 책 '존재의 룰'로 미루기로 했습니다.

어쨌든 우여곡절 끝에 인체에 경락이라는 놈이 생겼습니다.

한의학을 전공한 사람이 아니라면 경락이 있다는 소리만 들었지, 경락에 대해서는 잘 모르실 겁니다.

경락 그림을 보면, 경락은 지하철 노선처럼 우리 몸에 라인을 그리고 있습니다. 그리고 노선의 중간 중간에 혈 자리가 지하철역처럼 존재합니다.

혹시 당신은 아래 그림 같은 경락도를 보신 적이 있습니까?

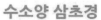

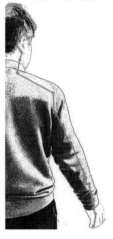

"앗. 저 사람! 우리 남편 닮았다." - 뜬금없는 아줌마 독자

"네? 상반신만 있는 뒷모습에 뒤통수도 반만 나왔는데.. 대체 어디가 닮았다고요?"

"아무 존재감 없는 게 영락없이... 호호. 농담이고요. 저런 그림이야 흔해서 다 봤죠. 경락 그림 한번 안 본 사람 어디 있겠어요? 집에서 코 골고 있는 우리 남편만 빼고."

당신도 경락 마사지 숍에서나 영화의 한 장면에서 한번쯤 봤을 정도로 경락 그림은 흔합니다. 그러나 경락에 대해 물어보면 머릿속에 남아 있는 지식이 거의 없다는 것을 발견할 겁니다.

하지만 몇 페이지만 졸지 않고 넘기면, 오늘부터 당신은 웬만한 경락 전문가 이상으로 경락에 박식한 사람이 될 겁니다.

우선 경락은 <경>과 <락>으로 이뤄져 있습니다.

"당연하죠. 선생님. 말장난은 싫습니다."

말장난이 아니라 실제로 그러합니다. 경락은 경맥+락맥의 합성어이기 때문입니다.

<경맥>은 고속도로처럼 큰 도로인 '**대로**'. **<락맥>**은 사람만 겨우 걸을 정도의 작은 동네 '**골목길**'로 이해하세요.

그 중 우리가 관심을 가질 것은 <경맥>입니다. 경맥이 주요 도로니까 경락이라고 말하면 보통은 경맥을 말하는 겁니다. 그러니 이 책에서도 경락은 경맥을 뜻하는 겁니다.

생명력의 열쇠 역시 경맥에 있기 때문에, 경락하면 무조건 경맥을 생각하세요.

경락은 크게 두 가지 세트로 존재합니다.

<표준 경락>과 <특수 경락>.

표준 경락은 우리 몸의 가장 근본적인 경락 체계입니다. 특수 경락은 말 그대로 조금 특수한 성격을 지닌 경락입니다.

표준 경락은 12개이고. 특수 경락은 8개입니다. 그래서 표준 경락은 '12정경(十二正經)'으로 불리고. 특수 경락은 '기경8맥(奇經八脈)'으로 불립니다.

'**12정경**'은 말을 풀어보면 '**12개의 정상적인 경락**'이라는 뜻입니다.

'**기경8맥**'은 말을 풀면 '**8개의 이상한 경락**'이라는 뜻입니다.

인체의 기본 시스템은 12개의 정상 경락이 형성합니다. 그러니 당신은 12

개의 기본 경락만 집중하면 됩니다.

⊘ 12개의 정상 경락.

정상 경락은 왜 12개일까요?

외부 환경의 감각 에너지가 6개이기 때문입니다.

"엇? 선생님. 경락은 6개가 아니고 12개인데요?"

네. 감각 에너지가 6개니 경락도 6개여야 합니다. 하지만 DNA가 두 쌍이 짝을 짓듯이 경락도 손발에 하나씩 짝을 짓습니다.

외부 환경의 감각 에너지는 <고온, 저온>, <다습, 건조>, <고압, 저압>이라고 했습니다.

그래서 12경락은 이렇게 됩니다.

<고온> 감각 에너지의 손 경락, 발 경락

<저온> 감각 에너지의 손 경락, 발 경락

<다습> 감각 에너지의 손 경락, 발 경락

<건조> 감각 에너지의 손 경락, 발 경락

<고압> 감각 에너지의 손 경락, 발 경락

<저압> 감각 에너지의 손 경락, 발 경락

이제 12개 경락을 구성하는 것이 어떤 녀석들인지 알아보겠습니다.

어차피 당신이 치료 전문가가 될 것이 아니기에, 건강관리에 필요한 상식만 알면 됩니다. 그래서 경락은 이름만 이해하면 됩니다.

"선생님. 경락 이름만 알고 넘어간다니 수박 겉핥기가 아닐까요? 건강정보에 필요한 거면 하나라도 제대로 알려주시지."

사실 12경락은 이름에 핵심 정보가 다 있습니다. 그러니 이름만 이해해도 충분합니다.

옛날 우리나라에는 사람 이름을 대충 짓던 시대가 있었습니다. 예를 들어 '개똥이'라는 이름을 가진 사람도 있었습니다. 그러나 '개똥이'라는 이름이 그 사람의 정체에 대한 정보가 되질 않습니다. 개똥이라고 해서 옷에 개똥을 묻히고 다니는 사람도 아니고, 얼굴이 개똥처럼 생겼다는 뜻도 아니니까요.

이에 비해 12경락은 그 본질을 요약해서 이름을 지었습니다.

예를 들어 방광과 관련된 경락은 한의학에서 <**족태양**(足太陽) **방광경**>이라 부릅니다. 방광과 관련되었으니 방광경이라고 이름이 붙었을 것이며, 족은 말 그대로 다리에 경락이 흐른다는 뜻입니다. 문제는 태양이라는 이름입니다.

"태양(太陽)? 혹시 하늘의 태양의 기운을 받는 경락이라는 말인가요?"

설마요? 그런 특별한 경락은 없습니다. 그런데 이름이 하늘의 태양(太陽)과 한자까지 똑같습니다. 그러니 한의학의 지식이 없는 사람이 본다면 영락없이 헷갈릴 수밖에 없습니다. 한자로만 해석하면 사람 다리에 있는 (하늘의) 태양의 경락이니까요.

이건 동양철학의 이상한(?) 이론 때문에 붙은 이름입니다. 우리가 음양이라고 하면 상대적인 개념을 말합니다. 보통 양은 따뜻하고 음은 차갑습니다. 그래서 열기(熱氣)는 양, 한기(寒氣)는 음입니다. 여기까지는 일반인도 상식적으로 많이 아는 개념입니다.

그런데 한의학이나 동양철학의 육기(六氣-여섯 가지 기운)에서는 조금 이상해집니다. 태양(太陽)이라고 하면 양이 제일 큰 단계를 말합니다. 그러니 우리가 생각할 때 가장 뜨거운 상태라고 생각되지 않습니까? 그런데 동양철학에선 엉뚱하게 태양(太陽)은 차가운 물이라고 해석합니다.

"예? 그게 말이 되나요? 가장 큰 '양'이 차가운 물의 성질을 지닌다고요?"

조금 이상하죠? 그런데 이유는 이렇다고 합니다.

<양이 너무 커져 양의 에너지가 다 끝난 상태. 그래서 실제로는 차가운 음의 에너지이다.>

네. 좋습니다. 말이 되는 이론입니다.(물론 왜 이런 형태로 음양 이론이 전개되는지 그 내막은 저는 알긴 합니다.)

그러나 이런 식으로 단어를 사용하는 개념은 저는 반대합니다. 왜냐하면 일반인의 혼동을 불러일으킬 수 있는 개념이기 때문입니다. 말장난하는 것도 아니고 하늘의 태양도 차가운 물일까요? 동양철학에서도 하늘의 태양(太陽)은 뜨겁다고 하고, 육기의 태양(太陽)은 차갑다고 합니다. 동일한 한자어 태양(太陽)을 사용하면서 이렇게 완전히 반대의 뜻을 지니는 것 자체가 학문의 방해 요소라고 생각합니다.

차라리 양이 없어졌으니 양의 종말, 양종(陽終)이라 이름 짓든지. 또는 차가운 성질을 지녔으니 아예 음의 이름을 붙이든가요. 이렇게 해야 그나마 단어의 혼동을 없앨 수 있지 않겠습니까?

그래서 저는 비합리적인 개념의 옛날 용어를 이 책에서는 최대한 제외하겠습니다. 여러분이 일일이 동양철학의 음양론까지 제대로 공부하고 이 건강법을 이해하려면 책 열권이 넘어도 모자랄 겁니다.

기라는 단어도 여러 복잡한 뜻이 뭉쳐져 있어서, 저는 다른 의미의 뜻은 분리하고 근본적인 뜻만 정신소자라는 단어로 대체해서 사용한 겁니다. 여러 뜻을 혼동해서 사용하면 결국 기의 이론 자체가 엉터리로 보이기 때문입니다.

아무튼 12경락의 모든 이름은 아래처럼 구성됩니다.

경락 이름 = 손발 + 감각에너지 + 감정에너지

즉 <위치>가 손이냐 다리냐, 그것을 구별하는 항목이 첫 번째로 오고, 그 다음 항목이 <감각>에너지, 마지막 항목이 <감정>에너지로 이뤄집니다.

그러나 실제로는 **감정에너지 자리에 그 에너지와 공명하는 인체 장기가** 들어갑니다.

★ 잠깐. 벌써 잊어버리신 분께

> 2차원 정신에너지는 2차원 기입니다. 또한 이것은 감각 정신에너지와 감정 정신에너지로 이뤄져 있습니다.
>
> 감정 정신에너지는 운동의 다섯 가지 단계 에너지를 일으킨다고 했습니다. 또한 운동의 다섯 가지 단계는 동양철학의 오행 개념과 동일합니다. 그리고 인체 운동성의 다섯 가지 에너지 패턴은 장부의 에너지 패턴과 서로 연결됩니다.

예를 들어 오행의 수 에너지 자리는 신장(-수)이나 방광(+수)이 차지하며 그것의 에너지 본성은 감정에너지 중에서 공포나 몰입, 숙면 등이 공명하는 경락입니다.

이제 다시 '족태양(足太陽) 방광경'이라는 다소 어려운 경락 이름을 해석하겠습니다.

족태양(足太陽) 방광경 =
<u>다리</u>에 있는 + <u>차가운</u> 감각에너지 + <u>수(水)</u>에너지의 <u>방광</u> 경락
족   태양   방광 경

그래서 경락의 이름만 알면, 그 경락의 정체가 다 드러납니다. 다시 말해 경락의 이름에 그 경락의 핵심 정보가 다 있는 셈 입니다.

"선생님. 방광에 병이 생겼을 때는 방광의 경락을 주물러 주면 되겠네요?"

물론 가능합니다.

그러나 이런 활용은 경락의 기능의 아주 일부분일 뿐입니다.

경락의 기능이 그렇게 단순하다면 처음부터 이름을 다른 항목 다 빼고 '방광경'이라고 지었을 겁니다.

차가운 에너지와 수 에너지는 그냥 장식으로 달아놓은 것이 아니라 방광이라는 이름보다 더 중요하기 때문입니다.

나머지 경락의 감각 에너지도 가르쳐드리겠습니다.

태양, 양명 같은 동양철학적 이름의 의미는 전문가의 영역이기 때문에 생략합니다. 그냥 경락 이름이 가진 의미만 구경하세요.

차가운 감각에너지		**뜨거운** 감각에너지	
태양	경락	소음	경락

습한 감각에너지		**건조한** 감각에너지	
태음	경락	양명	경락

고압 감각에너지		**저압** 감각에너지	
소양	경락	궐음	경락

이름의 응용으로 보겠습니다.

수양명 대장경이라는 경락이 있습니다.

<손>에 있는 **<건조한>** 감각 에너지의 **<대장>** 경락이라는 의미입니다.

그럼 수태음 폐경은 무슨 뜻일까요?

하하. 제가 대답하지 않아도 당신은 위의 내용을 훔쳐보고 맞출 수 있을 겁니다.

<손>에 있는 **<습한>** 감각 에너지의 **<폐>** 경락이라는 의미입니다.

그럼 이 부분은 넘어갑니다.

책 앞부분에서 감각 에너지를 이야기하고 나서 제가 드렸던 말씀이 있습니다.

"당신은 인체 내부의 생존 환경을 조절하는 리모컨을 얻었습니다."

이것은 과장이 아니라 사실입니다.

생활의 컨디션에서부터 시작해서 암, 난치병 치료까지 모든 것은 사실 인체의 생존 환경이 지배하기 때문입니다.

생존 환경의 여섯 가지 상태 <고온, 저온>, <다습, 건조>, <고압, 저압>을 줄여서 다르게 표현하면, 한(寒), 열(熱), 조(燥), 습(濕), 고압, 저압 입니다.

당신이 아는 웬만한 치료법은 이 <감각 에너지>의 범위 내에 있습니다.

먼저 인체 외부 치료법을 보겠습니다. 우리가 인체 바깥에서 치료하는 것은 주로 근육 관절의 질병이거나 피부병입니다.

우선 질문 하나 드리겠습니다.

만약 당신이 다리를 심하게 삐었다면 어떻게 하시겠습니까?

"병원에 가지요."

정답이네요. 그러나 다리를 삔 시간이 깊은 밤이라면? 아니면 시골 외진 곳이라면? 당장 병원에 갈 수 없는 상황에서 당신은 어떻게 대처하겠습니까?

"파스를 붙여요." "피를 뺍니다." "냉찜질을 합니다." "붕대를 감습니다." "된장을 바릅니다."

이처럼 다양한 답변을 할 겁니다. 된장 바르기는 우리나라 시골에만 있는 옛날 방법으로 잘못된 방법입니다. 하하. 나머지 답변 중에 제일 효과적인 치료법이 뭘까요?

정답은 냉찜질입니다. 주로 얼음찜질을 합니다.

그런데 왜 얼음찜질을 할까요?

"선생님. 저는 압니다. 얼음찜질을 하면 덜 아프니까요."

보통 통증 때문에 얼음찜질을 한다고 알고 있는데요. 정확히 말하면 상처 부위가 붓는 것을 최대한 억제하기 위해서입니다. 물론 통증을 줄이는 효과도 거두긴 합니다.

일반적으로 상처가 부으면 부을수록 나중에 치료 기간이 더 길어집니다. 상처가 붓는다는 것은 주로 상처 주위의 혈관이 파열되어서 내부 출혈이 생겨서 일어나는 증상입니다. 그러니 차가운 물이나 얼음찜질을 하는 것은 내부의 출혈을 최대한 빨리 지혈하는 것이 목적입니다.

어쨌거나 여기에 활용한 것은 오직 하나. **한(寒) 치료법**입니다.

그러나 얼음찜질을 며칠 동안 계속해서 하면 오히려 상처 회복이 늦어집니다.

"예? 얼음찜질이 좋은 방법이라면서요?"

냉찜질이나 얼음찜질은 붓는 것이 멈추고 나면 그만 둬야 합니다. 쉽게 말해 내부 출혈이 멈추고 나면 다른 방법으로 전환해야 합니다.

뼈가 부러지지 않은 이상, 붓는 것은 멈춥니다. 그리고 나면 이젠 반대로 뜨거운 찜질을 해야 합니다. 그래야 부은 것이 빨리 빠집니다. 또한 관절이나 근육에 손상이 빨리 낫습니다. 다친 정도마다 차이는 있지만 대개는 발을 삐고 난 뒤 1~2일이 지나면 뜨거운 찜질로 바꿉니다. 흔히 핫팩을 데워서 치료하기도 하고, 따뜻한 물에 직접 발을 담그기도 합니다. 적외선을 쬐기도 합니다. 어쨌거나 여기에 활용한 것은 오직 하나. **열(熱) 치료법**입니다.

여기에서 발목을 삔 것을 예로 들었지만, 이 방법은 손목이나 다른 모든 관절을 삐었을 때도 적용되며, 어디에 부딪혀서 타박상을 입었을 때에도 동일하게 적용됩니다.

이건 '삔 관절' 치료법이지만, 사실 거의 모든 관절 질환은 따뜻하게 해 주면 좋아집니다. (단, 류마티스성 관절염 같이 아픈 부위에 열감이 느껴지는 증세는 예외입니다.)

"관절을 데우는 자. 강철 같은 관절을 얻으리라. 어때, 하고 싶지?"

이런 마음의 유혹이 속삭이기라도 하듯, 관절이 안 좋은 사람들은 우르르 몰려 온천욕을 갑니다. 또 우르르 몰려서 찜질방을 갑니다. 관절이 시큰거리는 노인들은 관절에다 핫팩에 적외선에 쑥뜸에 온갖 뜨거운 것들을 다 갖다 댑니다. 왜냐? 확실히 관절을 데우면 훨씬 편해지는 것을 몸소 체험했기 때문입니다.

좀 더 전문적인 방법으로는, 양초의 재료로 쓰는 파라핀을 데워서 그 속에 관절을 담그는 방법도 있습니다.

이 모든 것이 열(熱) 치료법입니다.

한열만 예를 들었지만, 무릎이 아프든, 허리가 아프든, 목이 아프든… 모든 관절 질환 치료법을 보십시오. 약물을 주입하거나 수술을 하는 치료 이외에는 모든 것이 한(寒), 열(熱), 조(燥), 습(濕), 고압, 저압을 이용하는 치료법에 불과합니다.

"선생님. 관절 질환에 냉찜질이나 온열 치료는 알겠는데, 나머지 치료법도 진짜 있습니까?"

먼저 조(燥), 습(濕) 보시겠습니다.

습한 날씨에 관절이나 인체 컨디션이 나빠지는 것을 기억하실 겁니다. 그래서 제습기를 써서 **습도를 줄이는 것 또한 관절 건강에 도움**이 됩니다.

관절 말고 피부 습진이나 오래 누워서 생기는 욕창, 피부의 상처에 진물이 날 때 모두 습기를 제거하는 치료가 사용됩니다.

그리고 반대로 너무 건조한 경우도 당신은 잘 알겁니다. 가습기로 호흡기의 질병 치료에 도움을 주고, 너무 건조한 피부에 보습제를 바르는 것 등등….

습도 조절이 생존의 필수 환경이기 때문에 너무나 당연한 치료법입니다.

그렇다면 마지막으로 고압, 저압은 어떨까요?

"하하. 선생님. 이건 진짜 궁금합니다. 물에 깊이 들어갔다가 급히 나오면 잠수병에 걸린다고 하는데요. 그때 고압치료실에 들어가서 치료를 한다고 하는 이야기는 들었습니다. 혹시 이렇게 드문 질환을 치료하는 것을 말하는 건 아니겠죠?" - 대박 똑똑한 천재.

혹시 당신도 이 사례를 떠올렸다면 정말로 박식한 독자입니다.

그러나 인체의 생존 환경에서 고압, 저압은 늘 일어나는 현상이기 때문에 저렇게 드문 사례만 있는 것이 아닙니다.

인체의 생존 환경에서 고압, 저압이 어떤 현상으로 일어나는지 정확하게 알려드리겠습니다.

"어? 저는 기억납니다. 선생님. 책 앞부분에서 딱딱함, 부드러움이라고 말씀하셨어요."

맞습니다. 대부분 물체는 고압으로 누르면 딱딱해지고, 저압으로 부풀면 부드러워집니다. 그리고 이것은 고압과 저압이 일으킨 최종 결과물일 뿐입니다.

고압과 저압이 일으키는 실제적인 현상은 '**미는 힘**'과 '**당기는 힘**'입니다.

쉽게 예를 들겠습니다. 주사기 끝을 손가락으로 꽉 막고 주사기 손잡이를 당기면 주사기 내의 압력은 낮아집니다. 저압입니다. 주사기 끝의 손가락을 떼는 순간, 공기가 안으로 쏙 빨려 들어갑니다. 당기는 힘. **흡입력**입니다.

이번엔 반대로 주사기 끝을 손가락으로 꽉 막고 주사기 손잡이를 밀면 주사기 내의 압력은 높아집니다. 고압입니다. 주사기 끝의 손가락을 떼는 순간, 공기가 바깥으로 쏙 뿜어져 나옵니다. 미는 힘. **추진력**입니다.

"에게? 선생님. 이 정도는 동네 초딩도 아는 겁니다. 뭘 거창하게 말합니까?"

그럴 겁니다. 진리는 이렇게 평범하고 당연한 현상을 짚어보는 것에서부터 출발합니다.

인체에서 생존 환경 중 고압과 저압은 생각보다 훨씬 많은 비중을 차지하고 있습니다.

심장이 피를 뿜는 것은 고압의 피의 흐름이며 말초 혈관은 저압의 피의 흐름입니다. 이렇게 혈액순환을 비롯해서, 호흡을 할 때 폐를 통한 산소 교환 등등 인체의 무수한 현상을 결국 고압과 저압이 일으킵니다. 심지어 **삼투압** 이라고 해서 인체의 수분 중에 소금의 농도 또한 이런 압력의 힘이 작용하게 되어 있습니다.

이제 다음 단계로 넘어가겠습니다. <미는 힘>과 <당기는 힘> 때문에 생기는 것은 **<이동>** 현상입니다. 공기가 이동하면 바람이라고 부르고, 바닷물이 이동 하면 해류라고 부릅니다. 피가 이동하면 혈류라고 부릅니다. 그런데 이런 이동 이나 흐름을 한의학에서는 바람(風)이라는 단어를 대명사처럼 삼았습니다.

인체 내에 바람이 분다니 어떻게 보면 우습기도 합니다. 솔직히 인체 내에 어디에서 바람이 불겠습니까? 아! 한 군데 있긴 합니다. 콧구멍. 일명 콧바람 이라고 하죠. 그러고 보니 코를 통해 허파에 들어가는 것도 바람이군요. 흔히 허파에 바람 쐬러 나간다고 하죠. 그러나 이런 것은 다 우스개 소리고, 인체 내의 흐름을 바람이라고 표현하는 것은 좀 적절치 않은 것 같습니다. 그렇다 면 왜 굳이 바람으로 표현했을까요? 그것은 바로 외부 생존환경 때문입니다.

인간이 외부 환경에서 흐름을 가장 많이 볼 수 있는 것이 자연의 바람입니다.

"선생님. 물의 흐름도 있지 않습니까? 강이나 바다에 물이 흐르는 것은 인 간이 얼마든지 자주 보는 환경인 것 같은데요? 특히 바닷가에 사는 사람들은 더욱 더 물에도 자주 들어가지 않습니까?"

맞습니다. 그러나 우리 인간은 수중 생물이 아니고 육상 생물입니다. 공기 의 고압과 저압이 연결되어 늘 일어나는 자연 현상은 바람입니다. 그래서 내 부에서의 **압력차에 의한 흐름**을 자연의 바람 에너지로 비유했습니다.

중풍(中風)이란 병명도 이런 뜻입니다. 한자로 중(中)은 '적중했다.'에서처럼 **'맞았다'**란 뜻이고, **풍(風)**은 **'흐름'**이란 뜻입니다. 즉 '흐름에 맞았다.'라는 뜻이 되는 셈입니다.

현대의학으로 풀면 혈류의 흐름이 뇌를 강타해서 혈관이 터지거나, 혈전이 뇌를 막아서 이동이 막히거나 해서 생기는 병이 중풍입니다. 결국 **'흐름의 문제로 생긴 병'**이니, 중풍의 의미가 잘못된 것은 아니라 하겠습니다.

옛날에는 뇌CT나 MRI 같은 진단 도구가 없어서 뇌 속에서 어떤 일이 일어나는지 정확히 알 수가 없었습니다. 그럼에도 그 원인을 정확히 짚었다는 것은 혜안을 가졌다고 하겠습니다.

그럼 마지막 단계로 넘어가겠습니다.

고압과 저압. 밀고 당기는 힘 사이에서 이동이 일어납니다. 그런데 미는 힘과 당기는 힘이 고정되지 않고 변화가 생기면 어떻게 될까요?

살짝 밀었다가 세게 밀었다가... 이런 식으로 변화만 줘도 바로 **'진동'**이 발생합니다. 흔들거리는 거죠. 진동을 과학적으로 말씀드리면 **'파장'**이 생기는 겁니다.

이제 지금까지 설명한 것을 잘 엮어서, 고압 저압이 치료에 어떻게 응용되는지 보겠습니다.

<미는 힘>과 <당기는 힘> → 미는 것을 한자로 추(推), 당기는 것을 나(拿)라고 합니다.

합치면 **추나(推拿)**입니다.

"어? 혹시 한의원에서 하는 추나 치료 말씀하는 겁니까?"

맞습니다. 아직 많은 분들에게 이름이 생소한 한의학의 추나는 **<밀고 당기는 행위>**라는 뜻입니다.

추나는 손이나 신체를 이용하여 환자의 잘못된 인체 구조를 교정하는 치료인데, 결국 밀고 당기는 힘을 이용하기 때문에 지어진 이름입니다.

일반인들은 뼈를 맞춰주고 통증을 줄여주는 치료라고 알고 있지만, 추나는 사실 더 근본적인 영역의 치료입니다. 고압과 저압이 연결되면 흐름이 생긴다고 했습니다. 그런데 인체의 균형이 무너지면 흐름에 문제가 생기게 됩니다. 이 때 추나는 고압과 저압의 에너지를 이용하여 근본적으로 인체의 흐름을 정상화시키는 치료입니다.

이것으로 **근육, 관절, 척추를 좋게 만드는 것은 기본이며, 더 깊이 들어가서 혈액의 흐름, 경락의 흐름. 신경의 흐름. 정신 에너지의 흐름 등** 모든 인체의 흐름을 제어하는 치료입니다.

이 모든 것이 결국 **고압, 저압을 응용한 치료법**입니다.

"아! 그러면 인체가 고압인 부분은 저압으로, 저압인 부분은 고압으로 치료하면 되나요?"

그런데 한열이나 조습은 문제가 있는 부위의 반대 에너지를 사용해서 치료를 합니다. 예를 들어서 인체에 열이 심하면 차가운 에너지를 사용하고, 습기가 많으면 건조한 에너지를 사용하면 됩니다. 그러나 고압, 저압 치료는 그렇게 한 방향으로 정해진 답이 없습니다.

왜냐하면 **고압, 저압 치료의 목표**는 오직 움직임. 즉 **'흐름'을 일으키는 것**이기 때문입니다.

아까 나왔던 '삔 발목'을 예로 들겠습니다.

발목을 삐고 붓는 것은 멈췄지만 걸을 때마다 발목이 시큰거립니다. 이 때 필요한 것은 아까 말한 온열 치료. 즉 핫팩으로 따뜻하게 해주는 겁니다. 이

생명력의 스위치 : 첫 번째 스위치 활용 • 27

증상에는 조습의 습도 에너지는 별로 응용할 부분이 없습니다.

하지만 고압, 저압을 이용한 치료는 온열 치료 이상으로 훨씬 많이 쓰입니다.

통증이 있는 근육, 인대 부위는 보통 손상을 받을 때, 발생한 죽은 세포나 독소들이 노폐물을 이루고 정체되어 있습니다. 즉 그 근처에 고여 있어서 회복을 방해합니다. 이것들이 빨리 빠져나가서 제거되는 것이 회복과 통증을 줄이는 핵심입니다. 그래서 따뜻한 찜질도 이것들이 빨리 빠져나가도록 작용을 하기 때문에 효과를 거두는 겁니다. 그렇다면 고압 저압은?

밑에 그림을 보시겠습니다.

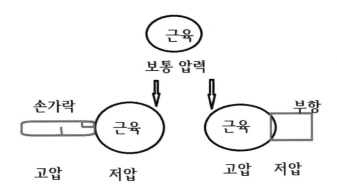

그림의 2개의 근육은 같은 근육입니다. 삔 근육이 뭉쳐서 통증이 생긴 상황입니다. 전문적으로 말하자면, 근육 내 산소와 영양분 공급이 차단되고 노폐물이 축적되어 통증을 일으키고 있는 상태입니다.

근육은 <보통 압력>의 상태입니다.

왼쪽의 그림은 근육을 손으로 눌러 지압을 하는 장면입니다. 그런데 손으로 눌러 지압을 하는 순간, 손은 누르는 힘(=미는 힘)이므로 고압이 되고 눌려지는 근육은 상대적으로 저압의 에너지가 작용합니다.

오른쪽의 그림은 이번엔 부항 컵으로 당깁니다. 이때 부항은 흡입을 하니 당기는 힘, 즉 저압의 에너지가 되고 근육은 상대적으로 고압으로 작용합니다. 부항으로 피를 빼지 않아도 이렇게 당기는 현상만 일으켜도 그 부위에 정체된 노폐물에 흐름이 생기기 시작합니다.

즉, 눌러서 움직이게 하거나 당겨서 움직이게 하거나 어쨌든 **흐름을 유발하기만 해도 인체의 문제를 개선**할 수 있다는 겁니다.

그런데 정말 중요한 포인트를 말씀드리면, 인체에서 흐름의 문제를 개선하는 것은 거의 모든 질병의 치료법이기도 합니다.

감기를 예로 들겠습니다. 이번 코로나19에도 전 세계의 사람들 모두 매우 당황했습니다. 적절한 치료약이 없었기 때문입니다. 사실 감기 바이러스는 수시로 변하는데다 항생제로 죽일 수 있는 상대가 아닙니다. 이러한 경우에 병원에서는 대증 치료를 합니다. 거의 모든 감기는 대증 치료입니다. <**대증치료**>는 말 그대로 **질병의 원인을 치료하는 것이 아니라, 질병이 일으킨 증상만 호전시키는 치료**입니다.

열이 나면 해열제, 콧물이 심하면 콧물 그치는 약, 기침이 심하면 기침 그치는 약...

그런데 이러한 것이 인체를 들여다보면 **결국 인체의 흐름이 비정상이 된 것을 정상으로 돌리는 시도**입니다. 즉, 대증치료 자체가 의미 없는 치료는 절대로 아닙니다.

흐름이 막히거나 멈춘 것. 또는 약해진 것 등등 흐름을 제어하는 것은 결국 인체 기능을 정상화하거나 활성화하는 방법입니다.

감기는 당신도 알다시피 면역력을 높여서 극복하는 것이 최선입니다. 면역력을 어떻게 높일까요? 그것은 인체의 특정 흐름을 자극해서 가능합니다.

감기 치료 = 흐름 제어

예를 들어 **불면증**도 마찬가지입니다. 수면제로 잠을 잘 수가 있지만 원래 인체 내부에는 정상적으로 잠을 잘 수 있는 능력을 지니고 있습니다. 원래 가진 능력을 복구하거나 활성화하는 것. 이것 모두 흐름의 제어에서부터 출발합니다.

정신적이든 육체적이든 **<어떤 흐름>에 문제가 있어서 잠이 오지 않는 것**이니까요.

흔히 말하듯이, **인체의 기능이 정상적으로 돌아가면 어떤 질병이든 이겨낼 힘이 있습니다.** 인체의 기능을 정상적으로 돌리거나 활성화시키는 것 **모두 흐름의 문제**입니다.

그래서 불치병을 극복한 어떤 환자가 말하길, '죽기 살기로 걷기만 해도 암을 낫는 기적'이 벌어진다고 합니다. 이것 또한 일리가 있는 이야기입니다. 아프다고 점점 더 눕고 활동을 줄이면, 우리 인체의 모든 흐름이 줄어들게 됩니다. 걷는 것이 그 자체가 치료법은 아니지만 효과를 거둘 수 있는 유일한 이유를 찾으라고 하면, **인체의 흐름을 촉진**한다는 겁니다.

나이가 들어서 다리를 다쳐 걷지를 못하면, 그 노인은 수명이 점차 줄어들게 됩니다. 활동하지 않기 때문에 인체의 흐름이 줄고 막히는 곳이 늘어나기 때문입니다.

이제 신비한 이야기를 하겠습니다.

당신은 침(針)이 왜 효과가 있는지 아십니까?

침이 약도 아니고, 전기 자극도 아닌데 도대체 왜 금속 물질을 몸에 찔러 넣었다고 해서 통증이 줄거나 증세가 호전되는 걸까요?

책 앞부분에 제가 잠시 언급했는데 이번엔 제대로 답을 내겠습니다.

제가 한의대 학생 때 이야기입니다. 한의대 학생 두 명이 이야기를 나눕니다.

"야. 침을 놓으면 왜 낫는다고 생각해?" - 그냥 한의대생 A

"그야 경락을 자극해서겠지." - 침 공부 많이 한 친구 B

"그렇게 말할 줄 알았다. 그럼 경락이 아닌 자리에 침을 놓으면?" - A

"음. 그건 혈을 자극해서겠지."- B

"그렇게 말할 줄 알았다. 그럼 혈 자리가 아닌 자리에 놓으면?" - A

"그거야 모르지. 침이 기를 자극해서, 기가 움직이기 때문에...가 아닐까?" - B

"그렇게 말할 줄 알았다. 침을 놓는데 기가 왜 움직일까? 침을 통해 기가 들어가나?" - A

"야. 그거 밝히면 노벨상 받을 건데, 내가 알겠냐? 그냥 침이나 놓아."- B

사실 침이 인체를 치료하는 과학적인 기전은 한의대 학생도 모르고, 교수도 모릅니다.

물론 고전 한의학적 이론으로는 그럴 듯한 답변이 있습니다. <경락을 자극해서>, <기를 움직여서> 등등. 위의 학생들 답변이 사실상 최선을 다한 답변인 셈입니다.

그러나 이러한 답변들은 "뭔가 추상적이다. 비과학적이다." 이런 식의 비판을 현대 과학으로부터 치열하게 받아 왔습니다.

그래서 현대 한의학에서는 나름 현대적으로 보이는 답변들을 제시합니다.

가장 대표적인 이론이 <미세전류 가설>입니다.

침으로 찌를 때 피부와 근육에 있는 **신경 섬유에서 미세한 전류가 발생**한다는 겁니다. 그로인해 그 근처에서 여러 단백질 같은 것이 분비되고 그것은 손상 회복을 촉진시킨다는 이론입니다. 이외에도 분절이 어쩌고, 중추신경이 어쩌고 하는 여러 이론들이 있습니다. (하지만 이런 이야기들을 제가 더 끄집어내는 순간 당신은 틀림없이 이 책을 집어던질 겁니다. 그리고는 다시는 이 책을 열지 않을 것이기 때문에 눈치 빠른 저는 절대 그러지 않겠습니다. 하하. 그러면 왜 눈치 빠른 제가 당신에게 재미없는 침의 원리를 설명하는 걸까요? 당신이 한의사가 될 것도 아닌데 말입니다. 그것은 당신이 할 수 있는 건강 비법이 침의 원리를 조금이라도 이해해야 확신을 가지고 응용도 가능해지기 때문입니다.)

만약 미세전류 이론대로라면 침을 놓은 부위의 통증이 줄어드는 것은 설명이 가능합니다. 하지만 소화 안 될 때 손에 침을 놓아서 소화를 시킨다든지, 머리가 아픈데 발에 침을 놓아서 낫게 한다든지 하는 현상은 어떻게 설명해야 할까요? 설마 손에 놓은 침의 미세전류가 온몸을 타고 돌아서 위를 자극한다고 할까요? 그렇다면 양방 의학에서는 그 증거를 왜 못 찾을까요?

분명히 말하지만, 이러한 이론들은 앞뒤가 잘못된 것입니다. 애초에 경락 자체가 현대과학으로 밝힐 수 없는 비물질적인 것인데, 침의 효과를 경락을 제외하고 현대 양방의학이나 물질 측정도구로 찾는 것 자체가 잘못된 것이기 때문입니다. 설마 침의 효과가 경락과 상관없는 것이라고 생각하는 것은 아닐 테니 말입니다. 또한 현대 양방의학이나 과학 측정도구로 밝혀질 성질의 것이었으면 이미 서양 의학에서 벌써 그것과 유사한 치료 수단을 발전시켰을 것입니다.

그럼에도 불구하고 가설처럼 침을 놓은 자리에서 어떤 물질적인 변화가 생기는 것을 발견했다면 그것은 당연한 겁니다. 왜냐하면 침의 효과가 기의 차원에서 일어나는 일이라 해도 최종적으로는 육체의 변화를 만드는 것입니다. 그러니 당연히 육체에 아무런 흔적도 일어나지 않고 증상이 좋아질 수는 없는 겁니다. 인체는 결국 물질이니까요.

"선생님. 그럼 진짜로 침은 왜 효과가 생기는 겁니까?"

정답은 **<기를 움직여서>**가 맞습니다. 그래서 경락과 공명을 하든, 혈을 자극하든 간에 결국 물질 에너지가 아닌 비물질적인 에너지인 **기의 흐름을 만들기 때문**입니다. 그러고 보니 한의대생들이 주고받은 그 단순하고 소박한 대화가 근본적인 대답입니다. 파고들면 들수록, 고전 한의학에서 말하는 견해가 정확한 대답이었습니다.

그렇다면 어떻게 침이 기를 움직일까요?

침의 치료 원리는 다음과 같습니다.

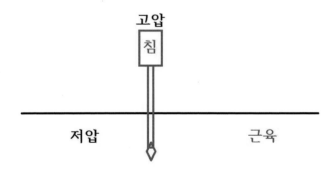

바로 고압 저압의 감각 에너지가 만들어내는 흐름입니다. 제가 말하는 감각 에너지가 물질적인 에너지가 아니라, 감각의 정신 에너지이자 2차원 정신 에너지인 기(氣)를 말한다는 것을 벌써 까먹은 것은 아니겠죠?

침이라는 금속 물질은 인체 세포에 비하면 너무나 단단합니다. 그것이 인체 주위를 밀어내며 들어가는 순간, 그것 자체가 고압이 되고, 인체는 상대적으로 저압이 됩니다.

고압은 미는 힘, 저압은 당기는 힘이라고 했습니다. 이로 인해 감각 에너지의 흐름이 생기기 시작합니다.

이는 아까 보여드린 손가락 지압 사진과 동일한 원리입니다.

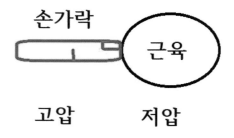

다만 손가락 지압과는 극명한 차이가 나는 점으로 침은 인체 내로 뚫고 들어가서, 인체 내부 속에서 미는 힘을 작용시킨다는 겁니다. 이렇게 내부까지 침투해서, 손가락보다 더 가늘고 더 단단한 금속물질인 침은 더 정밀하고 다양한 기의 흐름을 만들어 낼 수 있습니다.

그 중에 하나가 침술에서 추구하는 **침의 보사(補瀉)**라는 기술입니다.

보(補)는 넣는 것으로 **에너지 증가**를 의미하고, **사(瀉)**는 빼는 것은 **에너지 감소**를 의미합니다. 즉 침을 이용해서 경락의 에너지를 증가시키거나 감소시킨다는 겁니다. 그러나 더 정확히 말하면 **경락의 에너지를 억제하거나 촉진**시킨다는 의미입니다.

어쨌든 이런 것은 침을 꽂은 상태에서 침을 오른쪽이나 왼쪽으로 돌리는 기술이나 침을 넣었다가 뺐다가 하는 것을 반복하는 등등 여러 기술들이 있습니다. 그것이 어떻게 해서 기를 움직여 에너지를 넣고 빼는지 그 원리를 설명할까 말까, 제가 책을 집필하며 한참을 망설였습니다. 결국 한의사 같은 전문가가 아닌 당신에게는 필요가 없는 설명이기 때문에 여기에서는 생략하기로 했습니다. 다행히 이것으로 당신은 몇 페이지를 가벼운 머리로 건너뛸 수 있게 되었습니다. 하하.

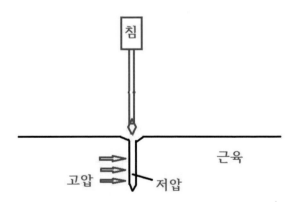

침의 보사 따위는 몰라도 되지만, 이것은 아시면 좋습니다.

그건 침을 빼는 순간에 일어나는 변화입니다. 위의 그림처럼 침이 차지했던 내부 공간이 침이 빠져나가는 극히 짧은 순간에는 빈 공간이 됩니다. 진짜인가 싶어서 당신이 한의원에 가서 침을 맞고, 빼는 순간을 관찰해보지는 마세요. 이건 너무 짧은 순간이라 당신의 눈으로 관찰할 수는 없습니다. 그게 아니라면 침이 빠진 공간이 구멍이 숭숭 뚫린 채로 환자들이 한의원에서 나올 테니까요.

아무튼 침이 빠져나가는 그 빈 공간은 당연히 쪼그라드는 움직임으로 당기는 힘이 작용하고 그 주위에 인체 조직은 그곳을 향해 미는 힘이 작용합니다. 고압, 저압의 감각 에너지가 발생하는 겁니다.

그렇다면 이걸 재빠르게 반복하면 어떻게 될까요? 침을 넣었다가 뺏다가를 빠르게 반복하면 고압, 저압이 빠르게 서로 바뀌면서, 침놓는 자리에 **어떤 흐름이 가속화** 됩니다.

어라? 저도 모르게 침의 보사 원리 중 기본 첫 단계를 설명하고 말았습니다.

아. 안심하세요. 이건 여기까지만 설명합니다. 절대로 침의 보사 원리 같은 심각한 전문 지식은 절대로 더 이상 설명하지 않을 테니까 안심하셔도 됩니다. 특히 침의 좌우 회전으로 기운의 보사를 하는 것은 다른 법칙도 설명해야 해서 몇 페이지는... ... 그러면 10분 후, 당신은 책에 머리를 박고 졸고 있을 테니까요.

이제 진짜 당신에게 필요한 이야기를 할 차례입니다.

침은 한의사가 놓는 것이라서 당신은 한의사를 찾아가서 치료받을 수밖에 없습니다. 다시 말해 당신이 귀찮게 원리까지 이해할 필요가 없이, 좋은 한의사만 만나면 된다는 겁니다.

그러니 당신이 평소에 스스로 할 수 있는 쉬운 건강법을 말씀드리겠습니다.

그것은 '두드리기'입니다.

"네? 두드러기? 내 눈이 잘못 되었나요? 설마 피부에 솟는 두드러기가 무슨 건강법인가요?"

네. 눈이 잘못 되었습니다. 피부에 나는 '**두드러기**'가 아니라 '**두드리기**'입니다.

탁탁탁. 하고 손가락으로 당신의 신체를 두드리는 간단한 방법입니다.

그런데 중요한 핵심 요령이 있습니다. 무조건 **가볍고 빠르게 두드려야 합니다.**

2 빠르게 두들기는 건강법

드디어 당신이 원하던 내용입니다. 이것이 생명의 첫 번째 시스템을 움직이는 기법의 조합 1번입니다. <빠르게 두드리기>는 전문가가 아닌, 당신이할 수 있는 최선의 방법입니다.

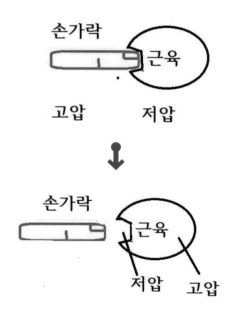

손가락으로 빠르게 두들기면 피부에는 얕지만 위의 그림처럼 변화가 생깁

니다.

두들기는 순간은 눌러져서 손가락이 고압, 피부는 저압이 됩니다. 손을 떼는 순간은 눌러진 피부가 저압, 근처 근육이나 살이 고압이 됩니다. 그래서 이 때 **두드리는 곳에 기의 흐름**이 생기게 됩니다.

이것은 마치 침의 작동 원리와 비슷한 형태입니다.

이 흐름을 가속화하기 위해서 가볍고 빠르게 두들기는 것이 요령입니다.

"오! 선생님. 가볍게 빠르게 두드리기만 하면 몸이 좋아진다고요? 하하하. 만세. 안 그래도 평소에 감기도 잘 걸리고 소화도 잘 안되어서 고민했었는데 잘 되었습니다. 당장 지금부터 두들겨야... 어? 그런데 뭐가 중요한 것이 빠진 것 같은데요?"

네. 빠르게 두들기는 것도 요령이지만 더 중요한 요령은 **<어디를 두들겨야 하는지>** 입니다. 아무 데나 신나게 두들겨봐야 그냥 안마일 뿐입니다.

그런데 "이런 건강법은 벌써 다 있는데요?"라고 말씀하실 분도 계실 겁니다. 당연히 기존에 이런 건강법이 있어야 말이 됩니다. 이렇게 쉽고 좋은 건강법을 아무도 몰랐을 리가 있겠습니까?

다만 중요한 것은 이것은 **수단**이라는 사실입니다.

"좋은 핸드폰 어플을 이 컴퓨터로 만들었다."라며 컴퓨터 프로그래머가 친구에게 삼성컴퓨터를 보여줍니다. 그러자 친구가 "야. 저 컴퓨터 우리 회사에도 많아."라고 대답합니다. 대체 그게 무슨 의미가 있을까요? 당신이 좋은 성능의 컴퓨터를 지녔다고 해서 좋은 프로그램을 뚝딱 만들 수 있겠습니까? 이처럼 컴퓨터는 수단이라서 어떤 사람은 그것으로 놀라운 프로그램을 만들기도 하지만 어떤 사람은 평생 인터넷 구경만 합니다.

마찬가지입니다. 두드리기 치료법은 수단에 불과합니다. 어딘가에서 이런 형태의 치료법으로 쓸데없이 하루 종일 손가락 중노동을 하는 사람이 있기도 하고, 어떤 사람은 이런 형태의 치료법으로 놀라운 효과를 거두기도 합니다.

그 차이는 이 수단이 아니라, **어디를 어떻게 공략하는가** 하는 노하우의 차이입니다.

⊘ 어디를 두드려야 하는가?

이것은 뒤에 자세히 나옵니다. 살짝 맛보기로 알려드리면 대부분 손끝 발끝에 묘한 효과가 있습니다.

⊘ 어떤 요령으로 두드려야 하는가?

몇 개의 손가락으로 두들겨야 하는지는 총 3가지의 요령이 있습니다.

검지 하나만 이용해서 두들기는 방법을 주로 사용합니다.

또는 검지와 중지 2개를 모아서 두들기는 방법도 있습니다.

강한 자극이 필요한 경우에는 다섯 손가락을 한데 뭉쳐서 그 중심점으로 두들기는 방법도 있습니다.

이것은 어떤 차이가 있을까요? 손가락 하나는 경락의 혈자리를 정밀하게 자극합니다. 손가락이 많아질수록 당연히 타격하는 힘이 강해지기 때문에 자극이 세어집니다. 하지만 정밀도는 떨어지는 경향이 있습니다. 그러니 부위에 따라서 좁은 부위나 손끝 발끝은 주로 손가락 하나만 이용해서 두들깁니다.

어쨌든 핵심은 가볍고 빠르게 두드리는 것입니다. 그런데 왜 빠르게 두드려야 하는 걸까요? 그건 빨라질수록 에너지가 강해지고 진동의 파동도 강해져서 효과가 더 강하게 일어나기 때문입니다.

이런 <진동 원리의 치료> 중에 요즘 유행하는 <체외충격파>가 있습니다. 체외충격파라고 하면 생소한 분도 계실 건데, 뜻은 **몸 바깥에서 충격파를 쏘아서 치료**한다는 겁니다.

"충격파? 그거 드래곤 볼에서 봤어요. 손오공 손에서 에너지가 쫙 하고 나가던데요. 건물이 무너질 만큼 위력도 세고."

이런 상상을 하는 독자도 계실지 모르겠지만 충격파는 간단히 말해서 소리로 강하게 두들기는 치료입니다. 과학용어로 말하면 **'음파'**입니다.

고속의 소리 에너지가 얼마나 큰지는 잘 아실 겁니다. 하늘의 전투기가 음속을 돌파하면 쾅하는 소음이 생기는데 아주 멀리 떨어진 건물의 창문이 흔들흔들합니다. 물속에서 폭탄의 폭발음이 터지면 근처 물고기들이 다 죽습니다. 모두 음파의 위력입니다.

이런 강한 음파를 환부에 쏴서 염증물질과 석회질을 분해시키고 새 혈관의 생성을 촉진하여 조직 재생을 유도한다고 현대의학에서는 설명하고 있습니다.

초기에는 인체 내부의 돌을 깨는데 사용하다가 이제는 대부분의 척추나 관절 질환에 모두 이용합니다. 삔 발목부터 시작해서 족저근막염, 아킬레스건염 같은 발 주위를 치료하고, 오래된 무릎 관절 질환, 테니스 엘보 같은 팔꿈치나 손목 관절 질환, 어깨 관절의 회전근개, 석화건염 등등에도 응용하니, 양방치료에서 새로이 각광받고 있는 치료입니다.

목표에 따라 회당 1,000 ~ 2,000번의 음파를 쏜다고 합니다. 쉽게 생각하면 엄청 높은 압력으로 음파를 쏘는 겁니다.

압력 높은 파장으로 두들기기만 해도 새 혈관이 생성되고 조직 재생이 된다니 신기하지 않습니까? 모두 흐름이 생기기 때문입니다. 이처럼 고압의 진동 치료도 결국 고압, 저압 감각에너지를 잘 이용하는 수단이기 때문에 앞으로 더 응용 범위가 넓어질 겁니다.

이제 손가락 두드리기를 빠르게 해야 하는 이유가 공감이 가십니까?

"그렇다면 가볍게 말고 세게 두드리면 되지 않습니까?"

아마 이렇게 생각하시는 분도 계실 겁니다. 세게 빠르게 두드리면 당연히 더 에너지가 강해지겠죠?

한번 그렇게 해보십시오. 손가락 관절 다 나갑니다. 아픈 무릎 치료한다고 그렇게 세게 빠르게 두드리면, 무릎이 낫기도 전에 당신은 <망가져서 폰을 누르기도 힘든 손가락 관절>을 하나 더 획득하는 성과를 거둘 겁니다. 하하.

그렇다면 약한 손가락 관절 대신 주먹으로 세게 빠르게 두드리면?

그건 폭행입니다. 온몸에 멍이 들고 오히려 골병 들 겁니다. 하하. 농담이고 직접 해 보시면 느끼겠지만 제일 좋은 것은 손가락으로 두드리는 치료입니다.

그리고 체외 충격파 치료는 비용도 비싸지만, 손가락 두드리기와는 조금 다른 치료입니다. <손가락 두드리기>는 **경락 에너지도 조절할 수 있는 좋은 수단**이기 때문입니다.

이러한 형태의 진동 치료는 <가정용 마사지 건>도 있습니다. 진동으로 안마하듯 두들기는 것은 또한 나쁘지 않습니다. 다만 체외충격파나 마사지 기계 등이 진동을 통해서 물질적인 흐름만 만들어서 효과를 보는 치료입니다. 그에 비해 손가락 두드리기 요법은 **정밀하게 경락의 혈 자리도 자극**할 수 있지만 **손가락에서 기가 나와서 반응**한다는 점에서 다른 진동 요법보다 더욱 특별한 요소가 있는 치료법입니다. 이에 대해서는 1차원 기에서 말씀드리겠습니다. 그래서 제가 강력하게 추천하는 요법입니다.

"와! 선생님. 그럼 어디를 두드리면 되나요? 저 빨리 빨리 두드리고 싶어요. 어서 가르쳐 주세요."

그건 1차원 기를 배우면 알게 됩니다. 조금만 참아주세요.

아무튼 기독교의 성경에 이러한 구절이 있습니다.

"두드려라. 열릴 것이다."

물론 원뜻은 문을 두드리는 시도를 해야, 문이 열린다는 겁니다.

당신이 신체를 요령 있게 두드리면 당신의 건강과 치료의 힘이 신비로울 정도로 열릴 겁니다.

3 경락의 탄생 2

지금까지 경락의 두 번째 항목인 감각 정신에너지를 이용한 치료에 대해 말했습니다. 한열, 조습, 고압, 저압의 감각 에너지를 이용한 치료만 해도 그 응용과 효과가 무궁무진합니다.

이제 마지막 세 번째 항목인 오행의 치료법에 대해서 말씀드리겠습니다.

혹시 잊었을까봐 경락 이름을 다시 가져왔습니다.

> 족태양(足太陽) 방광경 =
>
> 다리에 있는 + 차가운 감각에너지 + 수(水)에너지의 방광 경락
>
> 족　　　　　　 태양　　　　　　　　 방광 경

여기에서 **오행**은 **운동성** 정신 에너지이자 **감정** 에너지라고 했습니다.

1) 당신은 이 항목에서 경락이 오행 중 목, 화, 토, 금, 수 어느 에너지를 갖고 있는지 알 수 있습니다. 이 경락은 수 에너지를 갖고 있습니다.

2) 당신은 이 항목에서 경락이 어느 장부랑 공명하는지 알 수 있습니다. 이 경락은 방광의 에너지와 가장 많이 공명합니다.

3) 당신은 이 항목에서 경락이 어느 감정 에너지와 공명하는지 알 수 있습니다. 수 에너지이므로 공포나 깊은 수면, 몰입, 무념무상 등의 감정과 공명합니다.

이제 이 세 번째 항목을 이용하면 당신은 경락의 에너지를 조절할 수 있게 됩니다.

1) 오행 중 목화토금수의 경락 혈 자리를 자극하는 방법도 있습니다.

2) 해당하는 장기의 영양이나 에너지 상태를 약이나 음식으로 조절할 수도 있습니다.

3) 감정 에너지를 조절해서 같은 계열의 경락 에너지를 촉진하거나 억제할 수도 있습니다. 이 감정 치료법이 당신 스스로 하기에 제일 간편하니 먼저 배우겠습니다.

4 감정 치료 소개

감정 에너지는 우리를 움직이게 하는 운동성을 지닌다 했습니다.

그래서 사람들의 정신 상태에 따라 인체의 곳곳이 에너지 반응을 보이게 됩니다. 인체의 불균형이나 질병 등은 감정 에너지를 활용하여 균형을 잡고 치료할 수 있습니다.

ⓒ 목(木) 감정에너지

목은 결단력의 특성을 지니고 있어서 이에 어울리는 감정 치료로 **'상황 상상 치료'**가 있습니다.

용기가 부족하거나 우유부단한 사람이 '그때 이렇게 행동할 걸.'하며 후회하는 경우가 종종 있습니다. 이런 사람에게 필요한 <결단력 보강> 치료입니다.

'이런 상황이 오면 이렇게 행동해야지.' 하는 생각을 머릿속에서 미리 시뮬레이션을 계속 합니다. 예를 들어 친구가 놀리는 말이 싫은데도 용기가 없어서 말을 못하는 경우. 매번 그냥 웃어넘기다 보니 같이 하는 생활이 즐겁지 않습니다.

그럴 땐 자기 전에, 반복해서 시뮬레이션 합니다. 다음에는 자기도 모르게 그 상황에서 원하는 행동을 하는 자신을 발견할 겁니다. 이런 감정 치료는 목에너지의 결단력에 도움도 주고 자신감을 불러일으킵니다.

두 번째로 화가 나면 어떻게 대처하는가에 대한 치료입니다.

살면서 화가 치솟을 때, 당신은 이렇게 생각할 지도 모릅니다.

"참자. 화내면 건강에 안 좋다고 하던데... 참을 인(忍) 세 번이면 살인도 면한다고 하잖아."

그러나 이 좋은 마음가짐이 결국 당신의 건강을 망치는 감정 에너지가 될 수도 있습니다.

화가 날 때는 화를 내어야 합니다. 그렇지 않으면 당신의 무의식 속에 분노에너지가 깊이 축적됩니다.

다만 요령껏 화를 내야 합니다. 당사자의 앞이 아니더라도 혼자 집에서 그 사람 욕을 하는 것도 방법입니다. 그냥 참는 것과 화를 배설하는 것은 천지차이입니다.

이렇게 가볍게 화를 내고, 얼른 잊어야 합니다. 물론 화를 자주 내면 좋지 않습니다. 요점은 안으로 분노 에너지를 쌓지 말라는 것이지, 자주 화내라는 것은 결코 아닙니다.

목 에너지의 치료는 당신의 간을 강하게 만들 수 있습니다. 그리고 만성 피로와 스트레스 독소로부터 벗어나려면 이 경락 에너지에 관심을 기울여야 합니다.

ⓒ 화(火) 감정에너지

웃음 치료에 대해서는 이미 말씀드렸습니다.

감정 에너지 치료 중 웃음 치료는 독보적인 효과를 지닙니다. 저는 감정 치료 중에 이것을 최대한 많이 실천하라고 권장합니다.

ⓒ 토(土) 감정에너지

토는 사색, 우유부단이 특색이라고 했습니다. 토에 속한 감정 치료로 **'백지에 글 적기'**가 있습니다. 백지에 생각을 두서없이 적어 내려가다 보면 또 다른 자신을 발견하고 새로운 아이디어나 계획을 발견하기도 합니다.

ⓒ 금(金) 감정에너지

금은 울음 치료입니다.

"선생님. 우는 게 좋은 건가요? 우울해져서 안 좋을 것 같은데요."

이렇게 생각할 분이 계실 겁니다.

우울해서 계속 우는 것은 분명히 좋지 않습니다. 다만 슬플 때 그 감정을 감추고 꾹꾹 참는 것도 문제가 된다는 겁니다.

－ 슬플 때 울지 못하면, 장기가 대신 운다.

이런 말이 있다고 합니다.

슬픔을 삭이기만 하면 장기가 망가질 정도로 그 대가가 큽니다. 슬픈 감정으로 흘리는 눈물에는 스트레스 독소 호르몬인 '카테콜라민'이 많이 함유되어 있습니다. 이외에도 다른 스트레스 호르몬도 다량 함유됩니다. 즉 스트레스로 몸을 상하게 하는 호르몬이 눈물을 통해 몸 밖으로 배출되는 겁니다.

또한 면역 항체가 2배 이상 증가하여 암을 억제하거나 없앤다고 합니다. 실제로 유방암 환자에게 울음 치료를 시행한 결과, 암의 사이즈가 5cm에서 1cm로 줄은 사례도 알려져 있습니다.

감정 표현이 적고 눈물을 적게 흘리는 사람들이 알츠하이머에 더 잘 걸린다고 합니다.

울음 요법은 웃음만큼 심신을 이완시켜 혈압을 낮추는 효과가 있습니다. 또한 동맥경화증에 걸린 환자 중 큰 소리로 우는 사람이 소리 없이 눈물만 흘리는 사람에 비해 심장마비를 일으킬 가능성이 적다고 합니다.

이 정도만 해도 울음이 가끔 필요한 것 같지 않습니까?

심지어 어떤 학자는 남자가 여자보다 평균수명이 짧은 이유의 하나가 덜 울기 때문이라고 주장합니다. 물론 XY 염색체 중에 Y염색체가 사라지는 현상도 작용하고요.

"선생님. 진짜 좋은 정보입니다. 저는 오래 살고 싶으니, 이젠 매일 울어야 되겠습니다."

그럴 리가요. 쓸데없이 자주 울면 건강도 마음도 처집니다.

특히 울음 치료는 <실의에 빠져서 눈물을 흘리는 행동>과는 구별됩니다. 우울해서 우는 행동이 잦아질수록 인체의 기능은 떨어집니다.

핵심은 감정이 안으로 쌓이지 않도록 우는 겁니다.

⊘ 수(水) 감정 에너지

수는 몰입, 명상, 지칠 때까지 푹 자기 등이 있습니다.

이중에서 몰입이 갖는 효과는 참으로 강합니다. 당신이 만약 어디가 아픈 환자라면 몰입의 힘을 경험할수록 치료에 도움이 됩니다. 몰입은 무의식의 바닥 에너지까지 끌어낼 수 있는 강력한 수단입니다.

5 감정 치료 활용

웃음 요법이, 울음 요법이 효과가 있겠지만 뭐 그리 대단할까 여기는 분이 많을 겁니다.

지금 건강에 문제가 없을수록 그럴 겁니다. 그러나 암 환자는 지푸라기라도 잡는 심정으로 열심히 실천하기 때문에 오히려 효과를 제대로 느끼게 될 겁니다. 이미 암치료 병원에서 웃음, 울음 치료의 효과가 상당히 괜찮다는 것이 충분히 증명되었습니다.

이런 감정 치료는 1회성보다 계속 쌓여야 효과가 뚜렷해집니다.

질병도 마찬가지입니다. 교통사고나 세균 감염 같은 급성 질환을 제외하면 대부분이 문제가 조금씩 쌓인 것이 결국 병이 됩니다. 무리하게 무릎을 사용해 운동하다보면 어느 무렵부터 무릎이 아픈 것과 같은 이치입니다.

그러니 감정 치료도 습관이 되어야 합니다.

자주 웃고, 슬픔이 쌓일만하면 울고 그렇게 감정에너지의 흐름을 만들어야 합니다.

감정 치료에서 가장 중요한 것은 **균형**입니다.

흔한 증상 중에 소화불량이 있습니다. 급히 먹거나 많이 먹어서 소화가 되지 않는 것은 그렇다고 쳐도, 천천히 정상적으로 먹었는데도 배가 꽉 막힌 것처럼 소화가 되지 않고 괴로운 경우가 있습니다. 특히 신경을 좀 썼거나 컨디션이 떨어졌을 때 이런 경우가 종종 있습니다.

이것은 장 운동이 떨어져서 생겼을 가능성이 높습니다.

이때 장을 편안하게 해주기 위해서 명상을 하면 빨리 회복될까요? 해보세요. 어떤지?

신경을 써서 장 운동이 떨어졌으니, 마음을 편안하게 하는 것이 얼핏 보면 효과적일 것 같습니다. 그러나 실재로는 아닙니다.

왜냐하면 장 운동이 떨어진 것도 음(陰)적인 상황인데, 마음을 편하게 하거나 명상을 하는 것 역시 음(陰)적인 감정에너지이기 때문입니다. 오행으로 치면 금이나 수, 특히 수 에너지가 많은 감정 에너지입니다. 그러니 장 운동을 급히 촉진시키는 데 효율적이지 않습니다.

이때에는 양(陽)적인 웃음 에너지가 훨씬 효과적입니다. 배가 당길 정도로 웃는 시늉을 하면서 배를 두드려보세요.

이게 1회성이 아니라 자주 소화불량이 생기는 경우는 더 효과가 있습니다. 이런 만성 소화불량인 분은 다리 아래쪽 흐름을 촉진하는 것이 꼭 필요합니다. 많이 걸으라는 말입니다. 걷고, 웃고, 배 두드리고... 이 3박자의 행동이 장이 긴장으로 굳어져서 오는 만성 소화불량에는 소화제를 남발하는 것보다 훨씬 효과적입니다.

평소 소화력이 강한 사람은 이해 못할 증세입니다. 체질상으로 소화력이 약하거나 마음 긴장이 장 운동보다 우위에 있는 사람에게만 흔하게 오는 증상이기 때문입니다.

어쨌든 자주 체하는 것이 얼마나 괴로운지 당해본 사람만 압니다.

6 오행 치료

경락의 세 번째 항목을 이용해 경락의 에너지를 조절하는 방법을 앞에서 말했습니다.

1) 오행 중 목화토금수의 경락과 혈 자리를 자극.

2) 해당하는 장기 조절.

3) 감정 에너지를 조절.

이 중에 3)번은 조금 전에 말씀드렸고, 이제 1)번에 대해 말하겠습니다.

왜 운동성의 상징인 오행으로 경락도 나누고, 장부도 나누고 감정 에너지도 나누게 되었을까요?

현대의학처럼 순환기, 호흡기, 비뇨기 이런 식으로 나누면 좀 더 편할 것 같은데 말입니다.

그 이유는 생명체의 본질과 관련 있습니다.

이 책은 생명체의 '생명력이 어디서 오는가?'라는 가장 본질적인 질문부터 고민하는 책이기 때문에, 이런 질문의 내용은 필요합니다.

당신은 생물이 뭐라고 생각합니까?

"아. 그거야 무생물이 아닌 거. 아닌가요?"

이 질문은 철학적, 과학적인 질문입니다. 얼핏 쉬운 대답 같지만 만약 고등학교 교과서에 실릴 대답을 요청한다면 당신은 꽤 난감하게 생각할 겁니다.

그런데 이 난감한 질문에 초등학생은 단순하게 대답할 겁니다.

"살아 움직이는 거요."

맞습니다. 살아 움직이는 것이 생물입니다. 이걸 저는 **<스스로 움직이는**

것>이라고 고쳐 대답하겠습니다.

<전문가들이 말하는 생명체의 요건>

1. 외부의 자극을 감지하고 반응한다.
2. 에너지원이 필요하다. 그래서 에너지원을 흡수하기 위한 물질 대사를
   한다. (쉽게 말해 음식을 먹어 흡수한다. 식물은 햇볕을 받아 흡수하는 시스템
   이 있다는 뜻)
3. 생명체 구성을 하기 위한 물질을 합성하기 위해 물질 대사를 한다. (쉽게
   말해 외부 물질을 갖고 와서 조립해서 자기 몸을 만드는 시스템이 있다는 뜻)
4. 세포로 구성되어 있다.
5. 자손을 남긴다. (어? 독신으로 살면 무생물이었군요.)
… …등등

어떤 전문가는 생명이란 단백질로 이뤄졌다 합니다.

제임스 러브록(James Lovelock)이라는 학자는 **세포나 단백질이 전혀 없는
지구 자체가 하나의 큰 생명체**라고 하는 독특한 이론을 들고 나오기도 했습
니다. 지구는 세포로 이뤄지지 않았고 자손을 남기지 않지만 생명체라는 겁
니다.

생명체의 정의에 대해 전문가들의 견해는 난해합니다.

유명한 생물학자 '후쿠오카 신이치'는 "**생명이란 동적 평형 상태에 있는
흐름이다.**"라고 대답합니다.

'동적'이라는 말은 움직이는 상태, 동적 평형이라니 움직이는 것이 균형을

이루고 있다는 뜻입니다. 저는 생물학자답게 본질을 가장 잘 꿰뚫고 있다고 봅니다.

생명체가 살아있다는 것은 움직임을 스스로 만든다는 것입니다. 그러므로 흐름이 생명체의 가장 중요한 핵심입니다.

건강과 질병 역시 생명체의 흐름이 균형을 이루는지 아닌지에 달려 있습니다. 그렇기에 질병을 치료할 때, 어디의 균형이 깨져 있고, 어디의 흐름이 비정상적인가를 제일 먼저 살펴야 합니다. 이것이 명의의 첫째 조건이며, 환자에게도 제일 큰 관문입니다.

흐름의 균형을 잘 맞춰주면 인체의 자연 치유력은 놀라울 정도의 힘을 발휘하게 되어 있습니다. 환자에게 가장 필요한 것은 무엇보다 자연 치유력입니다.

자연치유력은 신이 생물에게 선사한 가장 강력한 무기인데, 인체의 흐름이 균형을 이룰 때 잘 발휘됩니다.

그래서 암치료 역시 항암 치료에다, 인체 흐름의 균형을 잡는 작업이 추가되면 훨씬 좋은 성과가 나옵니다.

오행은 <모든 것의 운동성>에 대한 이론이라고 했습니다. 즉 **흐름의 균형을 파악하는 기준이 되는 이론**입니다.

그러니 경락을 이용하면 얼마나 좋습니까? 인체 장부와 바로 연결되는 각각의 경락이 있고 오행이나 감정의 흐름을 제어하고 균형을 맞추는 기능까지 다 있으니 말입니다.

경락을 통해서 우리는 물질의 흐름, 에너지의 흐름, 감정의 흐름, 기의 흐름 등을 모두 자극할 수 있습니다.

그래서 경락은 생명력의 본질을 건드리는 것이며, 생명력 시스템의 열쇠가 되는 겁니다.

만약 당신이 최근에 흥분한 상태가 자주 있어서, 화(火) 에너지가 전반적으로 강하다고 칩시다. 이럴 경우, 경락에서 화 에너지를 억제해 균형을 맞추면 됩니다. 여기에는 한의학적으로 몇 가지 방법이 있습니다.

1) 화(火) 에너지의 경락과, 화(火) 에너지의 경혈을 몇 개 찾아서 에너지를 **직접 줄여주는 자극**을 주는 방법. (예를 들어 심장이나 소장의 경락이 화 에너지의 경락이므로, 심장, 소장의 경락이나 화 에너지의 혈 자리를 자극해서 억제한다는 뜻)

2) 화(火) 에너지의 반대인 **수(水) 에너지의 경락과 경혈을 몇 개 찾아서 에너지를 활성화**하는 간접 자극을 주는 방법. (예를 들어 콩팥이나 방광의 경락이 수 에너지의 경락이므로, 콩팥, 방광의 경락이나 수 에너지의 혈 자리를 자극해서 활성화한다는 뜻)

3) 화(火) 에너지를 소모시키는 **토(土) 에너지의 경락과 경혈을 몇 개 찾아서 에너지를 억제**하는 간접 자극을 주는 방법. (예를 들어 비나 위의 경락이 토 에너지의 경락이므로, 비, 위의 경락이나 혈 자리를 자극해서 억제한다는 뜻)

이외에도 더 다양한 방식으로 오행의 에너지 흐름을 조절할 수 있습니다.
"선생님. 너무 어려워요."
위의 예는 전문가들이 이런 방식으로 치료한다는 것을 보여준 것입니다.

당신도 그 수준이 되어 건강법을 실천하라는 것은 결코 아닙니다.

일반적으로 한의사가 환자를 치료할 때 쓰는 침법은 크게 두 가지가 있습니다.

어떤 환자가 어깨가 아파서 한의원에 갔는데 한의사가 신나게 손, 발에만 침을 놓습니다.

'원장님이 내 증세를 착각했을까? 아니면 조금 있다가 어깨에 따로 침을 놓아줄까?'

환자는 이렇게 생각합니다. 그러나 좀 있다가 손발의 침을 빼고는 오늘 치료는 끝났다고 합니다.

"선생님. 어깨는요?"

환자가 물어봅니다. 그것이 어깨 치료였다는 답변을 듣습니다. 그런데 어깨가 한결 편해진 걸 느낍니다. 이게 간접 침법입니다.

직접 침법과 간접 침법.

직접 침법은 말 그대로 아픈 부위 근처에 직접 침을 놓는 겁니다. 무릎이 아프면 아픈 무릎 근처에 있는 혈 자리를 이용하는 방법입니다.

간접 침법은 아픈 부위와 상관없이 에너지 흐름을 파악하여 혈자리를 자극하는 방법입니다.

그러니 당신도 비슷한 방식으로 하면 됩니다.

첫째, 아픈 부위를 직접 주무르거나 두들기는 방식,

둘째, 손발의 연관된 경락을 두들기는 방식.

연관된 경락 이용법은 지식 난이도가 올라갑니다. 이건 다음 파트에 가르쳐 드리겠습니다.

여기에선 간단한 이론 하나만 알고 갑시다. 오행 치료는 하나의 원리만 알면 됩니다.

그것은 <오행의 상생, 상극> 이론입니다.

상생(相生)은 요즘 많이 쓰는 단어인데 오행에서는 <생겨나는 순서>를 뜻합니다.

목(木)에서 화(火)가 생기고, 화(火)에서 토(土)가 생기고, 토(土)는 금(金)을 생성하고, 금(金)은 수(水)를 생성한다고 했습니다. 제가 설명한 운동성 이론 말고, 동양철학에서는 이렇게 설명하기도 합니다.

"나무(木)가 불(火)타면 재(土)가 생기고, 재가 압축되면 금속(金)이 생기고, 금속은 녹아 액체(水)가 된다." 아마 외우기는 이것이 더 쉬울 겁니다.

치료에서 상생을 응용하는 원리 또한 간단합니다.

환자의 수(水)에너지가 부족한 경우에 수(水)에너지 자체를 보강하는 방법도 있지만, 수를 만드는 것은 금(金)이니, 금(金) 에너지도 보강해서 수(水)를 더 잘 생성하게 만든다는 것이 상생 이론입니다.

상극은 억제하는 순서입니다.

"저 친구랑 내 동생은 상극입니다."

이것처럼 생활에서 쓰는 상극이라는 말은 '서로 맞지 않는다. 충돌한다.'라는 뜻이지만, 오행에서 상극은 <A가 B를 일방적으로 누른다.>는 뜻입니다.

순서는 상생에서 한 칸 더 나간 것이 상극입니다. 목화토금수 전체에서 한 부분만 떼어 살펴보겠습니다.

　- 목화토 순서에서 목은 화를 생성하고 토를 억제합니다. → 목극토 (木克土)

　- 화토금 순서에서 화는 토를 생성하고 금을 억제합니다. → 화극금 (火克金)

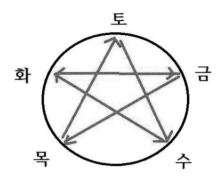

목화토금수가 돌아가는 원에서 상극을 연결하면 그림처럼 별 모양이 나옵니다.

상극은 운동성으로 이해하면 쉽습니다.

목극토, 토의 <왔다갔다 정체>됨을 <순간적으로 튀는 힘>인 목이 바꿉니다.

토극수, 수의 <정지>의 운동성을 <전환>의 토가 변화를 줍니다.

수극화, 화의 <확장>의 운동성을 <정지>의 수가 브레이크를 겁니다.

화극금, 금의 <감소>의 운동성을 <확장>의 화가 변화를 줍니다.

금극목, 목의 <순간적으로 튀는 힘>을 <감소>의 금이 제어합니다.

이것을 전통 동양철학에서는 이런 식으로 설명합니다.

목극토, 나무는 땅을 뚫고 나갑니다.

토극수, 땅은 물을 가둡니다.

수극화, 물은 불을 끕니다.

화극금, 불은 쇠를 녹입니다.

금극목, 쇠는 나무를 자릅니다.

소박하긴 하지만, 이 설명이 머리에 쏙쏙 들어올 겁니다.

어쨌든 상극은 특정 에너지가 다른 에너지의 우위에 있다는 것을 상징합니다.

이것을 치료에 응용하면 이렇습니다.

환자의 수(水)에너지가 부족한 경우에 수(水)에너지 자체를 보강하는 방법도 있지만, 수를 억제하는 것은 토(土)이니, 토(土) 에너지를 억제해서 수(水)를 더 잘 생성하게 만든다는 것이 상극 이론입니다.

실제로는 경락의 에너지가 모자라는 것보다 넘치는 경우에 많이 사용됩니다. 수(水)가 모자라는 경우에는 상생 원리를 쓰는데 금(金)을 보강하면 금(金)이 수를 더 생기도록 촉진합니다. 반면에 수(水)가 과잉일 때에는 상극의 토(土)에너지를 더 보강해서 억제하는 식으로 말입니다.

자. 이것으로 당신은 오행 이론의 가장 중요한 핵심들을 다 배웠습니다.

사실 오행 이론은 오행의 의미와 상생, 상극이 전부라고 해도 과언이 아닙니다.

당신이 상생 상극 이론을 응용하여 건강관리를 한다는 것은 너무 높은 목표입니다. 이건 전문가에게 맡기고 단지 이런 형태로 응용한다는 정도만 이해하면 됩니다.

7 장부 치료

경락의 세 번째 항목을 이용해 경락의 에너지를 조절하는 방법을 앞에서 말했습니다.

1) 오행 중 목화토금수의 경락과 혈 자리를 자극.

2) 해당하는 장기 조절.

3) 감정 에너지를 조절.

이 중에 1), 3)번은 조금 전에 말씀드렸고, 이제 마지막 2)번에 대해 말하겠습니다.

총 12개인 정상 경락은 각각 오장육부 중 바로 연결되는 장기가 있습니다.

오장 = 간, 심장, 췌장, 폐, 콩팥

육부 = 쓸개, 소장, 위, 대장, 방광

이처럼 경락에는 다행히 바로 연결되는 장기의 이름이 있으니, 당신이 이용하기에 참으로 좋습니다.

예를 들어 간이 피곤할 때 간의 경락의 그림을 찾아서 대충 위치를 파악하여 손가락 두드리기를 활용해 볼 수도 있습니다. 이와 관련해서는 1차원 기에서 다시 말씀드리겠습니다.

"어? 선생님. 육부라고 하면 여섯 개여야 하는데, 왜 다섯 개죠?"

맞습니다. 사실 육부 중에 나머지 하나는 '삼초'라고 부릅니다.

"네? 삼초? 설마 1초, 2초, 3초의 3초는 아닐 테고? 그런 장기는 못 들어봤는데요?"

네. 현대의학을 통해서는 절대로 들을 일이 없는 것이 '삼초(三焦)'입니다. 왜냐하면 형체가 <없는 장기>이기 때문입니다.

삼초는 인체 밸런스를 조절하는 가상의 장부입니다. 없는 장기를 왜 경락에 끼워 넣었을까요? 이에 대해서는 조금 있다가 설명하겠습니다.

아무튼 한의학의 오장육부는 다음과 같습니다.

오장 = 간, 심장, 췌장, 폐, 콩팥

육부 = 쓸개, 소장, 위, 대장, 방광, 삼초

그런데 오장 육부면 총 11개의 경락만 있으면 되는데 실제 경락은 12개입니다. 장부가 또 하나가 부족합니다. 나머지 하나 역시 가상의 장부로 **<심포(心包)>**라고 불립니다.

심포. 흔히 마음 심보를 좋게 가지라고 말을 하곤 하는데, 이때 심보는 심포에서 유래된 말입니다.

이쯤에서 저는 또 고민을 합니다. 사실 삼초나 심포를 몰라도 이 책의 건강법을 실천하는 데에 아무 문제가 없습니다. 그러니 괜히 이것을 설명했다가 또 당신이 책을 덮을까봐 걱정이 됩니다. 그런데 만약 당신이 지적 호기심이 왕성한 분이라면 "경락에까지 포함되었다면 뭔가 중요한 내용 같습니다."라며 꼭 알고 싶어할까봐 결국 절충하기로 합니다.

아래 박스에다 삼초와 심포에 대한 설명할 테니 귀찮은 분은 넘어가시고, 궁금한 분만 박스의 내용을 보세요.

<가상의 장부 1. 삼초>

삼초(三焦)는 석 삼(三)과 태울 초(焦)가 합쳐진 단어로 세 가지를 태운다는 뜻입니다.

그렇다면 인체에서 무엇을 3가지나 태운다는 걸까요?

공기, 음식, 물.

이렇게 3가지입니다. 그런데 저 3가지가 왠지 눈에 익지 않으십니까?

"아! 맞아요. 책 앞에서 생존의 조건으로 저걸 말했어요. 그 중에 공기는 몇 분이더라?"

네. 생존 조건으로 공기는 대략 10분, 물은 10일, 음식은 살찐 정도에 따라 견디는 시간이 달라진다고 했습니다.

이렇게 생존에 가장 중요한 외부 물질인 공기, 음식, 물을 태우는 시스템을 한의학에서는 '삼초'라고 부릅니다.

삼초는 인체의 몸통을 상, 중, 하, 이렇게 3부위로 나눕니다.

가장 위쪽의 상초는 심폐 기능. 그래서 공기를 태우는 쪽입니다.

가운데 중초는 소화 작용. 그래서 음식을 태우는 쪽입니다.

아래쪽 하초는 비뇨 작용. 그래서 물을 태우는 쪽입니다. 물을 태운다고 하니 표현이 어색한데, 물을 말린다고 해도 됩니다.

그렇다면 삼초라는 것은 전체 신체 장부 기능의 핵심을 모두 모은 것 아닙니까? 숨 쉬고 먹고 싸고, 혈액을 돌리고... 오장육부 중에 목 에너지인 간, 쓸개 빼고 다 있는 셈입니다.

삼초는 결국 그냥 모든 장부가 잘 돌아가게 하는 장부일까요? 이건 조금 말이 안 됩니다. 그럼 애초에 경락도 12개나 있을 필요도 없이 삼초 하나만 있으면 되겠죠. 그래서 이 경락 하나만 자극하면 모든 오장육부가 잘 돌아가고 온 몸이 좋아지며, 만병이 낫는다면 얼마나 좋을까요?

굳이 경락마다 심장 경락, 폐 경락. 이런 식으로 에너지 파동이 나뉘지도 않고 오직 삼초 경락 하나면 다 해결된다면, 이거야 말로 만능의 경락, 만병통치경락이 되는 겁니다.

그러니 이런 식으로 삼초의 기능을 확대해석하면 안 됩니다.

심폐 기능도 조절하고 소화도 조절하고, 비뇨기도 조절하고... 이렇게 만능으로 생각하면 핵심에서 벗어나게 됩니다.

그렇다면 삼초는 어떤 기능을 말하는 걸까요?

이름에 <태울 초(焦)>란 단어를 쓴 것에 주목해야 합니다. 왜 굳이 태운다는 표현을 썼을까요? 음식을 소화한다. 공기를 호흡한다. 이런 개념이 옛날에 없었을까요?

여기에 삼초경의 비밀이 있습니다.

잠시 우스개 이야기를 하나 하겠습니다.

옛날에 나쁜 남자가 한 명 있었는데, 이 남자는 밤마다 장난 전화를 아무 곳이나 걸었습니다. 이 시대는 휴대폰은 없고 일반 전화기가 가정집에 있던 시기라서 발신자 표시가 되지 않아, 누가 걸었는지 밝히지 않으면 모르던 시기였습니다.

그래서 이 남자는 상대가 받아서 남자면 끊고 여자면 갑자기 귀신처럼 흐느끼며 무서운 소리를 냈습니다.

"아~~~. 내 몸이 탄다. 내 몸이 탄다."

"꺄악!"

그럴 때마다 상대편 여자는 무서워서 비명을 지르며 전화를 끊었습니다.

그런데 하루는 젊은 소녀가 전화를 받았는데, 이 남자가 또 귀신처럼 쉰 목소리로 말했습니다.

"아~~~. 내 몸이 탄다. 내 몸이 탄다."

"… …"

상대가 비명도 지르지 않고 가만히 있자, 남자는 더 귀신처럼 흐느끼며 말했습니다.

"아흐흐~~~. 내 몸이 탄다. 내 몸이 탄다."

"야. 아직 주둥이는 안 탔나?"

머쓱해진 남자는 얼른 전화를 끊었다는 이야기입니다. 참. 주둥이가 '입'이라는 걸 모르는 분은 없겠죠?

어쨌든 "내 몸이 탄다."라는 농담처럼 삼초는 **<내 몸이 타는 기능>**을 상징합니다.

사실 삼초는 태워서 인체의 불을 만드는 기능을 말합니다. **내 몸의 불.** 즉. **체온 유지**가 그 해답입니다.

차가운 시신과 달리 당신의 몸이 따뜻한 것은 쉬지 않고 몸을 데우는 에너지 대사가 있기 때문입니다.

몸을 데우는 에너지 대사. 이것은 책 앞에서 말씀드린 것처럼 음식과 공기의 산소가 결합해서 일어나는 작용입니다.

아마 기억이 가물가물하는 분을 위해 앞부분 내용 조금만 가져오겠습니다.

대형건물에 큰 화재가 났습니다. 이 장면을 화학자들이 본다면 어떻게 말할까요?

"저런! 초대형 물질이 산소와 끔찍하게 빨리 결합하고 있구나. -화학

> 자 A"
>
> '산소와 결합 = 산화 과정'.
>
> 불이 난다는 것은 '물질이 산소와 결합하는 과정'입니다.
>
> 호흡을 통해서 우리 몸에 들어가는 산소도 마찬가지 작용을 합니다.
>
> "'산소'가 들어와서 '음식'을 불태워 에너지로 전환시킵니다."
>
> "호흡으로 폐로 들어온 산소는 피를 타고 세포로 운반됩니다. 세포 내에는 음식이 분해되어 생긴 포도당의 당분도 들어옵니다. **산소는 이 당분을 불태워 에너지**('ATP'라 불리는 세포 에너지)**로 바꾸는 작용을 합니다.**"

이렇게 상초의 심폐 기능으로 공기의 산소를 흡수해 날라야 하고, 이것으로 중초의 음식 소화를 통해 들어온 당분도 태워야 합니다. 이 두 가지가 열심히 돌아가야 체온이 꾸준히 올라갑니다. 또한 하초에서 물을 말리는 작용, 즉 배설하는 작용도 체온과 밀접합니다. 인체의 수분이 모자라거나 과잉 상태에 따라서 체온이 변하기 때문입니다.

따라서 삼초는 우리 몸을 항상 일정한 온도로 유지하게 해주는 생명력 발전소로 볼 수 있습니다.

이제 삼초라는 가상의 장부의 중요한 핵심 기능이 나왔습니다. 이것은 오장에는 없는 기능입니다. 현대 의학에서는 체온 유지를 하는 기관이 있는데, 바로 뇌에 있는 '시상하부'입니다. (참고로 시상하부의 뒤쪽 중추는 저온에 의해 활성화된 후 열을 생산하거나 열을 보존시키는 반사반응을 유도합니다. 앞쪽 중추는 높은 온도에 의해 활성화하여 열을 손실시키는 반사반응을 유도합니다.)

그래서 저는 삼초를 100% 가상의 장부로 보는 것보다 실물의 <시상하부를 포함한 어떤 에너지 시스템>으로 해석해야 한다고 봅니다. 더 정확한 개념은 뒤에 추가로 나옵니다.

어쨌든 이러한 기능에 대한 해석은 전문가들의 몫이고 당신은 **체온 조절**만 기억하시면 됩니다.

자. 이제 제법 유용한 정보가 나왔습니다. 현대인들 중에 손발이 찬 사람이 많습니다. 특히 젊은 여성들이 많이 겪는 증세입니다.

만약 당신의 손발이 차갑다면 우선 삼초 경락을 이용해 볼 수 있습니다. 물론 특별한 병이 있다면 소용없을 수 있습니다. 하지만 그냥 평소에 늘 손발이 찬 사람이라면 도움이 됩니다.

특히 삼초경 활용법 중에 쉽게 활용할 수 있는 '양지'라는 혈(穴)자리가 있습니다.

<양지(陽池)>라는 단어 자체가 '양기를 모아두는 따뜻한 연못'이라는 뜻입니다. 이 자리를 자극하면 따뜻한 불 에너지가 막 나온다는 의미입니다. 그래서 이 혈자리를 침으로 치료하면 좋지만 당신은 침을 사용할 수 없으므로 생각날 때마다 손가락으로 두드리면 됩니다.

가볍고 빠르게! 아시죠? 그러다 보면 어느 새 당신의 손은 따뜻해져 있을 겁니다. 혹시 손으로 열심히 두드려서 따뜻해진 것은 아니냐고요? 하하. 그건 알아서 생각하세요.

그런데 발도 따뜻해져 있는 걸 발견한다면 무엇이 정답인지 알겠지요?

손발이 따뜻해지려면 실제로는 몸의 혈액을 돌리는 심장이 더 강력하게 펌프질을 해야 합니다. 그래서 이 혈을 자극하면 저혈압에도 좋습니다. 손발이 찬 여성분들은 대개 저혈압을 동반하고 있습니다. 그러니 가끔 저혈압으로 머리가 어지러운 증세를 느끼는 여성분들에게 유용한 방법입니다.

"아! 빈혈."

백설 공주 같은 미모의 공주가 갑자기 창백한 얼굴로 쓰러질 듯 행동하면 대부분은 빈혈이 아닙니다. 저혈압으로 오는 어지럼증입니다. 이때에 당신이 달려가서 손목을 눌러주며 "이것이 양지의 효력입니다."라고 말하면 됩니다. 아마 공주가 깜짝 놀라 벌떡 일어날 겁니다. 하하.

"선생님. 다 좋은데. 자리를 알려주셔야죠."
이 혈 자리는 비전문가인 당신이 찾기에도 너무 쉬운 자리입니다.

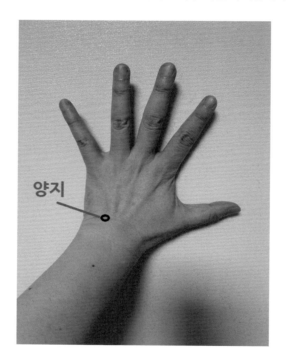

위치는 네 번째, 다섯 번째 손가락의 뼈 사이를 눌러서 밑으로 내려가다가, 손목 주름과 만나는 지점에서 쏙 들어가는 부분입니다.
아 외에도 삼초 경락을 활용하는 방법은 단순하게 두드리는 것만이 아니라 뒤에 나오는 방법을 참고하여 종합적으로 활용하면 더 좋습니다.

<가상의 장부 2. 심포>

심포(心包)는 육장육부의 육장에 속하는 가상의 장기입니다.

원래 단어 뜻은 심장을 둘러싼 막인데, 현대 의학적으로 보면 진짜로 심장에 막이 있습니다. 이 심장막은 심장이 움직일 때 주위 조직과의 마찰을 줄이고 심장을 감염으로부터 보호합니다. 또한 심장이 과도하게 팽창하는 것을 막고, 그 자리에 붙어있도록 돕습니다.

그렇다면 심포는 바로 이 막일까요?

고전 한의학에 보면 심포는 <나쁜 기운을 심장 대신 받아 심장을 보호하고 심장의 기능을 돕는 막>이라고 합니다.

저 설명만 보면 영락없이 해부학적인 심장 막과 흡사하긴 합니다. 나쁜 기운을 대신 받는 것은 심장의 감염을 막는 것이고 심장을 기능을 돕는 것도 모두 일치합니다.

그러나 한의학에서 나오는 심포는 단순한 심장막 그것보다 높은 차원의 에너지 체계입니다.

진짜 심포는 '**심장의 방어 에너지 막**'입니다.

SF영화를 좋아하는 저는 저 문구를 보니 갑자기 떠오르는 장면이 있었습니다. 영화나 만화를 보면 우주선에 에너지 방어막이 생깁니다. 적의 레이저 공격이나 미사일 공격을 이 에너지 막이 다 막아내고 반격을 합니다.

물론 이런 수준의 에너지 막이 심장 주위에 있을 리가 없지만, 어쨌든 심장을 보호하는 어떤 체계를 상징하고 있습니다.

여기에서 자세한 내용을 꺼내기 시작하면 진짜 복잡해집니다. 그래서 비전문가인 당신은 그냥 **심장을 보호하고 돕는 어떤 신비한 에너지 체계**를 말한다는 정도로만 이해합시다.

심포 경락의 실제 기능은 심장, 정신, 면역 이 세 글자입니다.
1) 심포 경락의 기능을 들여다보면 단순히 심장 보호막이라기보다, 제 2의 심장으로 볼 만큼 심장과 연관이 큽니다. 가슴 통증, 불규칙한 심장 박동부터 가슴 답답함, 심계항진, 안면 홍조 등등 갖가지 심장 관련 기능을 조절하는 혈자리들이 있습니다.

2) 심포는 마음 심(心) 글자처럼 우리 마음의 활동과 깊은 연관이 있습니다. 심포 기운이 많이 떨어지면 신경이 예민해지고 마음의 병이 생기며 면역 혹은 생명력이 약화됩니다.
단적인 예로 과도한 **스트레스**로 인해서 심장이 답답한 상황일 때 심포를 자극하면 그것을 줄일 수 있습니다.

3) 열이 날 때 이것을 줄여주는 기능이 심포 경락에 있습니다. 코로나 감기 같이 외부 세균이나 바이러스의 침입으로 인체에 열이 날 때 그것을 없애는 겁니다. 그것은 결과적으로 **면역 과정**을 도와주게 됩니다.

현대인들에게 가장 필요한 기능 두 가지를 다 모아 놓았지 않습니까? 요즘의 화두는 면역이니 당연히 공감하실 겁니다. 또 스트레스 안 받고 사는 사람이 어디 있겠습니까?
이럴 때마다 당신은 심포 경락을 손가락으로 두드리면 됩니다.
그 중 특히 '내관'이라는 혈 자리가 있습니다. 이 혈 자리는 스트레스 조절에 뛰어난 효능을 지닌 혈 자리입니다. 다양한 심장 질환, 협심증, 쇼크 등 직접적인 심장 증세에도 유용합니다. 덧붙여 소화불량이나 구토 등 각종 내장

기능에도 영향을 미치는 좋은 자리입니다. 그러니 심포 경락에 혈 자리를 잘 모를 때 내관 혈 하나라도 알아두고 생각날 때마다 두드려도 좋습니다.

내관 혈 자리는 앞에 삼초 경의 양지보다는 좀 어렵습니다. 인터넷 검색해서 참고 바랍니다. 그리고 꼭 정확한 <내관> 위치가 아니더라도 손바닥 쪽의 손목 가운데 지점에서 팔뚝 위로 올라가면서 꾹꾹 눌러서 아픈 자리가 있으면 손가락으로 두들겨도 무방합니다.

이렇게 해서 육장, 육부가 완성이 되었습니다.

육장 = 간, 심장, 췌장, 폐, 콩팥, 심포

육부 = 쓸개, 소장, 위, 대장, 방광, 삼초

이 육장육부 중에 당신이 조절해야 할 경락을 찾아서 직접 손가락으로 두들기거나 눌러 인체 에너지 균형을 맞추면 됩니다.

족태양(足太陽) 방광경 =

다리에 있는 + 차가운 감각에너지 + 수(水)에너지의 방광 경락
족   태양   방광 경

이렇게 해서 세 번째 항목에 대한 소개가 끝났습니다. 그리고 가장 중요한 첫번째 항목이 남았습니다. 손발. 이게 그냥 손에 있는 경락인지, 다리에 있는 경락인지 그것만 표시한 것이 아니냐고요? 그와 관련해서는 다음 파트를 보시죠.

8 1차원 기와 경락

지금까지 2차원 기, 즉 2차원 정신 에너지와 경락에 대해서 이야기했습니다. 이제 1차원 기에 대해 이야기하겠습니다. 사실 이 부분이 경락 활용에 가장 중요한 비밀입니다. 또한 첫 번째 생명력 열쇠의 핵심이기도 합니다.

우선 경락과 관련된 의문점 하나를 제시하겠습니다. 제가 한의대 다니던 학창 시절에 가졌던 의문이기도 합니다. 아마 이 의문은 한의사뿐만 아니라 경락을 공부해 본 사람이라면 누구나 한번쯤 가질 수 있는 의문입니다.

'왜 경락은 손발에서 시작되거나 끝날까?'

여기에서 경락은 12개의 정상 경락 이야기입니다. 이것들은 모두 손이나 발에서 시작되거나 끝납니다. 손에서 시작하거나 끝나는 경락은 '**수**양명대장경'처럼 앞에 **수(手)**가 붙고, 발에서 시작하거나 끝나는 경락은 '**족**태양 방광경'처럼 앞에 **족(足)**이 붙습니다. 이건 앞에서 경락 이름의 첫째 항목이라고 배웠습니다.

"선생님. 이게 뭐가 중요할까요? 경락이 손이나 발과 연결되든 말든?"

자연의 원리의 발견은 별 것 아닌 것 같은 단순한 현상을 관찰하는 데에서부터 출발합니다. 현대 물리학의 시작점이라 할 수 있는 만유인력의 발견도 뉴턴이 떨어지는 사과를 보고 생각한 것에서부터 출발했습니다.

마찬가지로 경락의 형태가 생기는 것도 뭔가 원리가 있기 마련입니다.

경락은 비물질이라고 했습니다. 정신도 물질이 아닙니다. 그렇다고 해서 경락이나 정신이 물질과 완전히 떨어져서 존재하는 것은 결코 아닙니다.

우선 경락의 공간성을 보겠습니다. 경락이 비물질이라고 해도 있어야 할 위치에 있습니다.

예를 들어 <나의 경락>이 엉뚱하게 당신의 몸에 위치하진 않습니다. 또는 <내 경락>이 태양의 어딘가에 존재하지 않습니다. **<내 경락>은 반드시 <내 몸>에 존재**합니다. 너무나 당연한 이야기이지만 경락은 물질의 그림자처럼, **물질의 구조상 반드시 있어야 할 위치에 존재**하게 됩니다.

그래서 저와 당신의 유전자도 다르고 생김새나 체형도 다르지만, 경락은 동일한 위치에 흐르게 됩니다. 엄지손가락 쪽에 폐 경락이 흐르는 현상은 저와 당신뿐만 아니라, 몇 백 년 전의 사람이나 미래의 인류나 동일할 겁니다.

저에게는 <엄지손가락에 흐르는 경락>이 당신에게는 <가운데 손가락으로 흐르지 않는 것>은 어떤 법칙에 따라 동일하게 형성되었기 때문입니다.

그러니 그 법칙을 파악해서 활용하자는 겁니다.

경락의 이름이 대장경이라고 한다면, 적어도 그 경락에 흐름은 대장이 가장 중요한 연결고리라는 뜻일 겁니다. 그러나 대장경의 그림을 관찰해보면 대장의 근처도 가질 않습니다. 대장경은 손에서 시작해서 얼굴로 가서 끝나며, 아랫배 근처도 내려가질 않습니다.

(한의학에서는 보이지 않는 연결이 대장과 이어져 있다고 하지만, 경락의 실제 흐름은 일단 손에서 얼굴로 끝입니다.)

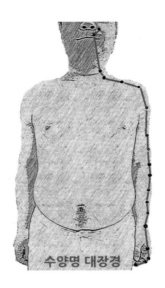

수양명 대장경

이는 서울을 잇는 철도라고 경부선이라 이름 짓고서, 실제로는 부산과 강릉만 연결합니다. 그 뒤에 서울은 강릉에서 비행기 타고 가면 연결되니 경부선이라 우기는 논리와 비슷합니다.

다른 경락에서도 경락 이름의 주인공이 연결이 안 되어있는 경우가 있습니다. 대신 손이나 발은 꼭 연결되어 있습니다. 왜 이런 현상이 생길까요?

냉정하게 말해 생리학적으로 인간은 몸통과 머리만 있으면 생존 가능합니다. 손발이 사고로 사라지면 불편해도 생리학적으로는 생존 가능합니다. **인체 신진 대사에 머리와 몸통이 필수**입니다.

그러나 경락으로 보면 완전히 반대로 됩니다.

침술에 쓰는 강력한 에너지의 혈자리는 모두 손발에 있습니다. 사고로 과거에 사지를 잃은 분이 최근에 병이 생겨 침을 맞고 싶다고 칩시다. 그를 진료하는 한의사는 <간접 침법>의 침을 놓을 때, 마치 양손을 묶고 권투를 하라는 것처럼 난감할 겁니다. 질병 치료의 중요한 혈 자리가 손발을 중심으로 모여 있기 때문입니다.

경락 흐름으로만 보면 손발이 필수이고 몸통과 머리는 선택처럼 보이니 말입니다.

여기에 경락의 새로운 비밀이 숨어 있습니다.
전통 한의학에서는 경락의 흐름에 특정 패턴이 있다고 설명합니다.

+ 에너지의 양(陽)경은 인체 아래쪽으로 내려갑니다. ↓

- 에너지의 음(陰)경은 인체 위쪽으로 올라갑니다. ↑

그렇다면 이 법칙을 양경 경락의 그림으로 볼까요?
수양경은 손에서 시작해서 머리로 가서 끝납니다.
족양경은 머리에서 시작해서 발로 가서 끝납니다.

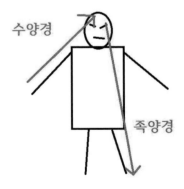

"어? 선생님. 다리 쪽은 아래로 내려가는 것이 맞는데, 손 쪽은 위로 올라

가는데요?"

네. 맞습니다. 경락 그림을 보면 이론과는 다릅니다.

그러나 전통 한의학에서는 이렇게 바꿔서 설명합니다.

"사람이 손을 든 자세로 있으면 손 경락도 밑으로 내려가는 모양이다."

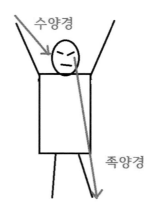

혈. 이렇게 보니깐 맞습니다. 손에서 아래로 내려가서 머리로 가고, 머리에서 아래로 내려가 발로 갑니다.

그런데 이거야 말로 억지가 아닙니까?

사람이 손을 들고 있는 것이 평소 자세입니까? 사람이 손을 내리고 있는 것이 평소 자세입니까? 사람이 걸을 때 저렇게 손을 들고 만세 자세로 걷습니까? 아니면 사람이 걸을 때 손을 내리고 걷습니까?

오직 손을 들고 있어야만, +플러스 경락의 흐름이 위에서 아래로 내려간다고 보는 것은 그냥 **끼워 맞추기에 불과**합니다.

진짜 법칙은 실제로 이러합니다.

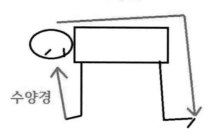

사람이 다른 포유류처럼 땅에 엎드린 자세입니다. 원래 유전적으로 우리 인간도 포유류로 설계되었기 때문에 경락도 같은 형상으로 탄생했습니다. 양경이 무조건 내려간다는 것은 잘못된 주장이며, 손에서 머리로, 머리에서 발로 큰 원을 그리면서 회전을 합니다.

이번엔 음경을 보겠습니다. 전통 한의학에서는 음경은 위로 올라간다고 이야기하고 있습니다.

족음경은 발에서 시작해서 배로 가서 끝납니다.

수음경은 가슴에서 시작해서 손으로 가서 끝납니다.

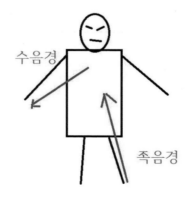

"선생님. 이것도 다리 쪽은 위로 올라가는 것이 맞는데, 손 쪽은 아래로 내려가는데요?"

맞습니다. 이것도 기존 이론과는 다르게 흘러갑니다. 마찬가지로 전통 한의학에서는 손을 들고 있는 것으로 해결합니다.

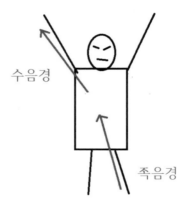

이 역시 끼워 맞추기에 불과합니다. 진짜 법칙은 실제로 이러합니다.

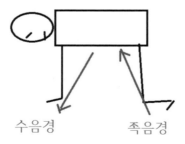

이 역시 사람이 포유류처럼 땅에 엎드린 자세입니다. 여기에서 다리에서 배로, 가슴에서 손으로 큰 원을 그리면서 회전을 합니다.

양경과 음경을 합치면 두 개의 반원을 그리면서 회전을 하는 그림을 볼 수가 있습니다.

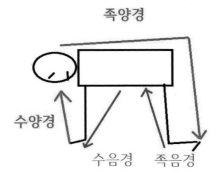

족양경

수양경

수음경　족음경

그렇다면 경락은 왜 이렇게 엎드린 자세에서 원을 그리고 있을까요?

1차원 기에 대해서 살펴보면 해답을 발견할 겁니다. 앞의 내용을 조금만 불러오겠습니다.

> 2차원 기는 생명체의 정신 에너지라면, 1차원 기는 물질로부터 오는 기본 에너지라고 했습니다.
>
> 2차원 기가 생명체가 가진 정신의 특성을 잘 반영한다면 1차원 기는 모든 물질로부터 나오기 때문에 물질적 특성을 잘 반영합니다.

1차원 기는 모든 물질로부터 아주 미세하게 오는 겁니다. 그러니 물질이 커지면 커질수록 기가 더 많이 옵니다. 이것 물리법칙 중의 무엇과 비슷하다고 생각되지 않습니까?

혹시 당신이 천재라면 뭔가 떠오르는 게 있을 겁니다.

"선생님. 저 천재인가 봐요. 떠올랐어요. 중력 아닌가요?"

맞습니다. 중력 맞습니다. 당신이 천재인 것까지 맞는지 모르겠지만. 하하.

1차원 기는 중력과 매우 흡사합니다.

중력은 모든 물질에 존재하지만 당신은 오직 지구, 땅으로부터만 느낄 수 있습니다.

사실 중력은 너무나 약하기 때문에 당신이 들고 있는 컵이 당신을 당기고 있다는 현실을 절대로 느낄 수가 없습니다.

만약 당신이 물리학에 대해 아신다면 우주에는 4가지 힘이 있다는 것을 들어보셨을 겁니다.

중력, 전자기력. 강한 핵력, 약한 핵력.

이렇게 4가지입니다. 이 4가지 힘 중에 가장 약한 힘이 뭔지 아십니까?

중력입니다.

"어? 제가 보기엔 중력이 가장 강한 것 같은데요? 우리 지구 같이 엄청 큰 별도 태양이 끌어당겨서 궤도를 빙빙 돌고 있잖아요? 그리고 우주선 한번 쏘려고 하면 중력이 얼마나 강한지 엄청 힘겹게 올라가요. 그리고 저는 계단도 엄청 힘들게 올라가요."

어쩌면 많은 분들이 중력이 매우 강하다고 착각하기에 딱 좋습니다. 그러니 비교해드리겠습니다. 중력의 힘이 만약 다른 힘만큼 강했다면 얼마나 끔찍한지를.

중력은 큰 물체가 작은 물체를 잡아당기는 힘이 더 강합니다.

만약 중력이 다른 힘만큼 강하다면 당신은 도로에 나선 순간, 지나가는 버스에 끌려가서 딱 붙어버릴 겁니다. 어쩌면 당신은 덤프트럭 옆에 붙어버려

76

서 공사현장까지 끌려갈지도 모릅니다.

당신이 주방에 들어가는 순간, 가벼운 식기들이 날아와서 당신의 얼굴에 붙을 겁니다. 그리고 날아오는 포크, 젓가락. 심지어 식칼까지...

무시무시한 호러 영화처럼 당신은 걸어 다니는 내내 작은 물건들이 당신을 향해 무서운 속도로 돌진하는 것을 발견하게 될 겁니다.

그러나 다행히 이러한 일은 코믹 호러 영화를 빼놓고 현실에서는 일어나지 않습니다. 중력은 너무 너무 약한 힘이기 때문입니다.

반면에 전자기력은 그것보다 훨씬 강합니다. 당신이 MRI 기계만큼의 자력을 가지는 순간, 당신의 주방의 쇠붙이는 정말로 당신을 향해 날아옵니다.

예전에 실수로 MRI 기계 근처에 산소통을 뒀다가, 자력에 끌린 산소통이 2미터를 날아와서 MRI 기계 속의 환자가 죽는 사고가 있었습니다. 산소통 같이 큰 쇠붙이도 갑자기 공중을 날아올 정도로 자력은 그렇게 강합니다.

일상생활 중에서는 그 정도까지는 아니더라도 일반 자석을 갖다 대면 쇠붙이가 확 끌려오는 것을 많이 경험해보셨을 겁니다. 반면에 중력은 그 자석 정도 크기로는 있는지도 모르고 살지 않습니까?

강한 핵력은 너무나 작은 원자핵을 뭉치게 하는 힘이니 엄청 강력한 힘입니다. 약한 핵력은 원자핵이 붕괴될 때 작용하는 힘으로, 원자력 발전소나 원자폭탄은 이 힘을 이용합니다.

중력 < 전자기력 < 약한 핵력 < 강한 핵력.

결론은 중력은 너무 미약해서 우리가 생활 중에 만나는 크기의 물체로는 결코 느낄 수 없습니다. 거대한 행성인 지구 정도쯤 되어야 우리가 끌려갑니다.

이것이 우리가 느끼는 중력의 99.99%가 지구인 이유입니다.

마찬가지로 1차원 기도 동일합니다.

1차원 기는 모든 물질에서 미세하게 나오지만 거대한 지구 덩어리 규모와는 결코 비교가 될 수 없습니다. 그러니 당신은 1차원 기의 대부분을 차지하는 99.9999%를 오직 지구와 소통하게 됩니다. 그래서 그 소통은 어떤 모양이 있는 흐름을 만드는데 그것이 경락이 손과 발로부터 시작하고 끝나는 모양을 만듭니다.

그래서 인간 같은 포유류는 땅에 엎드린 자세에서 손과 발을 통해 흐름 모양이 아래 그림과 같이 형성됩니다.

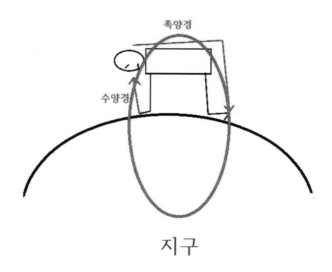

어디에서 본 그림 같지 않습니까? 아까 양경락 그림의 완성판입니다. 마찬가지로 음경락 그림도 똑같은 형태로 완성판 그림을 그릴 수 있습니다.

지구에 사는 모든 생명체는 **거의 모든 1차원 기의 에너지**를 **지구로부터** 받습니다.

지구로부터 오는 기.

자. 한번 상상을 해 보세요.

바닷가에 사는 사람이 아니라면 육지에 사는 사람 대부분의 생활환경은 비슷할 겁니다.

광활한 들판의 한쪽 끝에는 산이 있고 다른 끝에는 들판 너머 지평선이 있습니다. 머리에는 푸른 하늘이 펼쳐져 있습니다. 이 대자연 속에 당신이 서 있는 것을 눈을 감고 상상해보세요.

이 때 지구의 기운은 어디에서 올까요? 당신이 딛고 있는 바닥, 즉 땅입니다.

그래서 지구로부터 오는 기를 지구의 기라고 불러야 하지만, 일반적으로는 땅의 기운, 지기(地氣)라고 표현합니다. 즉 <지구> 대신 <땅>이란 단어가 쓰였지만 원래 의미는 동일합니다.

양(陽)경락은 손 → 머리 → 발로 흐르기 때문에 시작과 끝은 손과 발이 됩니다.
실제 순환은 지구 → 손 → 머리 → 발 → 지구 이렇게 원을 그립니다.

음(陰)경락은 발 → 배 → 가슴 → 손으로 흘러 역시 시작과 끝은 손과 발이 됩니다.
실제 순환은 지구 → 발 → 몸통(배 → 가슴) → 손 → 지구 이렇게 원을 그립니다.

이제 왜 경락이 인체 중에서 손과 발에서 시작하고 끝나는지 그 이유가 보입니다. 그렇다면 두 번째로 왜 손발의 혈자리가 강력한 에너지를 지니는지 그 이유를 볼 차례입니다.

질병 치료의 중요한 혈 자리가 손발을 중심으로 모여 있어서, 경락 흐름으로만 보면 손발이 필수이고 몸통과 머리는 선택처럼 보인다고 말했었습니다.

손발이 시작점이나 끝점이라서 더 강력할까요? 그건 별로 논리적이지 않습니다. 흐름의 중간에 있다고 해서 머리나 몸통의 혈 자리가 더 강력하지 않을 이유가 없지 않습니까?

해답은 다른 곳에 있습니다.

우주에서 원 운동 순환을 하는 것은 당신도 아는 두 가지가 있습니다.

아주 작은 크기의 세계에서는 전자가 원자핵 주위를 돕니다.

아주 큰 크기의 세계에서는 행성이 태양 주위를 돕니다.

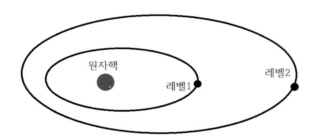

원자핵 주위를 도는 전자는 딱 층이 나눠져 있습니다. 우리가 건물에서 엘리베이터를 타면 6층이면 6층, 7층이면 7층이지 6.2층이나 6.5층이 없습니다. 이처럼 전자는 레벨1층, 레벨2층 이렇게 딱 층이 나눠져 있고 레벨1과 레벨2의 중간을 도는 전자는 없습니다.

이것을 과학 용어로 **전자의 궤도는 불연속적**이라 말합니다.

불연속적이라는 말은 말 그대로 **연속적으로 이어져 있지 않다**는 뜻입니다.

마찬가지로 1차원 기의 파동도 지구로부터 들어올 때 아래 레벨, 위의 레벨로 나뉩니다.

크게 보면 1레벨은 손발, 2레벨은 머리와 몸통입니다.

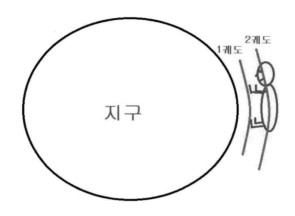

자. 그런데 1차원 기는 중력과 거의 흡사하다고 했습니다.

그리고 중력은 거리가 가까울수록 강해집니다. 만약 영화처럼 우리가 우주선을 타고 날아간다면, 태양에서 먼 곳에서는 전혀 영향을 받지 않습니다. 하지만 태양 근처로 지나가면 휙 끌려가서 불타버립니다. 태양과 가까울수록 태양의 중력은 기하급수적으로 강해지기 때문에 강력한 추진력을 지닌 우주선이 아니라면 빠져나올 수가 없습니다.

이것을 과학적으로 말하면 <중력은 거리의 제곱에 반비례>합니다. 즉 거리가 가까워질수록 제곱으로 에너지가 강해진다는 말입니다.

그래서 경락도 1레벨의 에너지가 2레벨의 에너지보다 엄청 강해집니다. 그러니 경락은 손, 발에 있는 혈자리들이 훨씬 강력한 에너지로 몸을 조절할 수 있습니다. 이것이 당신이 아플 때 궁여지책으로 손과 발 아무 곳이라도 급히 주물러야 하는 이유입니다.

예로부터 급하게 체했을 때 손가락을 바늘로 찔러 피를 빼는 것이 효과가 있었던 것도 이런 이유입니다. 손가락의 경혈과 경락을 소통시켜서 몸통의 큰 에너지를 움직이는 겁니다.

또한 기절한 사람의 손과 발을 주무르는 행위는 사지의 혈액순환을 시키는 효과도 있지만, 실제로는 경락을 움직여서 몸통과 머리의 흐름을 촉진하는 작용이 있는 겁니다.

이제 당신은 가장 중요한 경락의 마지막 지식을 배울 겁니다.

당신은 **경락마다 오행의 버튼이 있어서 경락 에너지를 조절**할 수 있다는 것을 아십니까?

경락마다 오행의 버튼이 있는데 이는 강력하게 경락의 에너지를 조절할 수 있습니다. 이 오행의 혈자리를 한의학에서는 '**오수혈(五腧穴)**'이라고 부릅니다.

이 강력한 에너지의 오수혈은 경락에서 머리나 몸통에 있지 않고, 모두 손과 발에 있습니다. 아까 말한 것처럼 1레벨 에너지 궤도에만 존재합니다.

정확한 1레벨은 사실 **팔꿈치로 엎드려서 기는 자세**로 그림처럼 손은 팔꿈치까지, 발은 무릎까지입니다. 그래서 <u>**오수혈은 모두 손~팔꿈치, 발~무릎 사이에 존재**</u>합니다.

2레벨은 몸통과 머리가 같은 2레벨 궤도입니다.

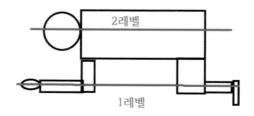

예를 들어 '족태양 방광경'이라는 경락은 수(水)의 경락이지만 그 내부에 다시 목, 화, 토, 금, 수의 에너지 혈자리가 또 있다는 겁니다.

그런데 왜 제가 이 이야기를 할까요? 당신은 치료 전문가도 아닌 일반인인데요?

그건 바로 건강법의 원리에 대한 이해를 하기 위해서였습니다. **당신이 경락을 활용하는 비중은 손~팔꿈치, 발~무릎 사이에 거의 다 있다**는 겁니다. 노화는 손끝 발끝부터 온다는 말이 있습니다. **첫 번째 생명력의 열쇠는 손끝과 발끝의 흐름을 일으키는 데에서부터 출발**한다는 것을 말하고 싶었습니다.

6 경락의 활용

경락을 활용하는 방법은 정말 너무 많습니다. 이것을 다 늘어놓다간 당신은 책장을 가득 채우고 있는 제 책들을 발견하게 될 지도 모릅니다. 하하. 저야 영광이겠지만요. 그래서 이 책에서는 핵심 몇 가지만 소개하고 마무리하겠습니다.

✅ 1차원 기, 지구의 기를 더 빨아들이자.

너무 학술적으로 말하면 지루할까봐 일부러 재밌게 표현해 본 문장입니다.

기를 빨아들인다 말하니 떠오르는 영화가 있습니다. 젊은 세대는 잘 모르겠지만 1992년 개봉한 홍콩 영화 '동방불패'가 그 당시 세간에 화제였습니다. 임청하와 이연걸이 홍콩 무협 영화의 흥행기를 만든 작품이기도 합니다. 이 영화에서 악당이 '흡성대법'이라는 신기한 무공을 선보입니다. 모든 기를 손바닥으로 빨아들이는데 적의 기운을 빨아들이면 상대방 몸이 바람 빠진 공처럼 찌그러지는 무시무시한 무공입니다. 악당은 기를 빨아들이면서 순식간에 젊어지고 강해집니다.

만약 당신이 이런 '흡성대법'을 익힌다면 지구의 기를 제대로 빨아들일 텐데 현실에는 그런 악마의 무공은 없습니다. 하하. 하지만 아래의 방법만 잘 실천해도 당신이 마치 흡성대법을 익힌 것처럼 충분히 건강에 도움이 될 거니 기뻐하셔도 됩니다.

우선 제가 추천하는 첫 번째는 맨발 걷기입니다.

❶ 맨발 걷기

돈도 필요 없습니다. 아무런 도구도 필요 없습니다. 그저 맨발로 걷기만 해도 기적 같은 효과가 일어난다면 믿으시겠습니까?

"선생님. 그렇게 말씀하시니 왠지 옛날 길거리 약장수 같습니다."

그런데 위의 **저 문구는 제가 말하는 것이 아니라 최근에 각광받고 있는 <맨발 걷기> 건강법에 흔히 나오는 소개 문구**입니다.

어찌 보면 과장 광고 같지만, 실제로 효과를 본 사례가 많아 널리 퍼지는 추세입니다. 이 건강법을 실천하는 이들이 공유하는 치료 사례를 보면, 말기 간암, 말기 폐암, 말기 전립선 암, 담낭암 등등 말기 암의 치료 사례부터 시작해서 파킨슨 병, 치매, 심근경색, 중풍, 불면증, 탈모, 고혈압, 고지혈증, 당뇨 등등 온갖 만병이 다 나옵니다. 이 건강법은 만병통치약 같아서 믿기지 않을 정도입니다.

이 치료사례들이 일부는 사실이 아닐 수도 있겠지만 모두가 거짓 주장은 아닐 거라 확신합니다. 믿을 만한 근거가 인터넷에 공개되기도 하고 제 주변 사례도 다수 있기 때문입니다.

일례로 언론에 자기 의료 기록을 공개한 박 교수 사례는 의료기관에 의해 검증된 겁니다.

그의 검사 기록지를 보면 2022년 1월 26일 전립선암 특이항원 PSA 지수가 936.6 나옵니다. MRI 검사를 해보니 흉추까지 암이 전이된 상태로 병원에서는 '치료 불가'의 판정을 받았다고 합니다. 그런데 그가 죽음을 앞두고 인생을 정리하려다, 책으로 접한 <맨발 걷기>를 실천하게 됩니다. 불과 2개월 뒤에 PSA 검사 수치가 0.05로 정상화되는 기적이 일어났습니다. MRI 화면상에 암의 전이로 흉추의 뼈가 새까맣게 나왔던 부분들이 하얗게 살아났습니다.

정말로 놀랍지 않습니까?

심지어 이런 사례는 빙산의 일각이라고 합니다. 암은 전이가 되면 위험해지는 병입니다. 그런데 <맨발 걷기>로 전이된 암에서 나았다는 증언들이 속속 줄을 잇고 있습니다.

그래서 이 건강법을 첫 번째로 소개하는 겁니다.
<맨발 걷기>는 제가 말하는 1차원 기를 흡수하는 가장 효과적인 출발점이기 때문입니다.

그렇다면 이 단순한 건강법이 왜 이토록 기적 같은 효과를 보이는 걸까요?
우선 이 건강법을 권하는 사람들은 **<접지 효과>**, **<발 지압 효과>**를 주로 이야기합니다.

"접지? 선생님. 혹시 번개가 칠 때 피뢰침으로 땅에 접지하는 것처럼 전기 접지를 말하는 건가요?"

맞습니다. 접지는 보통 <**전자기계와 땅을 전선으로 연결해서 감전 사고를 예방하는 행위>**를 말합니다. 그들이 보통 주장하는 것은 대충 이렇습니다. 맨발로 흙길을 밟으면 접지 효과가 일어나며 그 때 땅의 음이온이 들어와서 인체의 좋지 않은 양전하를 띤 활성산소를 효과적으로 중화한다는 주장입니다.

두 번째로 주장하는 발 지압 효과야 굳이 맨발 걷기가 아니더라도 방법은 많습니다. 간단하게 발 지압용 깔판을 의자 밑에 두고 발로 꾹꾹 밟아도 얻을 수 있으니, 이 효과는 논외로 하겠습니다.

그렇다면 특이한 점은 거의 접지입니다. 그러나 달나라도 가고 양자 크기의 실험도 하는 과학 시대에 단순한 접지 정도는 얼마든지 흉내 낼 수 있습니다. 굳이 들과 산을 헤매지 않아도, 집에서 이용할 <매트 형태의 접지 보행 기계>는 금방 만들 겁니다. 현대 기술력으로 발이 닿을 때 음이온이 발산되는 매트 정도도 못 만들겠습니까?

그러나 맨발 걷기의 경이로운 효능은 단순히 접지로 흉내 낼 원리가 아닙니다. 앞의 환자 사례처럼, 급격한 척추 재생은 단순히 활성산소의 제거만으로는 있을 수 없는 현상입니다. 항산화 약물을 고용량으로 먹어도 이런 기적은 기대하기 힘듭니다.

그렇다면 과연 어떤 대단한 요소가 있어서 이런 현상이 생길 수 있는지, 제 방식대로 설명해보겠습니다. 그러기 위해선 기억이 가물가물한 사람을 고려해, 앞에 설명한 <기>의 핵심만 정리해보겠습니다.

인체의 기는 <1차원 기> + <2차원 기>가 흐르는데, 1차원 기는 <존재의 기운>, 2차원 기는 <인식의 기운>이라고 했습니다.

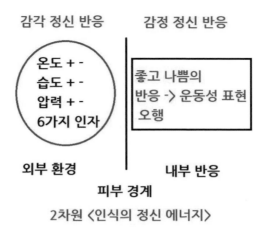

감각 정신 반응   감정 정신 반응

온도 + -
습도 + -
압력 + -
6가지 인자

좋고 나쁨의
반응 -> 운동성 표현
오행

외부 환경   내부 반응

피부 경계

2차원 〈인식의 정신 에너지〉

2차원 기는 〈생물 외부 환경〉 + 〈생물 내부 반응〉으로 생기는 기입니다.

〈생물 외부 환경〉은 생물에게 〈감각 에너지〉로 나타나며, 〈생물 내부 반응〉은 〈감정 에너지〉로 나타난다고 했습니다.

이 외부 환경은 크게 불(온도), 물(습도), 바람(기압)으로 이뤄져 있습니다. 이것들이 **변하는 외부 및 내부의 운동성은 모두 〈오행〉으로 표현됩니다.**

우주에 모든 것은 외부 환경의 요소인 지(地), 수(水), 화(火), 풍(風)으로 압축됩니다.

그래서 불교에서 말하는 지(地), 수(水), 화(火), 풍(風)의 〈4원소 설〉은 나름 의미가 있습니다. 부처가 사람의 몸은 **흙, 물, 불, 바람**으로 이루어져 있다고 한 말도 허언이 아닌 셈입니다. 여기에서 지(地)는 〈물질의 질량〉을 의미합니다. 한마디로 물질 덩어리, 만물의 구조를 형성하는 재료이기도 합니다.

조금 있다가 **2차원 기의 건강법**도 말할 겁니다. 이 건강법들은 감각, 감정 에너지로 인체 내부의 〈한열, 조습, 압력〉과 운동성을 조절합니다. 이는 인체의 상태를 정밀하게 조절하는 리모컨을 얻는 것과 같습니다.

그러나 본질적으로 인체의 생명력을 샘솟게 하는 기가 따로 있으니, <1차원 기>입니다.

물질을 재창조하고, 내 존재의 핸들, 즉 <주도권>을 잡아서 생명력을 창조하려면 이 재료들이 충분히 들어와야 합니다. 삶에 지쳐서 사람들이 정신력이 소모되면 다양한 마음의 그늘이 생기며 이것이 질병의 뿌리가 됩니다. 이럴 때 에너지 충전할 수 있는 것 중의 대표적인 하나가 <외부로부터 오는 정신 에너지 재료>인 <1차원 기>입니다.

1차원의 지(地)는 <물질의 질량>이라면, 1차원의 기는 <정신의 질량>입니다. 이는 **무의식을 통해 물질을 재구성하는 창조력을 발휘**합니다.

맨발 걷기를 하는 동안, **발의 경락은 지구의 기의 파장에 강하게 공명합니다.** 이렇게 해서 1차원 기를 받아들이는 것이 주 작용입니다. 동시에 추가로 생기는 작용이 있습니다. 발에 반복되는 **압력은 흐름을 만들어서 손, 발의 경락의 흐름을 복구하는 것이** 추가 작용입니다.

"선생님. 맨발 걷기가 지구와의 접촉으로 1차원 기를 받는 것이라면, 굳이 흙길일 이유가 있습니까? 아스팔트든, 건물 바닥이든 결국 지구와 연결되어 있는 것이니 마찬가지 아닙니까?"

좋은 질문입니다. 앞서 말한 것처럼 기는 같은 파장에 더 큰 공명을 일으킵니다. 지구는 암석으로 이뤄져 있습니다. 이 암석이 잘게 부서진 것이 흙입니다. 그래서 흙이나 바위 같은 자연의 암석을 직접 접촉하는 것이 지구와 동일한 파장의 공명을 제대로 만들어 줍니다.

1차원은 <존재 소자>, 2진법의 음양이 나뉘는 단계로 <음양 소자>라고도 할 수 있다 했습니다. 이 1차원 기는 **<그것이 존재하도록 하는 창조력>**뿐만 아니라, **<음양 요소의 균형>**을 만듭니다. 그러니 흙속의 무궁무지한 음이온이 몰려 들어와서 몸속의 양전자를 중화한다는 현상도, **<기의 반응이 2차적으로 생성하는 물질 현상>**을 본 것일 뿐입니다. 그보다 더 근본적인 기의 근본적인 힘은 육체의 음양을 맞추는 힘입니다.

이 건강법은 한마디로 생명력의 첫 번째 열쇠를 여는 관문이라고 할 수 있습니다. 그러나 이 건강법이 경이롭다는 사례가 많아도 만병통치를 무조건 기대하는 것은 금물입니다. 병의 회복에 성공한 사례보다 안 알려진 실패 사례가 더 많을 수 있기 때문입니다.

어떤 사람은 운이 좋아서, 이 첫 건강법 관문에서 완치라는 아이템, 젊음이라는 아이템을 발견하겠지만 어떤 이는 아무 것도 못 찾을 수도 있습니다. 하지만 이 건강법은 시작입니다. 끝이 아닙니다. 1차원 기의 공명을 시작하면, 앞으로 수행할 당신의 다양한 건강법이 훨씬 더 탄력을 받기 때문입니다.

그러니 젊고 건강하게 살고 싶다면 일단 맨발로 흙길을 걷는 것부터 시작하십시오. 1주일에 1번, 한 달에 1번이라도 좋습니다. 발길을 통해 온 몸으로 대자연과 공명하고 지구와 공명하십시오. 몸에서 지구가 선사하는 생명의 흐름이 촉진되고, 당신의 무의식은 첫 번째 생명력 열쇠를 여는 것을 가동할 겁니다.

<맨발 걷기의 요령>

어떤 형태로든 맨발 걷기는 좋습니다. 그런데 더 강력한 효과를 얻고 싶으시면?

여기에서 가장 효과적인 방법은 걸으면서 <무아지경>에 빠지는 것입니다. 무아지경에 빠진다는 것은 당신의 무의식이 가장 활발하게 움직이면서 1차원의 기를 더 빠르게 흡수하고 공명하게 합니다.

무아지경에 빠지는 것이 쉽지 않다면, 가사를 생각하지 않아도 될 정도로 익숙한 노래를 흥얼거리면서 걷는 방법도 있습니다. 노래를 부르면서 숲과 하늘을 바라보면서 걸으면 순간순간 무아지경에 빠지기 쉽습니다. 머릿속의 생각을 비우고 그냥 멍하게 바라보면서 걷는 것도 좋습니다.

너무 쉽고 너무 간단한 건강법이지만 실천에 주의해야 할 점은 하나 있습니다.

흙길을 걸을 때는 발의 피부를 다치지 않도록 주의해야 합니다. 작은 상처가 나서 감염이 생기면 대부분은 쉽게 낫지만, 재수가 없으면 목숨을 잃을 수도 있습니다. 파상풍이나 패혈증 같은 병이 일어날 확률은 매우 희박하지만 일어나면 치명적입니다.

❷ 4족 보행

인간은 포유류로 원래 기어 다니게 설계되었습니다.

그러니 맨발 걷기 다음 단계로 <4족 보행>에 도전해 보세요. 맨발 걷기는 오로지 발을 통한 접점만 있기 때문에 발로만 경락 순환과 1차원 기가 들어옵니다. 그에 비해, 4족 보행은 손과 발 양쪽으로 접점이 생겨서 완전한 순환 회로가 됩니다. 아래의 그림이 기억나실 겁니다.

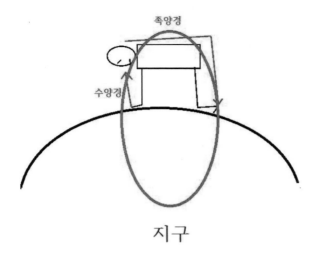

족양경

수양경

지구

손으로 시작하는 양경, 발로 시작하는 음경. 이 두 가지 종류로 총 12개의 경락 모두가 지구와 맞닿아서 순환하는 연결고리가 완성되는 건강법입니다.

"와! 선생님. 이렇게 좋다면 저는 매일 흙길에서 4족 보행 운동을 해야겠습니다."

그러나 안타깝게도 우리의 관절은 4족 보행에 적합하지 않게 성장했습니다. 평생을 두 발로 걷다가 갑자기 4족 보행을 하게 되면, 손목, 무릎, 팔꿈치 관절이 망가져서 당신의 걱정거리가 될 지도 모릅니다. 처음 시도해보니 의외로 잘 걸어진다고 무턱대고 4족 보행을 하다간 큰 코 다칩니다. 금방 어깨, 손목에 무리가 가서 잘못하면 일상생활 자체가 고통이 될 겁니다.

그러니 처음에는 흙길에서 10초 정도만 가볍게 해보시고 점차 늘리셔야 합니다.

사족 보행은 집에서 해도 좋습니다. 흙을 맨발, 맨손으로 직접 밟는 것보다 못하지만 이 정도만 해도 경추, 요추, 심장, 혈압, 뇌, 다이어트 등에 좋은 효과를 얻을 수 있습니다.

그러나 이 4족보행도 강력한 효과를 얻으려면 흙길 맨발 맨손 걷기가 기본입니다.

흙길을 맨발로 4족 보행하는 것은 효과의 차원이 다릅니다. 위의 맨발 걷기에 나오는 박 교수의 경우에는 처음에는 제대로 걷질 못해서 흙길을 기어 다녔다고 합니다. 그러다 점차 회복되고 힘이 생겨서 맨발 걷기를 하게 되었다고 합니다. 아마 처음에 자연스레 4족 보행으로 맨발 걷기를 하게 된 효과가 크게 작용했을 것이라 봅니다.

4족보행과는 별도로, 정말로 걷기 힘든 상태의 사람은 동물처럼 기어 다녀도 크게 회복됩니다. 암이나 불치병으로 거동이 힘든 사람은 처음에는 기어 다니다가 그 다음 단계로 4족 보행으로 넘어가곤 합니다.

그렇지만 인체 관절의 원리를 고려하면, 4족 보행은 <맨발 걷기>의 보조 건강법이며 <맨발 걷기>를 주로 하다가 조금만 섞는 것이 정석입니다.

❸ 박수 요법

"선생님. 박수라고 하면 우리가 잘했다고 손바닥을 짝짝짝 칠 때 그 박수 말이죠?"

이렇게 물으며 어떤 분은 고작 박수가 무슨 대단한 건강법이냐고 생각할 겁니다.

그러나 이 박수 건강법도 효과가 매우 좋아서 요즘 널리 퍼지는 추세입니다.

그렇다면 간단한 박수 동작이 어떠한 원리로 건강을 좋게 만들까요?

기존의 설명은, 혈액 순환과 경락을 자극하는 효과 정도로 알려져 있습니다.

그것에 조금 전문성을 덧붙이면, 박수칠 때 뇌파의 활동량이 늘어나서 치매 예방에 도움이 된다는 연구가 있다는 정도입니다. 그러나 이것이 전부가 아닙니다. 진짜 효과는 더 강력한 법칙에서 나옵니다.

흔히 손을 제2의 뇌, 또는 바깥의 뇌로 부릅니다. 다섯 손가락의 섬세한 움직임은 뇌에 강력한 자극을 주고 뇌의 미세한 신호 조절이 손가락에 입력되기 때문입니다.

예를 들어 뇌에서 운동을 관장하는 영역을 **<운동 중추>**라고 부르는데, **전신의 운동 중추 중에 절반 이상이 손의 운동 중추입니다.** 인체 전체 크기에 비해 손이 얼마나 작은지 생각해보면 유독 운동 중추가 손에 집중된 현상이 실감날 겁니다. 어쩌면 인간은 손을 움직이기 위해 창조된 동물 같습니다. 다른 부위는 그저 장식품이고 말입니다. 하하.

특히 대뇌피질부에 손 감각 부분이 넓게 퍼져 있습니다. 그래서 **손을 자극하면 뇌 기능이 활성화되고 뇌 호르몬의 분비가 증가해서 면역력 또한 증가**한다 합니다.

이렇듯 단지 손가락만 운동을 해도 뇌파에 좋은 운동이 됩니다. 그래서 중풍이나 어떤 질환으로 뇌에 손상이 왔을 때 제일 중요한 치료가 손가락 운동이라 알려져 있습니다.

결국 손은 두뇌를 활성화하는 <창조력>을 지닌다고도 말합니다.

그런데 이것은 제가 여태 주장한 것과 접점이 있지 않습니까?

제가 <u>1차원 기는 정신 에너지의 재료로 인간의 뇌와 무의식의 정신력으로 쓰인다</u>고 했습니다.

원래 우리 인체는 흙길을 직접 접촉하지 않더라도 평소에도 손, 발 경락을 통해서 1차원 기와 2차원 기가 들어오고 있습니다. 그렇지 않다면 흙길을 맨발로 걷지 않는 사람은 벌써 문제가 생겼을 것 아닙니까? 다만 평소의 흐름이 <맨발 걷기>에 비해 약할 뿐입니다.

비유하자면 앞의 **<맨발 걷기>**는 관문으로 **기를 큰 압력으로 밀어 넣는 것**이라면 **박수치기 요법은** 관문 자체의 **흡입력을 증가**시키는 겁니다.

그런데 맨발 걷기는 당신의 발바닥과 지면이 마주쳐, 또 다른 박수를 치는 동작입니다. 발바닥의 경혈과 세포가 압력을 받아, 흐름이 생기고 경락을 활성화합니다.

지구와 인체의 순환 회로는 손과 발이 다 연결되어야 합니다. 그러니 <맨발 걷기>만 하는 것은 효과의 절반인 셈입니다. 나머지 절반의 하모니를 완성하는 동작이 바로 손바닥 박수입니다.

그 중 근본 방법은 **<흙길 박수>**입니다.

"네? 흙길 박수요? 설마 흙길을 쳐다보면서 신나게 박수를 치라는 건가요?"

아마 이런 바보 같은 질문을 하는 분은 없을 겁니다. 하하.

<흙길 박수>는 **흙길에 숙이고 앉아서 땅바닥을 손바닥으로 기분 좋게 두들기**면 됩니다.

마치 걸을 때 발바닥이 땅에 닿는 것처럼 가벼운 강도로 팍팍 두들겨 줍니다. **'가볍게'**라는 것이 핵심입니다. 당신이 걸을 때 발을 힘줘서 쿵쿵 굴리지 않고 걷는 것처럼 손바닥도 크게 힘을 주지 않고 토닥토닥 두들긴다고 생각하면 됩니다.

이 때 발은 당연히 맨발로 흙길에 접지된 상태에서 상체만 수그려서 지면

과 박수를 치는 겁니다. 그래야 손발의 경락과 지구의 순환 경로가 제대로 이뤄지니까요.

이것으로써 <맨발 걷기>의 보조 건강법이 완성됩니다. **<4족 보행>과 <흙길 박수>는 <맨발 걷기>의 보조 건강법**입니다. 이 방법들은 **기를 큰 압력으로 밀어 넣는** 원리의 건강법입니다.

그러나 일반적인 박수 건강법은 굳이 흙길을 가지 않아도 실내에서 가능한 방법을 주로 씁니다. **이 요법은** 관문 자체의 **흡입력을 증가**시키는 것에 초점을 맞춘 겁니다.

요령은 그냥 손뼉 박수를 쳐도 됩니다. 그리고 손 모양을 바꿔서 치는 박수가 있는데, 그 중에 대표적인 3가지를 말씀드리겠습니다.

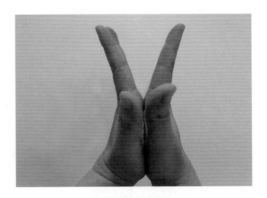

손바닥 박수

손가락을 닿지 않게 하여 손바닥만으로 치는 박수입니다. 전반적인 내장 기능 강화에 더 효율적인 박수 모양으로 알려져 있습니다.

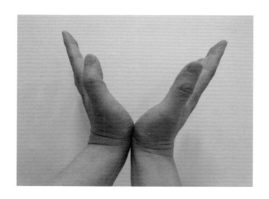

손목과 손바닥 제일 밑 부분이 주로 닿는 박수입니다. 생식기 에너지를 주로 강화하는 박수로 알려져 있습니다. 이를테면 남자의 정력, 여자의 임신 기능, 생리통, 생리불순, 전립선 질환, 자궁 질환, 방광염, 방광, 신장 건강에 폭넓게 도움이 된다고 합니다.

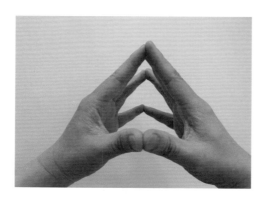

손가락 박수

일반 손벽 박수보다 심장과 폐, 기관지에 더 효과적인 박수입니다. 그리고 눈과 코의 흐름을 개선하는 효과가 있어서, 비염이나 침침한 눈에 도움이 된다고 알려져 있습니다.

그럼 이쯤에서 박수 같은 <손의 자극>이 왜 중요한지, 진짜배기 이유를 설명하겠습니다.

만약에 손과 발이 서로 자기가 최고라고 다툰다고 합시다. 그런데 경락 측면에서 보면 손과 발은 속된 말로 게임이 안 됩니다. **손이 주인공이라면 발은 떨거지**인 셈입니다.

왜 그럴까요? 밑의 사진을 보시죠.

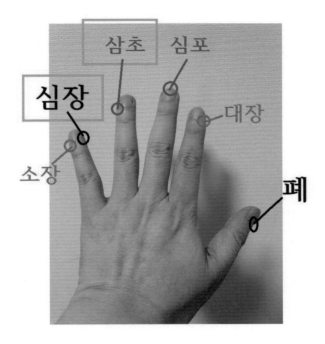

손에는 심장과 폐의 경락이 있습니다. 숨 쉬고 심장 박동이 뛰는 것이 생명 활동의 마지노선입니다. 그래서 사람이 쓰러지면 인공호흡에다 심장 충격을 주는 것 아닙니까?

그렇게 중요한 **심폐 기능이 손에 있습니다.**

두 번째로는 **<자율 신경>의 열쇠**입니다.

"네? 자율 신경의 열쇠가 손에 있다고요? 저 사진에는 없는데요? 경락만 있어요."

자율 신경은 <교감 신경>과 <부교감 신경>으로 이뤄져 있습니다. 그 두 가지를 조절할 수 있는 경락이 손에 흐르고 있습니다. 과연 무슨 경락일까요?

한의학에는 <두 가지 불의 이론>이라는 것이 있습니다. 불이면 다 같은 불이지, 2가지 종류의 불은 대체 뭘까요? 얼핏 생각이 안 날 겁니다.

"선생님. 저희 집에도 두 가지 불이 있어요. 하나는 전등 불. 타지가 않아요. 하나는 가스레인지 불. 마구 타요." - 똑똑한 초등학생.

이 이야기를 들으면 당신은 초등학생이 뭘 알겠냐고 아마 웃을 지도 모릅니다. 그런데 한의학의 두 가지 불의 이론은 이 초등학생의 대답과 매우 유사합니다.

인체의 두 가지 불의 주인공은 바로 <군화(君火)>와 <상화(相火)>입니다.

"아이고. 선생님. 이러다가 제가 한의학 박사가 되겠어요. 뭐 '군화'는 군대에서나 신지.."

약간 전문적인 내용이긴 하지만 이것을 알면 당신은 손의 경락을 활용하는 데에 무척 도움이 되기 때문에 최대한 쉽고 짧게 설명해보겠습니다.

인체의 불 : <군화(君火)>**와** <상화(相火)>

<군화(君火)>는 '임금 **군(君)**'의 불. 이름 그대로 보면, 왕의 불이니 가장 강

력한 불일 것 같지만 전혀 아닙니다. 무늬만 <왕의 불>이고, 실상은 <물 같은 불>입니다. 하하.

한의학에서 심장이 오장육부 중에서 왕이라고 해서, 심장을 군주라고 부릅니다.

그러니 **군화는 그냥 <심장의 불>**이라는 뜻입니다.

심장은 오행으로 보면, 오장 중에서 불이지만 진짜 불이라고는 보기 힘듭니다.

오장 중에서 위치만, **불의 위치**에 속할 뿐입니다. 그래서 뜨겁지 않고 따뜻한 불이며, 편안한 불에 속합니다. (오행 중에 불에 속하는 이유는 '확장' 때문입니다. 온몸으로 혈액을 확장시키는 확장의 불이지, 뜨거운 불이 결코 아닙니다.)

한 마디로 **인체를 밝고 편안하게 유지하는 기능의 불**입니다.

왜 아까 **<물 같은 불>**이라고 했냐하면 물로 이뤄진 혈액을 온 몸으로 확장시키는 불이기 때문입니다. 결국 혈액이 잘 돌아야 염증도 낫고 몸이 편안해집니다.

이런 작용은 신기하게도 <부교감 신경>의 작용과 닿아 있습니다.

그래서 심장의 불은 <부교감 신경>을 조절합니다.

실제로 심장 경락의 혈 자리의 활용도를 보면 그렇습니다.

사진에 나온 새끼손가락에 있는 혈은 발열 치료에도 쓰이며, 염증과 통증을 없애는 데에도 쓰입니다.

다른 혈들도 마찬가지로 해열 작용, 염증을 가라앉히는 작용과 심장을 평안하게, 정신을 안정되게 하는 작용으로 씁니다.

불안, 초조, 불면 등의 정신 불안이나 건망증에도 쓰며, 알러지 질환을 가라앉히는 작용도 합니다. 거의 현대의학에서 <부교감 신경>을 자극하는 것과 맥락을 같이 합니다.

만약 당신이 감기가 걸려 열이 날 때, 두통이 심할 때, 불안이나 불면이 있을 때 이럴 때 심장의 경락이 있는 새끼손가락과 그 이하 몇 가지 심장 경락의 혈 자리를 만지거나 두드리면 좋습니다.

반면에 <상화(相火)>는 이름 그대로, 상대적인 불입니다.

무엇과 상대적인가 하면 자연에서 <물>과 상대적인 <불>입니다.

한 마디로 자연의 불, 진짜 타는 불입니다.

하늘에 이글이글 타는 태양부터 시작해서 여름의 더위도 생물에게는 불의 역할을 합니다. 그래서 상화를 천연의 불, 하늘의 불이라고 부릅니다.

외부 환경의 열은 결국 인체를 향한 상화의 역할을 하는 셈입니다.

그리고 인체 내부에서 이 역할을 하는 불은 <삼초(三焦)>입니다.

책 앞에서 삼초는 석 삼(三)과 태울 초(焦)로 세 가지를 태운다는 뜻이라 했습니다.

공기, 음식, 물. 이걸 태워 **<내 몸이 타는 기능>**을 상징합니다.

이것은 내 몸의 불. 즉, **몸을 데우는 에너지 대사**로 체온을 만드는 기능이라고 했습니다. 공기 중의 산소와 당분을 불태워 에너지('ATP'라 불리는 세포 에너지)로 바꾸는 작용을 한다고 했습니다. 이것은 외부의 불과 똑같습니다. 외부의 불도 재료와 산소가 만나서 타는 과정이니까요.

쉽게 말해 발열작용과 근육에 힘을 내게 하는 작용 등이 여기에 속합니다.

이것은 <교감 신경>의 작용과 닿아 있습니다.

<교감 신경>은 적과 전투를 하기 위해 흥분하는 작용입니다. 근육에 힘을 내고 온 몸에 투지와 열이 나고, 가슴은 뛰고 흥분 되고...

그래서 **삼초의 불은 <교감 신경>을 조절**합니다.

인체의 혈액 순환을 빠르게 촉진하고 경락을 촉진하는 역할을 내부의 불인 삼초 경락이 합니다. 그런데 반대의 경우에도 삼초를 사용합니다. 가령 인체 발열이 심한 경우에 삼초 경락을 제어하여 진짜 불을 끄는 활용에 많이 사용해 왔습니다.

책 앞에서 삼초 경락을 설명하면서 아래처럼 말했습니다.

당신의 손발이 차갑다면 우선 삼초 경락을 이용해 볼 수 있습니다. 물론 특별한 병 같은 다른 원인이 있다면 소용이 없을 수 있습니다. 하지만 그냥 특별한 원인이 없는데도 평소에 늘 손발이 찬 사람이라면 도움이 됩니다. 특히 삼초경 활용법 중에 쉽게 활용할 수 있는 '양지'라는 혈(穴)자리가 있습니다.
양지(陽池) 라는 단어 자체가 양기를 모아두는 따뜻한 연못이라는 뜻입니다. 이 자리를 자극하면 따뜻한 불 에너지가 막 나온다는 의미입니다.

그러니 당신은 복잡하게 생각할 것 없이, 열이 날 때도 삼초, 열이 부족해도 삼초를 자극하면 좋습니다.

얼마나 좋습니까? 손에 <교감 신경>과 <부교감 신경>을 조절하는 열쇠가 있는 셈이니까요. 이것은 생명 현상을 가장 정밀하게 조절하는 열쇠입니다.

그것에다 심폐 기능 조절까지 모두 손에 있으니, 발은 명함도 못 내밀 정도입니다.

그러니 <맨발 걷기>만 할 것이 아니라 집에서 박수도 열심히 칩시다.

사실 손 박수 말고 발 박수도 있습니다. 매번 바깥에 나가 <맨발 걷기>를 하기는 쉽지 않으니 집에서 누워서 하는 발의 경락 관문을 여는 박수입니다. 마찬가지로 발바닥 경락의 관문의 **흡입력을 증가**시키는 겁니다. 부가적으로 얻는 물질적인 효과를 보면, 혈액 순환이나 하지 부종, 수족 냉증, 고관절 골반 건강, 정력 강화 등에도 좋습니다.

요령은 누워서 발바닥을 서로 마주치는 형태의 박수와 엄지발가락끼리 서로 닿게 하는 박수가 주로 쓰입니다.

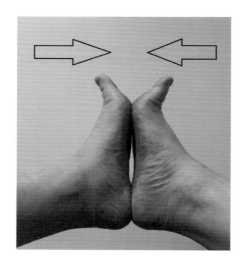

발바닥 박수입니다. 보통은 다리를 90도 들어서 발바닥끼리 마주치는 박수를 칩니다. 만약 힘들면 90도가 아니더라도 적당히 들어서 무릎을 굽혀서 치면 됩니다.

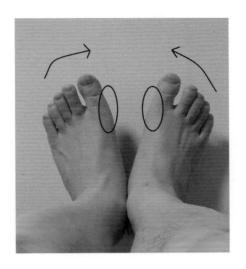

위 사진은 엄지발가락 박수입니다. 일명 <발끝 치기>라고도 합니다.

요령은 양발의 뒤꿈치를 붙인 채, 엄지발가락의 측면(원으로 표시된 부위)을 벌렸다가 서로 닿도록 발을 좌우로 회전하여 박수를 칩니다.

✅ 2차원 기를 조절하자.

앞의 1차원 기에서 맨발로 걷고 박수 치고 해서 기를 흡입하는 것을 말했습니다. 이것이 쏟아지는 기의 물량 공세라면 이번에는 경락의 혈자리들을 조합해서 기를 조절하는 단계입니다.

외부와 내부의 감각, 감정 에너지가 마구 엉키며 인체 내부에서 <한열, 조습, 압력>과 <오행의 운동성>이 시시각각 변합니다. 그러나 이것이 정상 범위를 넘어가지 않도록 평소에 <기의 **경락 시스템**>과 <인체 **물질 시스템**>이 조절하고 있습니다.

그럼에도 불구하고 우리는 살다보면 정상 범위를 벗어나서 질병에 걸립니다.

그러므로 질병 치료의 과정은 시스템을 원래 정상 범위로 복구시켜 주면 됩니다.

"선생님. **1차원 기**는 <u>**흡수하자**</u> 했는데, 왜 **2차원 기**는 흡수하자가 아니라 <u>**조절하자**</u>라고 하는가요?"

1차원 기와 2차원 기를 계속 언급하니, 아직도 감이 안 오는 분이 계실 겁니다. 지금쯤 어떤 분은 기의 크기가 다른 것을 상상하는 분도 계실 겁니다. 1차원 기가 콩알만 하다면 2차원 기는 축구공만 한 것처럼 말입니다. 그러나 그렇지 않습니다.

같은 기의 에너지 '블록(덩어리)'이지만 갖고 있는 정보만 다를 뿐입니다.

한 마디로 파장이 다릅니다. 1차원 기와 2차원 기의 차이는 무채색의 빛과 빨강, 파랑처럼 다양한 색상의 빛의 차이라 생각하면 됩니다.

2차원 기는 갖고 있는 특유의 정보가 있기 때문에 같은 정보의 기가 과하거나 모자라는 경우 인체에 들어와 그 경락의 불균형을 초래합니다.

<감각 에너지>는 인체 내부의 **<한열, 조습, 압력>의 변화**를 일으킨다고 했습니다. 예를 들어 열의 파장을 가진 기가 과잉이 되면, 당신은 기의 흡수보다 열의 과잉을 조절하는 것이 더 급선무입니다.

아이가 독감으로 고열이 나서 누워 있는데, 아이 엄마가 "밥 먹고 힘내라!"라고 할까요? 이랬다간 아이는 속으로 '우리 엄마는 날 주워 왔나 봐.'라고 생각할 지도 모릅니다. 당신이 부모라면 당연히 "해열제 먹고 쉬어!"라고 할 거 아닙니까? 그래서 **2차원 기는 흡수보다 균형 조절이 더 중요합니다.**

마찬가지로 감정 에너지는 오행의 운동성을 뒤흔들기 때문에 경락에서 균형을 조절해야 합니다. 이번 파트는 그것을 다스리는 방법입니다.

❶ 1레벨 - 무조건 신나게 손발을 만지고 두들기자.

1레벨은 한의학을 잘 모르는 사람들도 할 수 있는 기초 레벨입니다. 당신은 똑똑하기 때문에 2레벨도 바로 도전할 수 있다고 저는 생각하지만 그래도 1레벨부터 시작하겠습니다.

1레벨에 필요한 것은 오직 당신의 손과 아래의 사진 두 장입니다.

<맨발 걷기>는 적합한 장소로 이동하는 시간과 비용이 들지만, 이 방법은 당신이 있는 곳이 바로 치료 장소입니다. <두드리기>는 검지와 엄지를 모아서 가볍게 톡톡 두드립니다.

이 레벨은 심장이 나쁘면 심장이 표시된 손톱 모서리 부위를 두드립니다. 위가 나쁘면 발의 두 번째 발가락의 발톱 바깥 모서리를 두드립니다.

제가 사진에 표시한 것은 대부분 그 경락의 제일 끝 부분에 있는 혈 자리들입니다.

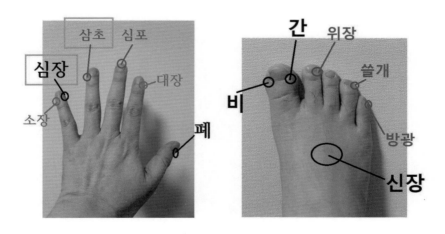

위의 그림에서 유일하게 손가락, 발가락의 끝 부분이 아닌 것이 신장 경락

입니다. <용천>이라는 혈 자리인데 사진은 발등에 표시를 했지만, 사실은 원 부위의 반대편 발바닥에 있습니다. 그러니 발바닥 가운데에서 오목한 곳을 찾아서 두드리면 됩니다.

사진의 혈자리를 두드리는 대신에 **손으로 문지르거나 꾹꾹 눌러주는 자극**도 괜찮습니다.

"선생님. 아까 2차원 기는 과잉하거나 모자라는 것이 문제라고 했는데 그걸 따로 조절하는 방법은 없습니까? 예를 들어 간의 기가 과잉하거나 모자라는 것에 차이가 없이 똑같이 그냥 두드리거나 누르면 되나요?"

하하. 초보에게 무엇을 바라겠습니까? 1레벨은 단순 무식하게 그냥 자극하는 것으로 만족해야 합니다. 사실 과잉과 부족의 상태라도 그 경락을 자극하는 것만으로도 경락 스스로 조절하는 힘이 어느 정도는 작동합니다. 물론 그 조절 효과가 충분하지는 못하지만, 안 하는 것보다는 훨씬 낫습니다. 추가로 1레벨의 보너스를 드리겠습니다.

하나가 부족하면 쌍으로 공격하는 겁니다. 일명 <커플 공략>.

목(木) : 간 - 쓸개

화(火) : 심장 - 소장

토(土) : 비(췌장) - 위

금(金) : 폐 - 대장

수(水) : 신장(콩팥) - 방광

간이 피곤하면 간의 경락과 쓸개 경락을 같이 두들기면 됩니다. 소화가 안되면 췌장과 위를 두들깁니다. 그런데 소화는 위와 췌장뿐만 아니라 소장, 대장도 연결되어 있으니 두드려야 할 곳이 많네요. 이럴 땐 "에라 모르겠다."하고 열 손가락 열 발가락 끝을 다 두들기는 것도 한 가지 방법입니다. 하하.

그리고 하나 빠진 게 있습니다.

삼초 – 심포

이것에 대해서는 <교감 신경>, <부교감 신경>편에서 말했습니다.

그런데 여간 똑똑한 사람이 아니면 매번 사진을 봐야 합니다. 아마 당신도 여기에 해당할 것으로 믿고, 당신을 위해 <유치한 암기법>을 또 보너스로 선물하겠습니다. 저는 마구 퍼주는 사람입니다. 하하.

손의 경락은 <커플끼리 최대한 모이는 성질>이 있습니다.

<심장과 소장>은 한 손가락에 있고, <삼초와 심포>, <대장과 폐>는 서로 이웃 손가락에 있습니다.

암기법.

<심장의 약속은 새끼손가락을 걸고 합니다.>

커플끼리 <사랑(심장)>의 약속을 하는 것을 떠올리면 됩니다. **사랑=하트= 심장**, 이건 다 아시죠?

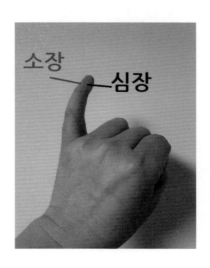

소장이 새끼손가락의 바깥인지, 심장이 바깥인지 헷갈리면 심장은 명치 중간, 가슴 깊숙이 있어서 안이라고 생각하면 됩니다.

심장과 소장의 사랑이 얼마나 강하면, 아예 한 몸으로 한 손가락에 위치합니다. 두 경락이 한 몸에 있는 현상은 손은 새끼손가락, 발은 엄지발가락으로 절묘한 대칭을 이룹니다.

폐와 대장.

사람에게 칭찬이나 아부를 할 때 당신은 아래의 손짓을 합니다.

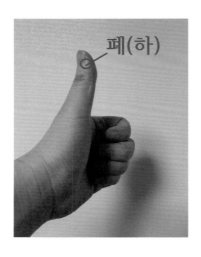

"**폐하. 최고이십니다.**"

간신이 <엄지 척>을 하며 아부하는 것을 떠올리면 됩니다. 폐와 대장은 최대한 붙어 있어서 <u>**<엄지>는 <폐>, <검지>는 <대장>**</u>입니다. 참고로 **대장은 권총 총구인 검지**에 있습니다.

그래서 손으로 권총 모양을 만들며 <대장 암살은 권총으로>라고 외우면 됩니다.

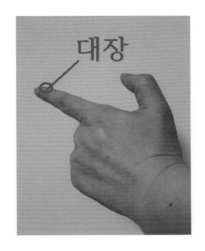

심포와 삼초.

마음 심뽀가 나쁜 사람에게 당신은 이 손짓을 할 수 있습니다.

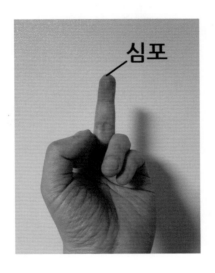

원래 심뽀라는 말이 심포에서 나왔다고 앞에서 말씀드렸습니다. 심뽀가
고약한 사람에게 뻑큐(fuck you)를 날리는 손짓을 떠올리면 심포 경락이 가운

데 손가락이라는 것을 알 겁니다.

삼초는 심포와 커플로 최대한 붙어 있어야 하는데 둘째, 아니면 넷째 손가락이겠지요? 둘째 검지는 이미 대장경이 위치하고 있으니, 당연히 **넷째 손가락이 삼초** 경락입니다.

이번엔 발의 경락을 외우겠습니다.

발의 경락은 커플끼리 계속 떨어지려고 합니다.

발은 안타깝게도 손짓처럼 동작으로 외울 수가 없습니다.

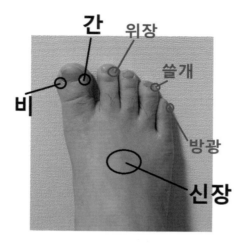

가운데는 오행에서 토(土)에 해당합니다. 그래서 양발을 모았을 때 인체 **가운데인 엄지발가락 안쪽이 토인 <비(췌장)>**입니다.

소화에는 <간>에서 나오는 소화효소가 필수이므로, **<간>이 비장 옆에 찰싹 붙어있습니다.**

다른 커플이 한 발가락에 들어와 있고 **원래 커플인 <위장>은 한 집 건너**

있습니다. 즉, **위장은 둘째 발가락**에 있습니다. 심지어 간의 커플인 <쓸개>는 세 집 건너 있습니다. 그래서 **넷째 발가락 외곽**에 있습니다.

심지어 **신장**은 **발 가운데**에서 극과극으로, 발 가장 외곽인 **새끼발가락 바깥에 방광**이 있습니다.

손은 커플끼리 최대한 모이고, 발은 커플끼리 최대한 멀어지는 사이다. 이것만 기억하시면 이 유치한 암기법으로 당신은 경락의 자리를 이미 다 외웠을 겁니다.

솔직히 이 암기법은 유치해서 책의 방향과는 다르기 때문에 뺄까 넣을까 고심하다가 넣었습니다. 누군가는 이런 암기법을 이용해 쉽게 손과 발을 두들길 수 있겠다 싶어서입니다.

❷ 2레벨 - 허실을 알고 손발을 만지고 두들기자.

한의학에서 치료의 기본은 허실(虛實)을 아는 겁니다.

<허한 것>은 **<에너지가 부족한 것>**, **<실한 것>**은 **<에너지가 과잉된 것>**입니다. 이것을 조금 고급스럽게 말하면 **<기능 저하>**, **<기능 항진>**이라고도 합니다.

예를 들어서 평소에 소화력이 떨어지는 것은 비, 위 경락의 에너지가 부족한 것으로 <허증>입니다. 그러나 급하게 먹어서 체하거나, 과식을 해서 체했을 때는 에너지가 과잉된 것으로 <실증>입니다.

일반적으로 힘이 없고 기능이 저하된 것은 허증입니다.

실증은 엔진이 과열된 상태를 떠올리세요. 과민한 상태, 또는 장부가 너무 무리하게 작업을 하는 상태 모두 여기에 해당합니다. 염증, 발열, 불면, 알러지 증상들은 대부분 실증입니다.

허실을 알기 전의 1레벨에서는 문제 있는 장부의 경락만 공략했습니다.

그 다음 2레벨의 치료로 허, 실을 추가합니다.

허한 증상에는 그것을 생산하는 장부를 같이 자극합니다.

실한 증상에는 그것을 억제하는 장부를 같이 자극합니다.

지금 당신에게 필요한 것은 이 도형입니다.

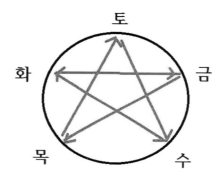

위의 도형을 기억하세요? 바로 오행의 상생, 상극 그림입니다.

상생은 <목>, <화>, <토>, <금>, <수> 순서대로입니다.

그림에서 보면 자기 장부의 바로 한 칸 앞입니다. <토>의 장부가 문제 있으면, 한 칸 앞 <화>의 장부를 같이 자극합니다.

상극은 <목>, <토>, <수>, <화>, <금> 순서대로입니다.

그림에서 보면 자기 장부의 바로 두 칸 앞입니다. <토>의 장부가 문제 있으면, 두 칸 앞 <목>의 장부를 같이 자극합니다.

자. 이번엔 응용문제입니다.

<당신이 스트레스를 많이 받아서 머리가 지끈지끈 아픕니다.> 어떻게 해야 할까요?

밑의 해답을 보기 전에 잠시 생각을 해보세요. 만약 맞추시면 당신은 상당히 똑똑한 사람입니다.

> **정답**
>
> 스트레스는 간이 풀기 때문에 간이 일차 목표입니다. 아까 말한 과열, 과민 상태입니다. 그래서 간이 실한 증세입니다. 그러니 〈간〉의 두 칸 앞 〈폐〉의 경락까지 공략합니다.

이 원리에 1레벨에 적용한 <커플 공략>도 유효합니다. 즉 상생, 상극에 해당하는 장부의 커플까지 같이 공략합니다.

축하드립니다.

당신이 만약 오행의 상생, 상극을 알고 허실을 응용하는 레벨이 된다면, <방구석 전문가>의 수준은 됩니다. 친구에게 자랑하셔도 좋습니다. 하하.

❸ 3레벨 - 경락 코딩을 알고, 손발을 만지고 두들기자.

"에~엑? 코.... 코딩요? 혹시 프로그램 만드는 코딩 말하는 건가요? 설마 겨우 손가락 지압하는 데에도 코딩씩이나 알아야 하나요?" – 복잡한 것 싫어하는 어느 고딩.

코딩이라는 단어는 요즘 젊은 세대에겐 아주 익숙한 단어입니다.

우리가 컴퓨터에게 명령을 내릴 때, 사람의 말로 하면 못 알아듣습니다. 컴퓨터의 언어로 바꿔서 명령을 내려야 합니다. 그것을 <컴퓨터 명령어>라고 합니다.

그런데 이 명령어는 보통 세트로 묶어서 하나의 블록(덩어리)를 형성합니다. 이 블록을 적당히 조합해서 컴퓨터 프로그램이나 핸드폰 어플을 만드는 것을 코딩이라고 부릅니다.

그렇다면 경락의 언어는 어떤 것이 있을까요?

기본적으로 각 경락마다 오행의 버튼이 또 있습니다.

예를 들어 심장 경락이면 오행으로 봐서, 화(火)의 경락입니다. 그런데 자체적으로 또 오행의 혈들이 있습니다. 그러니까 <화>의 경락에도 <목>, <화>, <토>, <금>, <수>. 이렇게 다섯 가지 성질의 혈 자리들이 있다는 겁니다.

12경락마다 오행의 혈이 있으니, 단순히 계산해 봐도 12곱하기5로 60개의 혈이 있습니다.

이것을 <오수혈>이라고 합니다.

"아. 앞에서 들어본 혈입니다. 그게 뭐였더라?"

기억력 나쁜 분을 위해, 앞부분의 내용을 조금만 가져와 보겠습니다.

경락마다 오행의 버튼이 있는데 이는 강력하게 경락의 에너지를 조절할 수 있습니다. 이 오행의 혈자리를 한의학에서는 '오수혈(五腧穴)'이라고 부릅니다.

이 강력한 에너지의 오수혈은 경락에서 머리나 몸통에 있지 않고, 모두 손과 발에 있습니다. 아까 말한 것처럼 1레벨 에너지 궤도에만 존재합니다.

정확한 1레벨은 사실 팔꿈치로 엎드려서 기는 자세로 그림처럼 손은 팔꿈치까지, 발은 무릎까지입니다. 그래서 오수혈은 모두 손~팔꿈치, 발~무릎 사이에 존재합니다.

오수혈은 아래 표와 같습니다. 만약 당신이 인터넷 검색을 하면 진짜 오수혈 표를 볼 수 있는데 진짜 오수혈 표는 숫자 대신 혈자리 이름으로 나와 있습니다. 예를 들어 <26>은 <용천>입니다. 일반인인 당신이 오수혈 이름까지 일일이 알 필요가 없기 때문에, 설명하기 쉽게 숫자로 표현했습니다.

		목	화	토	금	수
음경	수태음 폐경	1	2	3	4	5
	수궐음 심포경	6	7	8	9	10
	수소음 심경	11	12	13	14	15
	족태음 비경	16	17	18	19	20
	족궐음 간경	21	22	23	24	25
	족소음 신경	26	27	28	29	30
		금	수	목	화	토
양경	수양명 대장경	31	32	33	34	35
	수소양 삼초경	36	37	38	39	40
	수태양 소장경	41	42	43	44	45
	족양명 위경	46	47	48	49	50
	족소양 담경	51	52	53	54	55
	족태양 방광경	56	57	58	59	60

이제 이것들을 블록으로 묶어서 치료를 합니다.

<31+, 51->

이렇게 표현한다면 31번 혈은 보강하고, 51번 혈은 억제한다는 뜻입니다.

특별한 효과를 얻기 위해서, 침법은 이런 블록(덩어리)를 조합해서 사용합니다.

<31-, 51-> <44+, 54+> <31-, 51-> <8+, 33->

이런 식으로 블록을 이어가며 경락의 조절을 합니다. 블록마다 생기는 <특

정 효능 신호>가 일종의 <한 단어의 명령어>인 셈입니다.

결국 **침법은 어떤 원리를 이용해서 경락에 명령을 내리는 행위**입니다. 물론 이런 배합은 꼭 오수혈만 하는 것이 아닙니다. 침 이론의 관점에 따라서 여러 혈을 배합하고, 한번만 놓기도 하고 반복하여 놓기도 합니다. 사암 침법, 8체질 침법 등등 당신이 시중에서 어떤 침법을 들었다면 모두 이런 원리로 치료하는 방법입니다.

<31-, 51-> <44+, 54+> <31-, 51-> <8+, 33->

이걸 보면, 코딩과 참으로 유사하지 않습니까?

경락은 우리 인체의 무의식 시스템입니다. 이것에게 사람의 말이 잘 통하지 않습니다. 컴퓨터에게 컴퓨터 언어로 명령을 내리듯, 무의식의 경락 시스템에게는 혈의 배합으로 명령을 내립니다. 물론 침의 효과는 앞서 말한 인체의 흐름을 유발하는 것이 1차적입니다. 그 흐름에서 결국 정신 파동의 신호가 생기는데, 이는 컴퓨터 전기 신호와 비견할 만 합니다.

침 자극 → 흐름 유발 (1차 효과) **→ 경락 신호** (2차 효과)

경락 신호가 의미 있는 명령어 조합이 되는 순간, 경락은 명령대로 강하게 반응합니다.

"아! 선생님. 이렇게 어려운 것을 제가 어떻게 합니까? 경락 코딩을 해서 손과 발을 두들기라고요? 절대 못 할 것 같습니다."

맞습니다. 당연히 못 합니다. 그래서 전문가가 필요한 겁니다.

전문가인 한의사도 특정 환자에게는 어떤 관점의 침법을 놓아야 할 지 매우 고심하여 선택을 합니다. 그런데도 막상 침을 놓고 나서는, 다음에는 다른 선택을 해야겠다고 후회할 정도로 선택의 난이도가 높습니다.

결론적으로 3레벨은 일반인인 당신이 결코 가지 못 할 영역입니다. 그 효과를 얻고 싶으면 전문가인 한의사에게 찾아가 치료를 받는 것이 최선의 선택입니다.

"흥! 제가 결코 하지 못 하는 걸, 왜 책에 썼습니까? 누구 놀리는 것도 아니고."

설마 그럴 리가요. 다 이유가 있습니다.

경락 코딩은 당신이 결코 할 수가 없지만, 하나 깨닫는 것이 있을 겁니다.

침법은 침이라는 도구를 통해 무의식의 경락 시스템에 명령을 내리는 행위라고 했습니다.

그런 관점에서 생각해보면, 당신도 할 수 있는 것이 있습니다.

손가락으로 손, 발의 혈자리를 두들길 때 <무의식에 대고 명령을 내리는 것>입니다.

예를 들어 소화가 안 되어서 비, 위 경락의 손발을 두들길 때 그냥 생각 없이 두드리지 말라는 겁니다. 당신의 무의식에 명령을 내리면서 두들기세요.

경락 코딩의 명령으로 놓은 침술의 효과를 따라갈 수는 없지만, 그래도 명령을 아예 안하는 것보다는 훨씬 효과적입니다.

"소화가 된다."

이런 식으로 말을 중얼거리면서 두들길 수도 있습니다. 또는 "위장의 혈이 뚫린다."라고 해도 좋습니다. 더 전문적인 지식을 가졌다면 "위장의 혈을 사

(瀉)한다."라고 말하면서 두들겨도 좋습니다.

당신은 이로써 3레벨을 일부 응용하는 두들기기를 하는 셈입니다.

그리고 오수혈을 당신이 공부하긴 어렵습니다. 그냥 손(손가락에서 팔꿈치)과 발(발가락에서 무릎)의 영역에서 굳은 곳과 아픈 곳을 찾아 몽땅 두들겨도 효험이 있습니다.

단! **마음으로 간절하고 강력하게 명령**을 하는 것이 반드시 병행되어야 합니다.

손과 발을 열심히 두드리면 암 같은 난치병 회복에도 좋은 작용을 합니다. 굳이 <맨발 걷기>만 훌륭한 건강법이 아닙니다. 집에서 꾸준히 하는 당신의 노력도 하늘을 감동 시킬 수 있습니다.

이것으로 경락 활용의 정수를 당신이 깨달았습니다.

생명력의 스위치

· 두 번째 스위치 ·

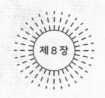

생명력의 스위치

두 번째 스위치

두 번째 생명력 시스템은 인체의 **<뇌척추 시스템>**입니다.

"선생님. 당연한 것 아닙니까? 사람한테 뇌만큼 중요한 것이 어디 있을까요?"

맞습니다. 사람이 머리 없이 살 수는 없고, 척추도 손상을 입으면 하반신 마비, 전신 마비가 되기도 하니까요.

뇌신경이 척추를 통해 온 몸을 통제한다는 것은 누구나 아는 사실입니다.

저는 이런 **물리적인 신경 시스템**을 말하려는 것이 결코 아닙니다.

신경 시스템 너머에 있는 근원의 힘을 말하고자 합니다.

사람의 인체와 생명력은 결코 물질로만 이루어진 것이 아닌데, 물질적인 영역에서 가장 중요한 역할을 하는 신경 시스템은 정신적인 영역에도 가장 중요한 역할을 합니다.

이 시스템이 지닌 힘의 신비함과 강력함은 앞서 말한 경락에 못지않습니다. 오히려 더 강력한 생명력의 근원이라 할 수 있습니다.

이 신비로운 힘은 우주에서 생명이 생겨난 근원과도 연결되어 있습니다.

"생각이 현실을 창조한다." 또는 "생각이 미래를 창조한다."

이런 이야기를 들어봤을 겁니다. 긍정적으로 살자는 뜻으로 주로 씁니다.

그런데 이 말을 글자 그대로 해석해서 **<생각이 현실도 바꾸고 미래도 바꾸는 신비한 힘을 지녔다>**고 말하면 많은 이가 비웃을 겁니다. 어떤 이는 미신, 과대망상, 비과학적이라고 말할 겁니다.

그런데도 한 걸음 더 나아가서 제가 다음과 같이 말하면 그들은 어떻게 생각할까요?

"생각이 물질을 창조한다."

생각이 물질을 창조한다? 그렇다면 생각만 해도 눈앞에 맛있는 빵이 생기는 게 가능하다는 주장일까요?

하하. 그럴 리가 있겠습니까? 그건 판타지 영화의 마법사들이나 가능하고, 우주를 창조한 신이나 가능한 일이겠죠?

생각은 물질의 설계도입니다.

생각을 하면 그것은 그에 해당하는 물질을 끌어들이는 힘을 지닙니다. 강력한 자석처럼 물질을 끌어들이는 이 신비한 힘은 물질 측정 장치에는 탐지되지 않지만, 미래를 창조하는 변수가 됩니다.

당신이 산소를 생각을 한다고 해서 그 즉시 당신 앞에 산소가 창조되지는 않습니다.

다만 그 공간에 산소를 끌어들이는 미약한 흡인력이 생깁니다.

이것을 정확히 표현하면 **<하나의 인과 관계가 생기는 것>**입니다.

불교에서 말하는 업이나 인연이라는 것도 이러한 에너지 법칙에 대해 이야기한 것입니다.

그러나 정신이 물질을 끌어들이는 힘은 대부분 미약해서 물질 간에 작용하는 힘을 절대로 이길 수가 없습니다. 그 말은 떨어지는 볼펜을 보고 "멈춰!"라고 아무리 생각해도 떨어지려는 중력을 절대 이길 수가 없다는 겁니다.

그렇다면 생각이 물질을 끌어들이는 힘은 없는 것과 같은 걸까요?

그건 아닙니다. 이 힘이 중첩되다보면 언젠가는 물질에 변수를 주기 때문입니다.

이 책에서 우주 법칙을 설명하려면 끝이 없기 때문에, 이렇게 간단히만 설명하고 넘어가겠습니다.

이 책을 보는 당신이 만약 환자라면, 그 질병이나 현재의 몸 상태 또한 이 인과 관계의 힘이 작용한 것일 수 있습니다. 이것을 보통 우주의 **<보이지 않는 힘>** 또는 **<업>** 또는 **<운>**이라고 표현합니다.

그래서 제가 책 앞부분에서 수명에 대해서 다음과 같이 적었습니다. 기억나십니까?

> 수명 = 인간의 내면 에너지 + 보이지 않는 힘

만약 운이, 보이지 않는 힘이 당신의 수명을 올해 끝내고자 한다면 당신은 올해에 그냥 죽어야 할까요?

결코 아닙니다. 제가 앞의 책, 더 룰에서도 말씀드렸지만 인간의 운명은 절대 미리 정해져 있지 않습니다. 다만 확률로 펼쳐질 뿐입니다.

신이 미리 미래를 다 정한다면 당신에게 왜 자유의지를 주었겠습니까?

그 말은 어떤 인과관계가 운으로 보이지 않는 힘으로 작용해서 당신이 죽음의 위기에 처했다고 하더라도 그것을 벗어날 경우의 수나 확률 또한 존재한다는 것입니다.

그리고 그 확률을 더 강력하게 높일 수 있는 것은 당신의 내면 에너지입니다.

어떤 환자가 생존율 2%미만의 아주 위험한 암에 걸렸다고 합시다. 그 말에 대부분의 사람은 절망에 빠질 것입니다. 100명에 최소 98명은 죽는다는 말이니까요. 그러나 이걸 글자 그대로 해석해보면 생존하는 사람이 100명에 1, 2명은 있는 암이라는 말입니다.

그 환자가 내면에 에너지를 키우게 되면 그 100명에 한 명이 자신이 될 수도 있습니다.

그러나 실제로는 이 정도 확률만 되어도 대부분의 사람은 희망은 눈에 안 들어오고 죽음만 눈에 들어올 겁니다. 그런데 이제 생존 확률을 아주 극악으로 만들어 보겠습니다.

8백만분의 1.

한국의 로또 1등에 당첨될 확률입니다. 테러리스트가 당신을 인질로 잡아서 이번 주 한국 로또에 당첨되는 경우에만 살려주기로 결정합니다. 그리고 당신은 손을 벌벌 떨면서 번호 6개를 적습니다.

숫자 1~45까지 번호 중에서 6개를 적은 단 한 줄.

과연 당신이 이 번호 6개로 이번 주에 무사히 살 수 있을까요?

정말 희박합니다. 로또 당첨될 확률은 당신이 길을 가다가 벼락을 맞을 확률보다 더 어려운 확률입니다.

생각해보면 당신이 매주 로또를 10장씩 사더라도 평생 당첨 못 될 것 같지 않습니까? 그러니 인질로 잡혀서 딱 한 줄 로또를 샀다고 해서 그게 당첨되는 기적이 벌어질 리가 없지 않습니까?

그러나 현실에서 누군가는 이번 주에도 로또 1등 당첨의 행운을 획득하고 있습니다. 심지어 매주 거의 10명에 가까운 사람이 당첨되고 있습니다.

이처럼 생존 확률이 8백만분의 1이라고 해도 누군가는 생존한다는 겁니다.

그러니 **당신은 항상** 당신이 주인공이 되는 목표**에만 집중**하셔야 합니다.

수명은 주위에서 주어지는 '보이지 않는 힘'보다 당신의 '내면 에너지'에 더 좌우되기 때문입니다.

게다가 당신은 "8백만분의 1의 희박한 생존 확률? 흥. 우습구나."라고 큰 소리 치는 초 긍정적인 마음을 지니셔도 됩니다.

왜냐하면 **당신은 신이 축복한 존재**이기 때문입니다.

무려 100억 분의 1

이것이 당신이 인간으로 태어나기 위해 뚫어야 했던 확률입니다. 정자와 난자가 만나서 사람이 형성되기까지 그 치열하고 희박한 경쟁률이 1백억 분의 1이었다는 것을 앞의 책 <더룰 리치편>에서 말씀드렸었습니다.

지금 지구의 총 인구가 80억 정도입니다.

그러니 지구의 모든 사람들 중에 단 한 명만 뽑아 1조 원의 돈을 준다고 했을 때 당신이 당첨되는 확률이 80억분의 1입니다. 그러나 당신은 이보다 더 희박하고 희박한 확률의 행운을 잡아 사람으로 태어났습니다. 이는 결코 신의 축복 없이는 즉, 우주의 인과관계가 작용하는 축복 없이는 성취하기 힘든 행운이었습니다.

당신은 이것을 주목하고 집중해야 합니다.

상당히 불가능해 보이는 확률이라도 결코 두려워할 필요 없습니다. 당신은 그 이상의 축복을 받아서 이 세상에 태어났다는 점을 꼭 기억하시기 바랍니다.

그러니 이 세상 어떠한 질병이나 사고 또는 불행의 상황에서도 당신은 벗**어날 확률에만 몰입**하시면 됩니다. **그래야만 당신이 그 주도권을 쥐고 행운을 끌어들일 수 있기 때문입니다.**

설혹 그것이 로또 1등에 당첨되어야만 살 수 있는 정도의 8백만분의 1의 생존율일지라도 말입니다.

그러나 세상에는 그런 불가능한 확률의 질병은 거의 없습니다. 아마 지금 책을 보고 있는 당신은 그런 질병과는 거리가 먼 삶을 살고 계실 겁니다.

그러니 얼마나 좋습니까? 단지 더 건강하고 더 젊게 사는 것이 목표라면 달성하기가 훨씬 쉽지 않겠습니까?

다시 말하지만 당신은 무한한 가능성과 다양한 역전의 경우의 수를 누릴 수 있는 축복받은 존재입니다. 어떠한 경우에도 당신이 빠져나갈 구멍은 어딘가에 반드시 있을 겁니다.

이제 본론으로 돌아가겠습니다.

수명 = 인간의 내면 에너지 + 보이지 않는 힘

여기에서 인간의 내면 에너지는 인간의 정신 에너지와 물질 에너지입니다.

(인간의 내면 에너지 = 인간의 정신 에너지 + 물질 에너지)

물질 에너지는 당신의 육체 상태입니다. 당신이 건강 검진을 하면 이것만 봅니다. "혈액 검사에 혈당이 어떻고, 지방 콜레스테롤 수치가 어떻고... 혈압은 정상이고 그래서 건강하다." 이런 검사 결과를 받아들면 당신은 정말로 문제가 없다고 여기곤 합니다.

현대 의학과 건강법은 늘 눈에 보이는 육체의 상태에만 집중되어 있습니다.

오직 건강한 육체.

이것이 본인의 수명과 직결되고 있다고 여깁니다.

머리를 심하게 다치거나 또는 치매로 일상생활이 불가능할 정도가 아니면 정신 능력에 대해서는 특별히 관심을 두는 사람은 없습니다.

그러나 실제로는 수명에 정신 에너지가 차지하는 비중이 매우 큽니다.

그렇다면 정신 에너지는 무엇일까요?

"정신 에너지라면 염력?"

이렇게 생각하는 분은 책 앞부분을 제대로 안보셨거나 기억력이 금붕어 수준인 분입니다. 하하. 흔히 금붕어는 3초만 지나면 까먹는다고 알려져 있습니다. 하지만 실험 결과, 금붕어 기억력은 몇 개월 간다고 하니 잘못된 속설입니다.

아무튼 염력일 리가 있겠습니까? 아래 설명을 보시죠. 책 앞부분 내용도 다시 적을 테니 정신에 대한 강의는 그걸로 마무리하겠습니다.

*

모든 생각은 뇌파를 발생시킵니다.

당신의 뇌를 측정해보면 뇌파가 계속 발생하고 있습니다.

뇌파는 물질적인 파장이기에 당신 몸 바깥을 벗어날 수는 없습니다. 기껏해야 당신의 몸을 움직이는 정도지, 인체 바깥에는 영향을 못 끼칩니다. 이것

126

은 오직 물질에만 초점을 맞춘 관점입니다.

물질적 뇌파가 생길 때 사실 비물질적인 파동도 같이 발산됩니다. 이 파동은 공간을 뛰어넘어 연결되며, 특별한 힘을 지니고 있습니다.

아까 말했듯이 모든 생각은 강력한 자석처럼 물질을 끌어들이는 힘을 지닙니다. 그래서 생각을 물질의 설계도라고 했습니다.

"어? 제가 아까 담배 피고 싶다는 생각을 했는데 그렇게 잠깐 하는 생각도 에너지를 갖는다는 말인가요? 그리고 담배 피고 싶다는 생각조차 제 수명에도 악영향을 끼치고요? 그건 지나친 비약 같은데요?"

하긴 사람의 생각은 하루에도 수 만 번 넘게 쓸데없는 잡념을 갖습니다. 그러니 그런 생각이 에너지를 갖는다는 주장이 허무맹랑하게 들릴 수도 있습니다.

이 의문점에 사실 생각의 에너지와 관련된 중요한 본질이 담겨 있습니다.

잠깐의 잡념 따위의 에너지는 거의 제로에 가깝습니다. 만약 모든 생각이 다 강력한 에너지를 가져서 실제로 이뤄진다면 세상이 얼마나 엉망이 되겠습니까?

지구의 인구가 80억입니다. 그런데 어느 날 세상에 열 받은 어느 미친 놈 한 명이 "이 따위 지구는 망해버려라."라고 욕하는 순간 우리 지구는 종말을 맞이할 테니까요.

<더룰 리치편>에도 이러한 원리에 대해서는 설명 드렸습니다. 우리가 생각하는 잡념의 대부분은 안전박스 안에 갇힌 힘없는 파동이라고 했습니다. 일상생활에서 우리가 갖는 생각의 뇌파는 베타파이며, 그것보다 낮은 알파파, 세타파, 또는 높은 감마파 영역의 레벨에서 뭔가 변화가 일어난다고 했습니다.

파동의 레벨에 따라서 갖는 에너지가 달라집니다.

당신이 입으로 내뱉은 소리도 음파이고 기계가 발산하는 것도 같은 음파이지만, 그 파동의 세기에 따라서 초음파는 당신 몸속 깊숙이 뚫고 들어가서 상태를 파악할 수도 있습니다. 음파 속도가 무척 빨라진 체외충격파는 당신 몸속의 돌도 부숩니다.

이처럼 음파의 파장이 달라지면, 에너지의 세기와 특성도 바뀝니다.

생각도 마찬가지입니다.

생각 파장이 **어느 레벨**에 있느냐, 또는 **구조화**가 되느냐에 따라서 달라집니다.

"구조화? 파장의 레벨은 이해가 가는데요? 구조화는 뭔가요?"

구조화에 대해선 책 앞부분의 내용을 보여드리겠습니다.

당신의 눈에 보이지도 않는 작은 먼지(입자)들이 뭉쳐서 당신의 육체를 만들었습니다.

먼 훗날 당신이 죽어서 육체가 사라지더라도 결코 그 재료는 이 우주에서 사라지지 않습니다. 다만 흩어질 뿐입니다.

우리 눈앞에서 사라진 것은 그 재료들이 만들었던 '조합'입니다.

예를 들어 탄소 1번은 어느 좌표에 있고 산소 2번은 그 옆의 좌표에 있고, 이렇게 원자 몇 천억 개(이보다 많음)가 딱 그 위치에 '조합'이 되면 언제라도 다시 '당신의 형상'이 됩니다.

(당신의 영혼도 마찬가지입니다. 정신의 재료들이 특정 조합을 이루어서 당신의 영혼을 형성하고 있습니다.)

쉽게 말하면 구조화는 특정 조합을 이루는 것입니다.

구조화 = 특별한 조합.

이게 이해가 안 된다면 더 쉽게 설명 드리겠습니다.

예를 들어 당신이 염력 초능력자입니다. 염력으로 벽돌 십 만개를 공중 높이 띄웠다가 떨어트립니다. 와르르. 벽돌은 아무렇게나 엉망진창으로 바닥에 쌓입니다. 이 벽돌더미는 무질서한 형상에 불과합니다. 말 그대로 질서가 없는 형상이기 때문에 어떤 새로운 기능도 생기지 않습니다.

이번에는 당신이 '닥터 스트레인지'같은 마법사가 되었습니다. 주문을 외워서 벽돌 십 만개를 공중에 띄웠다가 바닥으로 떨어트립니다. 이 벽돌들은 떨어지며 서로가 연결되어서 대형 주택의 모양을 만듭니다. 어떤 질서를 가진 형상입니다. 즉, **질서가 존재하는 특별한 구조**를 이뤘습니다. 집이라는 기능을 지닌 구조입니다.

이것을 구조화가 되었다고 말합니다.

<어떤 질서를 통한 연결로 시스템이 되는 것>이 구조화입니다.

크게 보면 당신의 영혼도 정신에너지가 모여 구조화가 된 것입니다.

그리고 작게는 그 영혼 안에 무수히 많은 프로그램화된 생각들이 있습니다. 프로그램화된 것도 구조화가 된 것입니다.

'나는 부자가 된다!'

이런 생각을 당신이 한다고 칩시다. 이것이 아무리 당신이 원하는 생각이라고 해도 한번 잡념처럼 나타났다가 사라지기를 반복하면 아무런 효과가 없습니다.

현실의 물질들끼리 작용하는 힘에 비해, 끌어들이는 에너지가 너무나 미약하기 때문입니다.

그러나 이 생각이 어떤 특정한 형태로 무의식에 자리 잡게 되면, 훨씬 강력한 에너지의 파장을 내게 됩니다. **인과 관계를 형성하는 힘을 가진 이것을 프로그램화 된 생각**이라고 말합니다.

프로그램화가 되었다는 것은 무의식에 **<어떤 생각들이 엉켜서>, 사라지지 않고 계속 파동을 낸다**는 것으로 그 좋은 예가 '트라우마'가 있습니다.

또 어떤 생각들은 큰 의미가 없는 사소한 생각인데도 무의식에 자리 잡아서 사라지지 않고, 당신이 의식하지 못 하는 동안에도 계속 반복되기도 합니다. 어쨌든 이런 프로그램화 된 생각들은 찾아내서 제거하지 않는 한, 저절로 없어지지 않습니다.

무의식의 프로그램 중에 어떤 것은 지금 당신이 가진 질병의 원인이 되기도 하고, 당신 인생에 고난을 불러오는 인과관계의 힘을 지니기도 합니다.

물론 프로그램화 된 생각이라고 해서 모두 현실화되는 것은 절대로 아닙니다. 다만 흩어지는 잡념에 비해, 보다 더 강력하게 끌어들이는 힘을 지닙니다. 그래서 그것이 미래의 확률을 바꿀 수 있다는 겁니다.

당신의 컴퓨터에 아무런 프로그램이 깔려 있지 않으면 빈 깡통이나 다름이 없습니다. 컴퓨터에 당신이 필요한 프로그램을 깔아야만, 컴퓨터는 당신이 필요한 일을 할 수가 있습니다.

우리의 영혼 밑바닥에 있는 무의식도 마찬가지입니다. 생각의 프로그램들이 무수히 깔려서 작동을 합니다. 이 때 당신이 원하는 미래가 있다면 당신 **스스로 원하는 프로그램을 만들어 채워서 미래에 변수를 줄 수가 있습니다.**

좋은 프로그램이 많이 깔린 컴퓨터가 제 몫을 하듯 좋은 생각 프로그램이 많이 깔린 사람이 자기 원하는 인생 방향으로 좀 더 쉽게 가는 겁니다.

무의식에 프로그램을 만드는 방법은 앞의 책에서 설명했습니다.

어쨌든 우리의 정신은 에너지를 받고 내보내고 하면서 우주와 연결되어 존재합니다.

여기에서 **<내보내는 것>**은 **<생각이 에너지를 발산하는 현상>**을 말합니다. 그렇다면 **<받아들이는 것>**은 어떻게 될까요?

우리의 정신(精神)은 사실 두 가지 에너지를 받고 있습니다.

바로 정(精)과 신(神)입니다.

"네? 정과 신? <정신>은 <정>과 <신>이다? 이거 말장난인가요?"

아닙니다. 정말로 정신은 정(精)과 신(神)의 두 가지 에너지를 받고 있습니다.

그래서 한자 문화권에서 마음이나 의식의 영역을 정(精)과 신(神)의 합성어인 정신으로 사용하고 있습니다.

정(精)은 정신의 하위 차원에서 올라오는 에너지이며, 신(神)은 정신의 상위 차원에서 내려오는 에너지입니다.

"정신의 하위 차원? 상위 차원? 점점 더 어려워지는 것 같습니다. 선생님."

아뇨. 전혀 어렵지 않고 간단합니다.

우리 우주를 먼저 살펴보세요. 물질 에너지가 우리 세상에 나타날 때에도 보통 상대적인 구별이 생겨 나타납니다. 그것을 동양철학에서는 음양(陰陽)이라고 부릅니다.

전기도 <+>와 <->의 두 가지 구별되는 에너지로 나타나며, 자력도 N극과

S극으로 나타납니다. 같은 극끼리는 밀어냅니다. 원자에도 원자핵과 전자는 +와 -로 구별됩니다. 그리고 원자핵에도 두 가지 힘이 작용하는데 서로 끄는 힘과 밀어내는 힘인 이 힘은 <강한 핵력>과 <약한 핵력>으로 불립니다.

심지어 물질의 가장 기본 재료인 '입자'도 '반입자'라는 것이 존재합니다. 그리고 그것들이 서로 만나는 순간 +와 -가 합쳐져서 0이 되는 것처럼 둘 다 소멸한다고 합니다.

이렇게 물질처럼 정신도 우리 차원에서 음과 양 두 가지로 나뉩니다.

그것이 정(精)과 신(神)의 개념입니다. 참고로 정은 <->에너지고, 신은 <+> 에너지입니다.

"도대체 정(精)이라는 것은 어떤 개념인가요?"

'정'은 한의학이나 동양철학에서 사용되지만 애매모호한 개념입니다. 왜냐 하면 옛날 현자들도 정확한 현상을 모르고 대충 짐작해서 만든 용어이기 때 문입니다.

이 애매모호한 단어의 설명은 정력(精力)에서부터 시작하겠습니다.

물론 정력의 뜻은 아실 겁니다.

"아이고. 선생님. 그거 누가 몰라요? 남자의 힘이잖아요? 우리 남편만 없 는 힘. 호호호. 생각만 해도 눈물 나네요. 독수공방한지가 몇 년째인지 기억 도 안 나서."

네. 정력은 밤에 필요한 남자의 힘. 남자의 성기능을 말합니다. 그렇다면 정액(精液)은요?

"아이고. 갈수록 야해지네요. 좋은 현상입니다. 정액? 그건 남자 고추에서 나오는 거..."

네. 일반적으로 정액은 남자 성기에서 나오는 액체를 지칭합니다.

그러니 정(精)은 정자와 관련된 용어일까요?

아닙니다. 사전에는 정(精)은 **<천지 만물을 생성하는 원천이 되는 기운>**이라고 나옵니다.

옛날에는 현미경이 없었습니다. 그러니 정액 속에 든 정체가 정자라는 것을 알지 못 했습니다. 그런데 옛날 사람이 보기에, 사람이나 동물이나 할 것 없이 수컷의 액체만 들어가면 새로운 생명이 탄생하니 그 얼마나 놀라운 액체입니까?

입가에 흐르는 침이나 콧물, 눈물 등등 다른 체액은 결코 애를 만들지 못하는데 유독 정액만 애를 만드니, 그 속에는 뭔지 몰라도 생명이 탄생하는 힘이 있다고 여기게 됩니다.

그러다가 그 개념이 확장됩니다. 정액뿐만 아니라, 인체의 전체에도 사람이 평생 생명력을 유지하도록 하는 '생명이 탄생하는 힘'이 있는데 이것을 정이라고 부르게 됩니다.

그래서 생긴 개념이 한의학과 도교의 **'정기신(精氣神)'** 개념입니다.

"네? '정 귀신'이요?"

일반인들에게 너무나 생소한 이 용어는 한의학이나 동의보감에서는 기본적인 단어입니다. 그 뜻은 곧 알게 됩니다. 어쨌든 정 이야기를 계속하겠습니다.

동양의 현자들이 명상을 하고 우주의 법칙을 관찰하면서 물질로부터 정신의 영역을 발견합니다. 만물 모든 물질에 있는 비물질적 영역. 이것이 물질의 근본 재료가 된다고 보게 됩니다.

그리고 이를 '정(精)'이라고 불렀습니다. 또는 '기'라고도 불렀습니다. 그래서 합쳐서 '정기(精氣)'라고도 불렀습니다.

흔히 산에서 정기를 받는다는 표현을 합니다.

"백두산의 정기를 받는다."

사전에 정기(精氣)는 <천지 만물을 생성하는 원천이 되는 기운>이라고 나옵니다. 이는 아까 정(精)은 **<천지 만물을 생성하는 원천이 되는 기운>**이라고 한 것과 똑같지 않습니까?

결국 '정기'라는 단어는 '정'과 동일한 용어입니다.

그리고 '기(氣)'라는 단어와도 혼용되었는데, 정이 <기(氣)의 재료>이며 이것도 일종의 '기'이기 때문입니다.

정(精)이라는 한자 자체는 쌀 미(米)와 푸를 청(青)이 합쳐진 글자입니다. 이것은 쌀을 곱게 빻아서 가루를 만들어 먼지와 같이 아주 작게 입자로 만든 것을 상징하는 글자입니다. 즉 옛날 사람들이 상상하는, 물질 중에 가장 고운 입자라고 볼 수 있습니다. 쌀가루가 매우 작게 가루가 되면 바람에 흩어지는 먼지가 됩니다. 이보다 더 작은 입자는 애초에 눈에 보이지 않으니 상상할 수도 없을 것이라서, 그 시대에는 물질의 근본 입자를 이렇게밖에 표현할 수 없었을 겁니다.

정은 사물의 가장 작은 재료의 의미입니다. 그렇다고 해서 물질의 근본 입자를 뜻하는 것은 아닙니다. 그랬다면 정신(精神)이라는 비물질 영역에 정(精)을 사용하지는 않았을 겁니다.

즉, 가장 작은 가루 같은 기초 재료이지만 동시에 비물질적인 것. 그것은 무엇일까요?

'정(精)'은 제가 말씀드린 '존재 소자'입니다. 정신의 재료 벽돌이며, 모든 물질이 존재하게 하는 정신 에너지. 이것을 저는 <1차원 기>라고 말했습니다.

> 기(氣) = 1차원 기 + 2차원 기
>
> 기(氣) = 1차원 기 (존재 소자 = 정(精)) + 2차원 기 (감각, 감정 등 특별 조합된 기)

제가 책 앞부분에서, 기라는 단어를 이렇게 혼용해서 사용하고 점점 다른 뜻에까지 대명사처럼 폭넓게 사용하는 바람에 오히려 기의 뜻이 모호해지고 미신처럼 바뀌었다고 말씀드렸습니다. 그래서 원 뜻을 정리한 것이 위의 표 내용입니다.

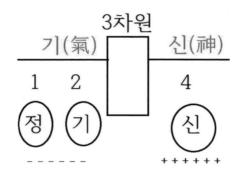

그림의 밑 부분에 있는 것이 '정기신'입니다. 1차원은 정, 2차원은 기, 4차원 이상은 신.

그런데 하위 1, 2차원의 정기를 합쳐서 그냥 기라고 통상적으로 말해왔습니다. 결국 정신에서 말하는 정은 1차원 정과 2차원 기를 합한 개념입니다.

아까 정신은 음과 양 두 가지 에너지로 되어 있다고 했습니다. 그렇다면 당신은 음과 양이 뭔지 아십니까?

"선생님. 음극은 마이너스, 양극은 플러스라는 건 알지요. 그런데 이젠 동양철학의 음양론까지 알아야 합니까? 너무 어렵습니다."

하하. 사실 음양론이 거창한 것 같아도 알고 보면 간단합니다.

<남자는 양, 여자는 음.>

<하늘은 양, 땅은 음.>

살아가면서 아마 이런 이야기를 들어본 적 있을 겁니다. 이런 것은 어떻게 정해지는 걸까요? 기본적인 기준만 알면 사실은 당신도 음양론의 박사가 될 수 있습니다.

당신이 알아야 하는 기준은 <뜨거운 것> <찬 것>만 알면 됩니다.

양은 따뜻하고 음은 차갑습니다. 이것이 음양론의 출발입니다. 그리고 음양은 상대적인 개념으로 둘을 나누는 겁니다. 예를 들어 개와 고양이는 음양이 어떻게 됩니까? 이런 식의 질문은 애매모호합니다. <어떤 기준으로 나누느냐>에 따라 그 성질의 대립 방향을 판단하는 것이 음양론이기 때문입니다. 개와 고양이는 무엇을 기준으로 대립 방향을 나눌까요? 참으로 애매합니다. 이것은 음양론을 나누는 관점이 잘못된 질문입니다. 만약 개와 고양이의 성격을 기준으로 음양을 나눈다면 어떨까 하는 식의 질문은 그런대로 타당합니다.

상대적으로 대립되는 개념이 있을 때, 음과 양으로 나누는 것이 음양론입니다.

다시 <양은 따뜻하고 음은 차갑습니다.>에서 출발하겠습니다.

따뜻함과 차가움은 상대적으로 대립되는 개념입니다.

그래서 **<열기(熱氣)>는 양, <한기(寒氣)>는 음**입니다.

불과 물은 대립되는 개념입니다. 어느 것이 뜨겁습니까? 불. 이것이 양입니다.

뜨거운 것은 밖으로 확장하는 성질이 있습니다.

공기가 뜨거워지면 부풀어 오릅니다. 그래서 **확장하는 것은 양, 수축하는 것은 음**입니다.

모든 사물에서 **바깥으로 미는 힘은 양**이며, 안으로 끌어들이는 힘은 음입니다.

물이 끓으면 수증기가 됩니다. 이렇게 **무형으로 변하는 것은 양**입니다.
물이 차가워지면 얼음이 됩니다. 이렇게 **유형으로 변하는 것은 음**입니다.
물론 물도 형태를 지니고 있지만, 그릇에 맞춰서 모양이 바뀌는 반-유형의
상태라면, 얼음은 모양이 굳어진 확실한 유형의 상태입니다.

이러한 원리로 **빠른 것은 양**, 느린 것은 음. **활발한 것은 양**, 조용한 것은 음.
이런 식으로 모든 것이 정해집니다.

이제 웬만한 것은 음양을 나눌 수가 있게 되셨을 겁니다.

땅은 유형, 하늘은 무형. 이것만 봐도 음양이 나오죠?

그래서 **물질은 음, 정신은 양**입니다.

*

인간의 정신은 3차원이라고 했습니다.
우리의 의식 세계는 인간보다 하위 차원에서 올라오는 정과 상위 차원에
서 내려오는 신이 합쳐져서 3차원 입체 구조를 만듭니다.

정이라는 존재 소자는 **<법칙을 물질로 발현하게 하는 힘>**입니다.
또한 **<무형의 에너지를 유형화 하는 힘>**이기도 합니다. 이것을 줄여서 저
는 **<물질화 힘>**이라고 부르겠습니다.

그리고 **<'법칙'을 물질로 발현하게 하는 힘>**에서 **'법칙'은 바로 '신(神)'**입

니다.

우주 법칙은 '**우주를 창조한 존재의 의지**'이며, 그것이 곧 신의 영역의 힘입니다. 그것으로부터 오는 에너지와 파동도 모두 신의 일부이기 때문에, 그것도 '**신(神)**'이라고 부릅니다.

우주 법칙 → 신(神) = 최상위 의식

이것은 우리 인간의 정신 차원보다 높은 곳에서 오는 파동입니다. 그 에너지는 창조성을 지니며, 곧 **우리 의식의 영역에서도 똑같이 창조성을 발휘합니다.**

결국 '정신' 중에서 <신(=상위 의식)>은 모든 것의 출발점인 설계도입니다.

당신의 생명력 또한 '신'이 그 출발점입니다.

그리고 뇌척추 시스템은 당신 몸에 있는 '신'의 안테나입니다.

(혹시 헷갈릴까봐 말씀드리는데 여기의 '신'은 여러 종교의 신이나 하나님을 지칭하는 것이 아니라, 정신의 '신'입니다.)

옛날에 무전기나 핸드폰을 보면, 본체에서 길게 안테나를 빼고 있는 것을 기억할 겁니다. 막대형 안테나는 길면 길수록 수신율이 더 좋아졌습니다. 그래서 라디오에 달린 안테나는 몇 단이나 되어서 모두 펼치면 무척 길었습니다.

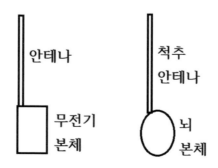

위의 그림처럼 인간의 뇌에서부터 길게 막대처럼 뻗어 있는 신경망은 상위 의식의 안테나입니다. 단지 인체를 조절하기 위한 작용만 하는 것이 아닙니다. 인간의 정신세계인 3차원부터 시작해서 4차원 이상의 상위 차원 의식의 파동을 잡아서 받아들이는 안테나 작용을 하는 겁니다.

"허허. 작가 양반. 소설을 쓰시나 봅니다. 모양이야 저렇게 그렸으니까 흡사하게 보이지만, 척추가 무슨 안테나라고 그럽니까?"

이처럼 공감하지 못하는 분들이 많을 겁니다. 그러나 이는 저 혼자만의 주장이 아닙니다. 표현 방식은 다르지만 깨달음을 추구하고 의식의 진화를 추구하는 요가나 도가(道家)는 같은 이야기를 하고 있습니다.

요가는 요즘 흔하지만 '도가'는 생소한 분도 계실 겁니다.

그렇다면 혹시 도는 아십니까?

"아... 제가 바빠서요. 관심이 없..."

이 질문을 길에서 접해 보신 분이라면 난감해할 수도 있을 겁니다. 하하.

도가(道家)는 한 마디로 도(道)를 닦는 학파입니다. 도를 닦는다는 것이 조금 추상적이지 않습니까? 불교에서는 난해한 선문답으로 깨달음을 얻어 도를 닦기도 하는데 여기도 그럴까요? 아니면 토론으로? 그러나 도가는 실제로는 단전호흡과 명상을 주로 했습니다. 주구장창 앉아서 숨만 쉬는 것이죠. 하하.

그런데 그 이론을 들여다보면 우주의 이치인 도를 깨닫는 것도 물론 중시했지만, 그것보다 더 실속을 추구했다고 할까요? '어떻게 하면 인간이 늙지 않고 오래 살까?'라는 주제를 주로 연구한 학파입니다.

불로장생.

진시황이 꿈에도 바라던 목표를 이 사람들도 오랫동안 연구를 한 셈입니다. 그리고 그 결과 발견한 것이 생명 에너지의 회로이며, 의식 진화의 회로가 척추라는 겁니다.

<척추가 생명 에너지와 의식 진화의 회로다.>

동양에서 기라는 것을 제일 많이 연구한 사람들이 도가입니다. 그리고 그들은 기를 몸 안에서 운행시켜서 생명에너지를 증대시키고 깨달음을 추구했습니다. 그런데 그들은 주목한 것은 12경락이 아니라 척추였습니다.

척추 꼬리뼈에서 뇌까지 이어지는 통로가 신비로운 의식과 공명한다는 겁니다. 이를 통해 생명에너지가 깨어나 생명력이 놀라울 정도로 강화된다는 것이 그들이 발견한 현상입니다.

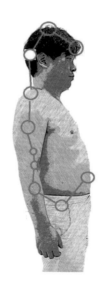

그 중에 대표적인 것이 **소주천(小周天)**이라는 수행법입니다. 소주천은 작을 소(小), 두루 주(周), 하늘 천(天)으로 <하늘 에너지의 경로 곡선을 작게 도는 것>이라는 뜻입니다. 즉 그들이 말하는 하늘 에너지는 양의 에너지로, 정신 에너지의 상위 차원에서 오는 에너지가 순환하는 것을 말하는 겁니다. 신(神)

이라는 상위 의식의 공명이 척추와 뇌에서 일어난다는 겁니다.

그림을 보시면 주요 경로가 척추와 뇌입니다.

이것은 한의학에서는 12경락이 아닌 <독맥>이라는 경락의 경로입니다. '독맥'은 앞에 말한 기경8맥이라는 특수한 경락 중에 하나입니다. 소주천은 척추와 독맥에 정신을 집중해서 공명을 일으키는 작업입니다. 엄밀히 말하면 이 경로에, 아래로 내려오는 기경8맥인 '임맥'이 추가됩니다. 이마에서 다시 입술, 그리고 <임맥>을 따라서 가슴, 배꼽으로 내려와 회로가 바퀴처럼 완전히 원을 그리면서 완성됩니다.

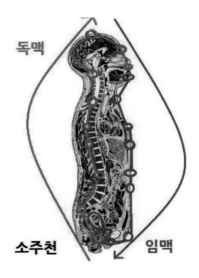

독맥

소주천   임맥

그림처럼 몸통의 뒷면인 척추와 앞쪽 가슴, 배를 한 바퀴 도는 사이클을 소주천이라고 부르는 겁니다. 그러나 당신은 건강관리를 위해, 이 복잡한 소주천 이론까지 알 필요는 없습니다.

단지 뇌, 척추에 신비한 기능이 더 있다는 사실만 기억하시면 됩니다.

그런데 이는 비단 도가뿐만이 아닙니다. 요가도 마찬가지 주장을 하고 있습니다. 이번에는 요가의 핵심 이론과 관련된 질문 하나 하겠습니다.

혹시 '차크라'라고 아십니까?

"아... 제가 바빠서요. 관심이 없..."

하하. 아직까지 관심이 없었다면 이번 기회에 요가 운동을 한번 도전해보세요. 그러면 '차크라'라는 단어도 접하게 될 겁니다.

차크라는 산스크리트어로 **'바퀴'**라는 뜻입니다. 공식적으로 알려진 바는 아래와 같습니다.

> 차크라는 인체의 여러 곳에 있는, <정신적 힘의 중심점> 가운데 하나를 말합니다. 물질적이나 정신의학 이론으로는 정확하게 밝힐 수 없는 정신의 중심부를 말합니다.
>
> 이는 힌두교와 탄트라 불교에서 행해지는 신체수련(요가)에서 중요시되는 개념입니다.
>
> 인체에는 약 8만 8천 개의 차크라가 있다고 합니다. 이 중 가장 중요한 차크라는 총 7개입니다. 그중 6개 차크라는 척추에 위치하고, 다른 하나는 두개골 최상부에 있습니다.

오른쪽 그림을 보시면 경추1번을 비롯해서 척추에 6개, 그리고 뇌의 중간 깊숙하게 1개, 총 6개의 차크라가 있습니다.

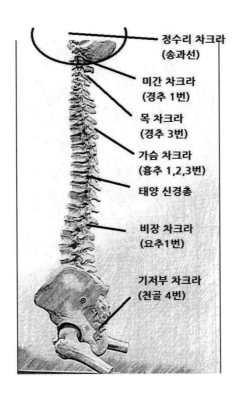

정수리 차크라
(송과선)

미간 차크라
(경추 1번)

목 차크라
(경추 3번)

가슴 차크라
(흉추 1,2,3번)

태양 신경총

비장 차크라
(요추1번)

기저부 차크라
(천골 4번)

여기에 새로운 단어 하나가 더 나옵니다. 바로 '프라나'라는 단어입니다.

프라나는 산스크리트어로 호흡, 숨결을 의미하는 단어입니다. 인도 철학에서는 인간 안에 잠재된 <우주 에너지로 생명과 영혼의 근원>이라고 합니다. 이것이 있으면 살고 없어지면 죽는다고 합니다.

이 프라나를 차크라에 끌어들여서 공명하는 것이 장수와 깨달음의 비결이라고 합니다.

제가 이런 요가 명상법을 추천하기 위해서 이런 내용을 설명하는 것이 아닙니다. 다만 동양에서 명상의 최정상을 이루는 요가와 도가, 일부의 불교 수행법이 묘하게 일치하는 것이 우연일까요?

이들은 모두 우주의 높은 의식이 척추와 뇌에 와서 공명한다고 말하고 있습니다. 그리고 그것들이 **생명력을 이끌어내는 근본적인 힘**이라고 말하고 있습니다.

그래서 인간의 뇌에서부터 길게 막대처럼 뻗어 있는 척추 신경망은 상위 의식의 안테나라고 한 것입니다. 상위 의식은 신(神)이라고 했습니다.

우연의 일치겠지만 신경이라는 말 자체도 신경(神經) 즉 **신(神)의 경로(經路)**라는 한자이니, 신기하지 않습니까?

"선생님. 그렇다면 건강을 위해, 도를 닦아야 하나요?"

아닙니다. 물론 당신이 도인이 되거나 요가승이 되는 것 또한 나쁘지 않은 선택이겠죠. 하하. 그러나 당신이 굳이 단전호흡이나 차크라 명상을 할 필요는 없습니다. 당신은 이 책의 건강법만 실천해도 건강 목표를 달성할 수 있습니다.

뇌척추 시스템의 생명력 열쇠를 이용하기 위해서는 오직 한 가지만 이해하면 됩니다.

뇌 = 생각 = 의식의 진동체

뇌는 생각, 다시 말해 의식의 진동체입니다.

척추는 안테나, 뇌는 본체라고 처음에 말했습니다.

이 특수한 에너지, 신(神)이라고 불리는 의식 에너지는 척추와 뇌를 순환하며 공명합니다.

이 에너지의 공명에서 당신의 생명 에너지가 솟아나옵니다.

그러니 이 에너지 공명을 더 활성화하고 살려야 합니다.

이것에는 크게 두 가지 방법이 있습니다.

1. 에너지 공명 저항을 없앤다.
2. 에너지 공명 신호를 더욱 증폭한다.

1. 에너지 공명 저항을 없앤다.

"선생님. 에너지 공명의 저항을 없앤다니 무슨 말인지 잘 모르겠습니다."

네. 그냥 저 말만 보면 막막하실 겁니다.

우선 공명이 뭘까요? 사전을 찾아보면 물리학에서 **<진동하는 계에서 진폭이 급격하게 늘어남>**으로 설명합니다. 이 설명을 보면 더 어렵습니다. 진동하는 파장이 진폭이 급격히 늘어난다는 의미인데, 물리학 전공자를 제외하면 일반인들은 단어들이 딱 머리에 와 닿지 않을 겁니다.

그러나 공명이라는 말은 일상생활에서 많이 쓰지 않습니까?

텅 빈 목욕탕에서 소리가 울리는 경험을 떠올려 보세요. 이게 공명입니다.

쉽게 생각해서, **'공간을 통한 울림 현상'**이라 이해하시면 됩니다. 욕실이나 동굴에서 소리가 "웅~웅." 울리는 것을 공명이라 합니다. 흔히 노래를 부를 때, 소리 내는 발성에서도 이처럼 공명을 이용합니다.

그렇다면 조금 더 전문적으로 이야기해 보겠습니다.

당신은 혹시 '공명 상자'라고 들어보셨습니까?

공명상자는 <소리굽쇠가 부착된 나무상자>를 말합니다. 소리굽쇠의 진동이 나무상자 안의 공기에 공명을 일으켜서 소리를 확대시킵니다.

만약 소리굽쇠의 소리 크기가 1이라면 나무 상자 안에서 공명이 일어나면

3이나 4처럼 소리가 커진다는 이야기입니다.

소리가 커진다는 것은 음파의 에너지가 커진다는 의미이기도 합니다.
이처럼 공명 현상은 진폭이 커지면서 아주 큰 에너지를 발휘합니다.

혹시 영화에서 사람의 목소리로 유리잔이 깨지는 걸 보신 적이 있다면 아마 이해가 갈 겁니다. 이건 영화가 아니라 실제로 가능한 현상입니다.
모든 물질과 물체에는 **'고유 진동수'**라는 것이 있습니다. 그러니 유리잔마다 고유 진동수가 있습니다.
예를 들어, 당신이 손가락에 물을 묻히고, 유리잔의 위쪽 테두리에 대고 빙빙 돌려보세요. 유리잔이 조금씩 울리면서 윙윙 소리가 나기 시작할 겁니다. 이 때 나는 소리의 진동수를 측정하면 그것이 바로 그 유리잔의 고유 진동수입니다.
만약 음파 측정기 값이 600hz가 나왔다고 하면 그 유리잔은 보이지 않게 계속 1초에 600번 떨고 있다는 뜻입니다.
신기하지 않습니까? 가만히 있는 유리잔이 실제로는 1초에 600번을 파르르 떨고 있다니요?

여기에 우리 우주의 본질이 숨어 있습니다.
사실 당신의 눈에 보이는 어떠한 물질이나 물체도 멈춰 있는 것이 없습니다.

"선생님. 무슨 말씀을? 지금 제 차는 도로에 멈춰 있는데요?"
하하. 맞습니다. 당신의 차는 분명히 우리 인간의 관점에서 보면 멈춰 있을 겁니다. 인간 크기의 세계에서는 그러합니다. 당신의 집도, 거리의 고층 빌딩도, 저 멀리 솟은 산도 모두 가만히 있습니다. 지금 당신이 실내에 앉아 있다면 사방의 벽도 고정되어 있는 것으로 보입니다.

하지만 미세하게 모든 것은 진동하고 있습니다. 당신의 차도, 집도, 고층빌딩도, 산도, 그리고 당신 눈앞의 벽도 모두.

진동한다는 것은 흔들흔들, 떨고 있다는 말입니다. 그것도 아주 빠르게, 보이지 않을 정도로 너무나 빠른 속도로 떨고 있습니다.

이처럼 우주에 고정된 것은 아무 것도 존재하지 않습니다. 모두 덜덜덜 떨면서 움직이는 중입니다.

'기우(杞憂)'라는 고사성어가 있습니다.

'기'나라의 사내가 한 쓸데없는 '걱정'이라는 뜻입니다. 이 사내는 매일 하늘이 무너질까 땅이 꺼질까 걱정을 하며 잠을 못 이뤘다고 합니다. 하하. 그런데 현대 물리학을 알게 되면 이 걱정이 이해가 가지 않습니까? 모든 것이 고정된 것이 없고 다 덜덜 떨고 있으니 세상이 얼마나 불안할까요?

자. 다시 유리잔 이야기로 돌아갑시다.

인간의 눈으로 보면 가만히 있는 유리잔이지만, 원자나 분자 단위로 보면 유리잔 입자가 미세한 폭으로 진동하고 있습니다.

이해하기 쉽게 1mm(실제로는 이것보다 작음)의 폭으로 입자들이 움직이며 진동하고 있다고 칩시다. 이 폭 내에서 움직이는 정도는 입자들이 서로 주고받는 힘으로 균형을 유지합니다. 가령 유리잔의 '1번 입자'는 1초에 600번 흔들려도 바로 옆에 있는 '2번 입자'를 넘어가지는 않습니다. 마치 침대의 스프링들이 제 자리에서 흔들리는 것처럼 말입니다.

이제 당신은 유리잔의 고유 진동수에 맞는 음파, 즉 소리를 보냅니다. 아까이 잔은 600hz라고 했습니다. 600hz의 음파를 쏘면 유리잔에 공명이 일어나기 시작합니다.

공명은 흔들리던 원래의 진폭을 크게 증가시킨다고 했습니다.

유리잔에 큰 에너지의 진동이 시작됩니다. 유리잔의 입자가 1mm로 움직이다가 갑자기 1cm로 크게 움직인다고 칩시다. 움직임이 크게 출렁출렁 하는 겁니다. 그러다 '1번 입자'가 갑자기 '2번 입자'를 지나쳐서 무려 '6번 입자' 옆에까지 갑니다. 당연히 구조가 깨어집니다. 결국 유리잔은 마치 망치로 얻어맞은 것처럼 "쨍그랑"하면서 깨어집니다.

"선생님. 유리는 원래 약해서 잘 깨져요. 공명 같은 현상이 아니더라도 바람이 세게 불면 유리창도 깨지잖아요. 바람이나 음파나 그게 그거니 당연한 것 같습니다."

하긴 굳이 공명이 아니더라도 태풍이나 큰 폭발음에도 두꺼운 유리창도 깨어집니다. 그러니 아주 약한 유리잔이 소리에 깨어지는 것은 크게 와 닿지 않을 수도 있습니다.

그렇다면 단단한 철이나 돌로 만든 구조물은 어떨까요?

공명에 부서지는 것은 고층 빌딩이나 다리도 마찬가지입니다. 특정한 주파수가 공명을 일으키기 시작하면 튼튼한 다리도 흔들거리다가 결국 무너지고 맙니다.

1831년 영국 맨체스트의 브로스턴에 있는 다리가 붕괴된 일이 있습니다. 이 다리는 그 시대의 최신 공법인 금속사슬로 만든 현수교였습니다. 튼튼하게 만든 다리를, 군인들이 발 맞춰서 행진을 하며 지나갔습니다. 그런데 하필이면 보행 진동이 다리의 고유진동수와 일치하는 바람에 다리는 점점 출렁이다 쇠사슬이 다 끊어지며 붕괴되고 말았습니다. 군인들은 모두 다리 밑으로 추락하고 말았다고 합니다.

이와 같은 현상은 고층건물에서도 있습니다. 가까운 예로 2011년에 39층 높이의 서울 강변 테크노마트가 크게 흔들거려서 난리가 난 적이 있습니다. 그런데 조사해보니 12층에 있는 피트니스 센터에서 운동하던 사람들 20여 명이 박자를 맞춰 발을 같이 굴렀던 것이 공명을 일으켜서 그 큰 39층 고층 빌딩 전체가 무너질 듯이 흔들흔들했던 것이라고 합니다.

이것을 크기로 비교해보겠습니다. 당신이 메뚜기가 든 나무 상자를 들고 있습니다. 그런데 상자 안의 메뚜기 20마리가 같이 박자를 맞춰서 뛰는 순간, 180cm의 당신이 휘청 휘청 넘어지려고 하는 것에 비유할 수 있습니다.

그러니 공명이 얼마나 위력적인 현상인지 이제 와 닿을 겁니다.

그러나 유리잔이 깨어지거나 다리가 무너지는 현상은 살면서 한 번도 겪기 힘든, 아주 드문 현상입니다.

이제 현실적으로 공명을 당신이 어떻게 자주 접하는가 볼까요?

우선, 의학 검사 중에 최근 많이 선호하는 **MRI**가 공명을 이용한 기계입니다. 일반인들은 강력한 자석을 이용해서 인체 내부를 촬영한다고 생각하기도 하는 이 기계는 사실 **원자핵에 자기장으로 공명을 일으켜서** 그 파장의 정보를 촬영하는 기계입니다. 이 기술을 <핵자기 공명>이라고 부릅니다.

그러나 MRI도 자주 접하는 것은 아닙니다. 특히 나이가 어린 친구나 건강한 분은 평소에 이런 기계로 검사할 일이 없으니까요.

그렇다면 당신의 집을 들여다보겠습니다.

주방에서 당신이 즐겨 사용하는 전자레인지도 사실은 '공명에 가까운 진동'을 이용한 기계입니다.

우선 전자레인지는 무엇으로 음식을 데우는지 아십니까?

"선생님. 저를 바보로 아나요? 당연히 전기로 데우죠."

"그건 너무 당연한 것이고, 전기가 음식을 어떻게 데우죠?"

"음. 전자레인지에서 열이 나와서 음식을 데우죠."

"틀렸습니다. 난로처럼 열선이 있어서 직접 열이 나오는 방식은 아닙니다."

"아! 하하. 알아요. 알아. 전자레인지는 열이 아니라... 레이저? 그건 아닌 것 같고. 아! 초음파! 그런 게 나오는 거 아닌가요?"

"전자레인지에서 나오는 것은 '전자파'입니다."

'헐? 전자파? 그거 엄청 몸에 안 좋은 거 아닌가요? 그런데 그게 어떻게 음식을 데우나요?"

이 대화처럼, 늘 사용하는 것이지만 전자레인지에서 무엇이 음식을 가열하는지를 물어보면 정확하게 대답하는 사람들이 많지 않습니다.

전자레인지에서는 전자파가 나옵니다.

전자파라면 핸드폰에서 나오고, 무선 전기용품에서 나오고... 모든 전기 제품에서 나온다고 알고 계실 겁니다. 그리고 이것이 건강에 좋지 않아서 피해야 한다고들 알고 계실 겁니다.

그러나 사실 전자파는 당신이 지구 어디에 계시든 다 있습니다.

전자파는 모든 물질이 존재하는 곳에 다 있기 때문입니다. 전자파는 말 그대로 전기의 파동, 자기장의 파동입니다. 이 세상에는 눈에 보이지 않는 무수한 전파와 자기장이 오고갑니다.

그럼 우리가 아는 전자파를 멀리 하라는 상식은 뭘까요? 단지 전기용품 가까이에서 강력한 전자파가 나오면 인체에 영향을 주니, 멀리 하라는 뜻입니다.

다시 전자레인지로 돌아오겠습니다. 전자레인지에서 나오는 전자파는 <**극히 파장이 짧은 전파**>입니다. 이것을 줄여서 <**극초단파**>라고 합니다.

극히 파장이 짧은 전파는 대부분의 물질을 그냥 통과합니다.

"선생님. 그러면 음식도 통과할 텐데요?"

맞습니다. 그런데 극초단파가 자신의 진동수에 의해 공명을 일으키는 물질을 만나면 그 물질에 흡수되면서 분자를 진동시키게 됩니다.

대표적인 물질이 물입니다. 물 분자가 진동하면서 공명을 하면 엄청나게 크게 회전하면서 열을 발생시킵니다. 그러니 음식을 전자레인지로 데우면 수분이 많이 포함된 부분이 먼저 뜨거워집니다. 그래서 수분이 부족한 음식은 잘 데워지지 않습니다.

여기까지가 과학을 좀 아는 분들이 아는 상식입니다.

그러나 엄밀히 말하면 전자레인지는 공명을 약간 벗어난 진동을 이용합니다.

물 분자가 공명을 하려면 수증기 상태가 최적으로, 공명 주파수도 20GHz가 넘어갑니다.

음식 속의 물 분자가 가장 잘 흡수하는, 공명에 가까운 주파수는 9,000MHz대입니다. 만약 이 주파수로 전자파를 쏘면 음식물의 표면의 물 분자가 먼저 몽땅 흡수합니다. 음식의 속이 익기 전에 겉만 타는 겁니다.

'겉바속촉(겉은 바싹, 속은 촉촉=유행어)'을 좋아하는 분이라면 이런 전자레인지를 구입하시고 싶을 겁니다. 그러나 그 전자레인지로 조리하면 음식이 겉은 바짝 탔는데, 속은 익지 않아서 차가운 음식을 만나게 되실 겁니다. 하하.

그래서 실제로 전자레인지는 물 분자의 공명 주파수를 더 벗어난 주파수 대역을 이용합니다. 2,400~2,500MHz(2.4 GHz - 2.5 GHz)로 9,000MHz보다는 낮은 주파수 대역입니다.

이렇게 해서 물 분자가 공명에 가까운 큰 진동을 하며 열을 발산시킬 때

전자파는 음식 속까지 침투해서 골고루 음식을 익힐 수 있게 됩니다.

이제 유리잔 깨기나 다리 무너지는 현상보다 더 생활 가까이 있는 것 같습니까? 그러나 사실은 이보다 더 흔하게 당신은 공명을 접하고 있습니다. 너무나 자주, 거의 매초 매초마다.

"네? 제가 매초 매초마다 공명을 접한다고요? 그럴 리가?"

그러나 사실입니다. 당신의 손에 든 핸드폰, 그리고 거실의 TV, 무선 헤드폰, 와이파이를 쓰고 있는 노트북 등등 모두가 다 공명을 끊임없이 이용하는 중이니까요.

왜냐하면 **무선으로 이어진 모든 것**은 **공명**으로 이어진 것이기 때문입니다.

공간을 뛰어넘어서 뭔가 이어진다는 것은 신호를 주거나 받는 것을 말합니다.

앞의 책 <더 룰>에서도 설명 드렸지만, 이것은 오직 **공명**으로만 가능한 현상입니다.

예를 들어 TV화면이 나오는 것은 방송국에서 무선으로 발사한 신호의 채널을 맞추는 순간, 공명이 일어나면서 그 신호를 읽어 화면으로 표시하는 것입니다.

이것은 소리굽쇠가 거리를 뛰어넘어서 같은 주파수를 가진 소리굽쇠에 공명하여 진동하는 것과 같은 현상입니다. 이때 중요한 것은 반드시 같은 주파수여야 합니다.

핸드폰도 마찬가지입니다. 무선으로 오는 전파를 채널을 맞춰서 공명으로 신호를 읽어 들이는 겁니다.

무선으로 쓰는 게 얼마나 많습니까? 라디오, 무전기, 리모컨, 스피커 등등

전자 제품 대다수입니다.

그렇다면 유선은 공명을 이용하지 않을까요? 물론 합니다. TV가 유선으로 연결되었다고 해도 채널을 트는 행위가 곧 공명 주파수를 바꾸는 겁니다.

아무튼 우주에 무수한 것들이 거리를 뛰어넘어서 연결됩니다. 이 모든 것은 결국 공명입니다.

우리의 의식도 공명으로 이어집니다. 뇌척추를 중심으로, 인체 내부와 외부로 끊임없이 의식의 파장이 발산됩니다. 그리고 그것은 보이지 않는 끈처럼 거대한 우주와 연결되어 있습니다.

우주의 법칙

<모든 존재는 진동합니다.>

우주의 물질의 입자들은 한 순간도 가만히 있지 않고 진동합니다. 분자든 원자든 소립자든 모든 것은 움직이며 진동합니다. 우주에서 어떤 것도 멈춘 것은 없습니다. 진동한다는 것은 곧 파장이기도 합니다. (진동 = 파장)
물질의 최소 단위인 소립자를 이룬 에너지 자체도 파장입니다.

당신 눈에 보이는 것은 다만 그 표현이 <물질화된 진동 에너지>입니다. 그리고 그 연결은 진동하는 에너지의 주파수 교감인 공명으로 이뤄집니다.

당신 눈에 보이지 않는 정신은 에너지 자체의 표현이 <비물질화된 진동 에너지>입니다. 그리고 그 연결은 진동하는 에너지의 주파수 교감인 공명으로 이뤄집니다.

공명을 우리말로 쉽게 표현하면 떨어진 존재 간의 <서로 울림>입니다.

앞에서 "뇌척추를 중심으로, 인체 내부와 외부로 끊임없이 의식의 파장이 발산되어 보이지 않는 끈처럼 서로 연결되어 있다."고 말했습니다.

이 때 인체 내부와 외부의 연결은 구체적으로 무엇을 말하는 걸까요?

우선 당신은 우주에서 따로 떨어진 존재가 아닙니다. 육체가 외부 환경과 영향을 주고받는 것처럼, 정신도 다른 외부 의식들과 연결되어 영향을 주고받습니다. (당신의 육체가 모르는 사이에, 당신 주위로 무수한 전파가 지나가고 소립자도 당신 몸을 관통해지나갑니다. 마찬가지로 당신의 의식이 모르는 사이에 당신 주위로 무수한 정신계의 파동이 지나가고, 그러다 당신의 정신 파동과 결이 같은 정신의 파동이 공명하면 서로 연결되는데, 이것을 끌어들임의 법칙, 유유상종의 공명 현상으로 부릅니다.)

그 중 가장 중요한 것은 <의식의 본질>과의 연결입니다.

<의식의 본질>은 <신> 또는 <창조주>라고 볼 수 있고, <우주의 의식>이라고도 볼 수 있으며, 내가 태어날 때 내 의식이 떨어져 나온 <어떤 큰 덩어리의 의식>일 수도 있습니다.

<의식의 본질>과의 공명은 <내 의식>을 통해서 <나>로 표현됩니다.
그것은 곧 내 몸 안에서 <생명력의 발현>으로 표현됩니다.

이 내용은 조금 심오하지만 짧게 설명하겠습니다. <의식의 본질>을 만약 <신>이나 <창조주>라고 상상하면 보다 이해가 쉬울 겁니다.

그 신의 <어떤 의지>가 <내 의식>과 공명을 하면, 우주에 필요한 <나>라는 존재 하나를 같이 만들어 간다는 뜻입니다.

즉, 내 육체는 내 스스로가 탄생시킨 것이 아니라, 우주의 <근본 의식>이

의지를 갖고 만든 것입니다. 이 육체가 생겨났다고 해서 그 이후부터 우주의 근본 의식이 손을 떼는 것이 아닙니다. 계속된 관심과 에너지를 보내옵니다. 다만 현재는 내 육체의 주인은 내 의식이기 때문에, 그 근본 의식의 의지는 내 의식의 허락을 받거나 협력을 통해야 합니다. 그래서 근본 의식의 어떤 에너지는 내 의식을 거쳐서 내 몸에 반영이 됩니다.

이것을 다르게 이해하면, **우주의 본질적인 정신 에너지가 내 의식을 통해 내 몸에 반영이 된다는 의미입니다.**

그것이 긍정적인 방향이면 내 몸에서 <생명력의 발현, 증가>로 나타날 것이며, 부정적인 방향이면 내 몸에서 <생명력의 소멸, 감소>로 나타날 것입니다. 결론적으로 보면 <삶, 치유>와 <죽음, 병>이 그저 내 육체만의 문제가 아니라는 뜻입니다. **<보다 높은 곳에서 온 어떤 의지>의 에너지와 <내 의식>이 합작**해서 내 육체에 관여하는 문제입니다.

그러니 육체를 그저 물질적인 관점에서만 치료하고 관리하려고만 하면 반쪽짜리 가치관에 불과합니다. 흔히 육체의 병 상당수가 마음에서 온다고 말합니다. 그러나 정작 병원에 가면 마음은 제쳐놓고 육체만 들여다봅니다. 그리고 육체만 고치려고 합니다.

병이 **마음에서 오는 원인**이 결코 스트레스만이 아닙니다. 스트레스는 곁가지에 불과합니다.

어쨌든 당신이 보다 강력한 생명력을 원한다면 우주의 <근본의식> 또는 <신>의 정신 에너지를 당신의 의식으로 끌어들이는 공명 작업을 하면 됩니다. 그리고 공명된 그 에너지를 내 육체에 반영되도록 이끌면 됩니다. 이 과정은 대개 모두 당신의 무의식을 통해서 이뤄집니다.

자. 이제 인체 내부와 외부의 <의식 공명> 연결을 정리해보겠습니다.

인체 외부와의 공명은 바로 외부의 <근본 의식>과의 공명을 말하는 것입니다.

인체 내부와의 공명은 자신의 <세포 의식>과의 공명을 말합니다.

이것은 아래의 그림을 보시죠.

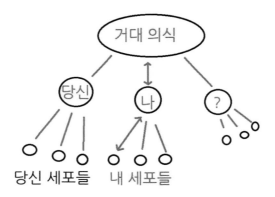

<거대 의식>은 <근본 의식>과 같은 개념입니다.

그런데 이 그림 어디서 본 것 같지 않습니까? 앞에서 제가 정신의 차원에서 이야기했던 개념입니다.

세포들이 모여서 네트워크를 이루면 한 차원 높은 시스템이 되는데, 그게 나입니다.

나와 당신, 그리고 수많은 지성의 생명체의 영혼이 네트워크를 이루면 한 차원 높은 시스템이 되는데, 그게 <거대 의식>입니다.

<거대 의식>은 앞에서 이야기했으니 <세포 의식>에 대해 말하겠습니다.

내 세포들은 어차피 나와 한 몸이고 곧 그게 나인데, 왜 또 굳이 <공명>이 필요할까요? 어차피 내 몸의 지배를 받는 것이 아닐까요?

그건 세포마다 독립된 의식이 있기 때문입니다.

"예? 제 몸 안의 세포가 따로 독립된 의식이 있다고요?"

그렇습니다. 세포의 정신이 차원이 낮아서 단순하지만 엄연히 독립된 의식을 지닙니다.

제가 앞에서도 설명한 단세포 생물을 생각하면 이해가 빠를 겁니다. 빛을 쫓아가는 주광성, 냄새를 쫓아가는 성질 등등 이것은 신호를 쫓아가는 거의 본능에 가까운 의식입니다.

생각해보십시오. 남자가 성관계를 할 때 정자는 어떻게 목표를 알고 난자를 찾아갈까요? 우리 인간의 관점에서 보면 여자의 질 입구부터 자궁까지는 얼마 되지 않는 거리입니다. 정확한 평균 거리는 자궁 체부 위의 난관까지 가야하는데 자궁 8cm + 난관 10cm = 18cm입니다.

대략 18cm이긴 하지만 이건 여성, 성인 평균이므로 어떤 분들은 더 길 수도 있습니다. 그리고 난관 끝까지 가는 경우는 거의 30cm를 가야합니다.

그런데 우리 인간에게는 한 뼘에 불과한 거리가 정자에게는 너무나 먼 거리입니다. 일단 정자의 크기는 우리가 육안으로 볼 수 없을 만큼 작습니다. 올챙이 모양의 정자 총길이는 약 40~50μm입니다. 1μm는 '마이크로 미터'로 1m의 백만분의 1 크기입니다. 또한 1000분의 1mm입니다. 그러니 얼마나 작습니까? 먼지보다 작은 크기의 정자가 18cm를 움직이려면 정말 멀고도 먼 거리입니다. 그런데 내비게이션이 있는 것도 아닌데 어떻게 난자의 위치를 알고 그 방향으로 움직이는지는 정말 불가사의하지 않습니까?

동서남북, 상하 등 입체의 6가지 방향으로 움직일 수 있는 깜깜한 동굴 미로를 인간으로 치면 거의 10km를 기어서 가야합니다. 이 거리가 실감이 안 나면 예를 들어 보겠습니다.

당신이 어떤 동굴에 떨어졌는데 빛도 없이 사방이 깜깜한 미로에서 당신의 친구를 찾아야 합니다. 그런데 동굴 통로는 여기저기 막 얽혀 있습니다. 그리고 친구까지 거리는 10km정도입니다. 이 거리는 서울 강남역에서 여의도만큼 떨어진 거리입니다. 직선거리를 걸어서 가도 3시간은 걸리는 거리입니다. 깜깜한 동굴 속에서, 이 먼 거리에 떨어져 있는 친구가 동서남북, 아래, 위쪽 어느 통로 쪽에 있는지 당신은 어떻게 아시겠습니까? 친구가 소리도 안 내고, 내비게이션도 없고, 전화 통화도 안 되는데 말입니다.

그러나 우리의 정자는 이 먼 거리에 있는 상대를 기가 막히게 알아내어서 찾으러 갑니다. 그것도 사방을 수색해서 결국 찾아내는 것이 아니라, "출발!"이라고 하면 다른 정자들과 함께 단숨에 그쪽을 향해 달려갑니다.

흔히 잘못 알고 있는 것이 난자와 결합하는 정자는 선착순 경기에서 1등으로 도착한 정자라고 생각하는 겁니다.

1등으로 도착한 정자는 대개 장렬하게 자신을 희생합니다. 난자에는 강력한 방어막이 있는데 무수한 정자들이 자기 몸을 희생해서 그 방어벽을 녹입니다. 결국 자기 차례에서, 방어막이 녹은 직후에 도달하였다면 그 정자가 행운을 차지하게 됩니다.

"전우의 시체를 넘고 넘어~ 앞으로 앞으로~."

이러한 가사의 군가가 있습니다. 6.25전쟁 때 처절하게 죽어가는 전우들을 뒤로 하며 전진하는 군인의 심정을 읊은 노래입니다. 마치 이 노래의 가사처럼, 질 입구에서 난자까지 무수한 위험물, 즉 질의 산성 점액, 자궁 내부 효소와 면역체계에 동료 정자 수 십 만이 죽어가며 길을 만들고 또 그 길 위를 동료 정자 시체를 넘고 넘어 전진합니다. 마지막 난자 벽을 뚫는데도 많은 정자들이 몸을 던져 희생합니다. 올챙이 모양의 머리 부분에 난자 벽을 녹이는 효소가 있습니다. 그런데 자신의 머리를 녹여야만 난자 벽을 조금 녹일 수 있습니다. 그러니 두터운 난자 벽을 완전히 뚫기 위해 무수한 정자들이 자신의 머리를 녹여 희생합니다. 결국 이런 과정을 통해, 수 십 만의 동료 정자가 먼저 죽고 우연히 결정적인 순간에 구멍 뚫린 난자에 도달한 행운의 승리자가 바로 당신입니다.

당신은 그냥 달리기에서 1등한 정자 출신이 결코 아니라는 겁니다.

"선생님. 어차피 치열한 생존 경쟁에 등수가 뭐가 중요합니까? 어차피 내가 살지 않으면 죽어야 하는데요. 뭐 자기가 희생하려고 한 것도 아니지 않습니까?"

치열한 생존 경쟁이라고 하니, 서로 밀면서 배척하고 달려가는 경주 같습니다. 그러나 최근에 밝혀진 바에 의하면 정자가 경쟁이 아닌 협력을 하는 것처럼 보인다고 합니다. 이동할 때 저항을 줄이기 위해 마치 기러기 떼처럼 움직인다고 합니다. 마치 자전거 경주에서 앞 선수 뒤에 잘 붙으면 공기 저항이 줄어서 잘 달리는 것처럼, 서로가 협력해서 최대한 효율적으로 움직이는 걸로 보인다고 합니다.

게다가 정자 무리의 10%만이 난자를 향한 경주에 뛰어든 진짜 선수고 나머지 90% 정도는 '킬러 정자'라고 불립니다. 이 킬러 정자는 혹시 자궁 내에서 마주치는 다른 수컷의 정자들을, 자신을 희생해서 같이 죽습니다. 아니면 길을 막아서 방어를 한다고 합니다. 이렇게 해서 자신의 편이 목표지점까지 잘 도착할 수 있도록 도와주며 장렬하게 희생한다고 합니다.

이렇게 보면 "전우의 시체를 넘고 넘어~ 앞으로 앞으로~."라는 노래 가사가 더 와 닿는 것 같습니다. 어쩌면 한 편의 대 부대의 전투 영화를 보는 것 같지 않습니까? 그것도 무려 5억 가까운 전우들이 출전해서 단 한 명만이라도 살아남으면 기적이라고 불리는 지옥 같은 확률의 전쟁 영화인 셈입니다. 5억이 실감나지 않으면 실감나게 말하겠습니다. 2023년 현재 미국과 일본, 한국 인구를 합치면 5억이 조금 넘습니다. 사람으로 치면 한미일 3개국이 연합해서 전체 국민들이 몽땅 전쟁에 참여하여 단 한 명만 사는 것에 성공해도 기적이라고 불리는 전쟁으로 비유할 수 있으니, 그 얼마나 처절합니까?

"야. 넌 꼭 살아서 나가. 꼭 살아서 사람이 되어야 해!"
이렇게 당신을 격려하며 먼저 희생한 동료 정자 수 십 만의 도움으로 당신이 사람이 되었다니 어쩌면 숭고한 과정이기도 합니다. 물론 대화는 사람의 수준으로 과장해서 재밌게 표현한 겁니다만 이 탄생 과정만큼은 사실입니다.

그러나 엄밀히 따지면 이렇게 지능이 높은 것이 아니라, '세포 의식'은 그저 신호를 따라 본능적으로 움직이는 정도의 수준입니다.
그러나 개미가 무리를 지어서 움직이면 마치 높은 지능으로 지휘하는 어떤 시스템이 있는 것처럼 보이듯이, 세포 의식들이 무리 지어서 행동하면 하나의 네트워크를 이뤄서 한 차원 높은 시스템 현상이 나타납니다. 정신의 차원에서 말 한대로, 한 차원 높은 시스템이 당신의 영혼입니다.

원래 세포들의 '세포 의식'은 생존에 맞춰져 있습니다. 단세포 생물이 빛을 향해 나아가거나, 화학 자극에 반응하는 것 모두 그런 생존 본능입니다.

그런데 <세포 의식>이 어떤 시스템 안에 있게 되면 다르게 반응합니다. 시스템을 위해서 자기를 희생하는 겁니다.

우리 몸을 지키는 면역 세포가 좋은 예입니다.

면역 세포 중 일부는 적을 공격하기 위해서 자신을 자폭시키기도 합니다. 예를 들면 백혈구 중에 '호중구'라는 녀석이 있습니다.

"네? 백혈구 중에 호구가 있다고요?"

"호구가 아니라 호중구입니다."

그런데 이 녀석 하는 행동을 보면 정말 호구 같습니다. 호구는 이용당하는 사람, 희생당하는 사람의 뜻으로 쓰입니다. 그런데 이 녀석은 세균을 발견하면 즉시 달려들어 세균에게는 치명적인 '과산화수소'를 만들어서 공격합니다. 과산화수소? 많이 들어본 것 아닙니까? 우리가 피부에 상처를 입으면 소독을 할 때 가장 많이 쓰는 살균소독제입니다. 이걸 이 녀석이 만들어내서 씁니다. 물론 이 과정에서 세균도 죽지만 자신도 복구 불능으로 죽고 맙니다.

마치 6.25전쟁 때 적의 탱크를 파괴하기 위해, 폭탄을 안고 돌진하는 군인의 모습을 떠올리게 하는 행동입니다.

장렬하게 산화해서 자신은 희생당하더라도 시스템은 살리는 행동.

만약 그 면역 세포에게 인간 수준의 의식이 있다면 얼마나 처절할까요?

반면에 암이라는 녀석도 있습니다.

당신도 아시다시피, 이 녀석은 자기가 살기 위해 전체 시스템을 죽이는 행동을 합니다. <세포 의식>에서 오로지 자기 생존 본능에만 불이 켜진 놈입니다.

이것을 다른 방향으로 보면, <세포 의식>에서 <시스템>과의 '공명'이 거의 사라진 세포이기도 합니다.

암의 발생 원인은 여러 가지라고 합니다. 유전자적인 원인부터, 방사선이나 자외선 같은 외부의 자극, 화학 독소 물질 등등 참으로 많은 원인이 있습니다. 그런데 같은 자극을 받아도 어떤 세포는 정상, 어떤 세포는 암으로 갈립니다.

당신의 생체 시스템이 강력하면 강력할수록, 암이 발생하더라도 그 세력의 확장을 억제할 수 있습니다. 그리고 이 생체 시스템은 당신의 무의식을 통해 전체 세포와 공명하여 세포들에게 방향성을 지시합니다.

<어떤 한 방향을 명확히 제시하는 것.>

그것이 당신의 생존을 위해 당신의 <무의식>이 <세포 의식>에게 내리는 공명입니다.

정상적인 세포들은 '세포 의식'을 지닌 채로 항상 당신 영혼의 강력한 통제를 받고 있어야 합니다.

그것은 정신 시스템의 공명을 더욱 강화하여 달성할 수 있습니다.

이것이 제 책에서 말하고 싶었던 가장 본질적인 핵심입니다.

만약 당신이 보다 강력한 생명력을 원한다면 이 법칙을 무시하면 안 됩니다.

다시 기억해봅시다.

인체 외부와의 공명은 외부의 <근본 의식>과의 공명.

인체 내부와의 공명은 자신의 <세포 의식>과의 공명.

그렇다면 공명을 어떻게 강화할 수 있을까요?

처음에 제가 공명에 대해 설명할 때, 나왔던 공명상자를 기억할 겁니다.

공명상자는 소리굽쇠에 부착된 나무상자를 말합니다. 나무상자의 구조는 소리의 공명이 잘 일어나게 만들어져 있습니다. 아래 그림을 보시죠.

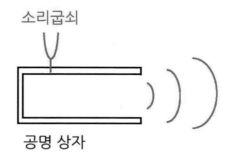

소리굽쇠

공명 상자

소리굽쇠 아래에 있는 나무상자는 모든 면이 매끈하고 편평한 구조입니다. 공명상자를 통하면 소리는 원래보다 커집니다.

이번에는 다른 물건을 보겠습니다. 방음 시설에 '계란 판' 모양의 스펀지를 보신 적이 있을 겁니다. 울퉁불퉁한 계란판 모양으로 소리를 분산시킵니다. 이렇게 계란 판을 거치면 소리가 작아집니다.

자. 서로 모양이 다른 것은 확연히 잘 알겁니다.

공명상자는 편평하고 반듯하며, 계란판은 울퉁불퉁합니다. 과학적으로 보면 무슨 차이로 소리가 커지고 작아질까요?

공명상자는 사방이 편평하여 소리의 **흐름에 저항이 없는 구조**이고 계란판은 사방이 울퉁불퉁하여 소리의 **흐름에 저항이 많은 구조**입니다.

계란판 모양뿐만 아니라 구멍을 많이 뚫은 타공판이나 스펀지들도 흡음판인데, 하나 같이 굴곡이 많은 형태를 하고 있습니다. 이처럼 굴곡이 많을수록 저항이 심해져 공명이 일어나기 힘들게 됩니다.

결론적으로 **흐름의 저항이 없는 구조일수록 공명**이 잘 일어납니다.

이 원리는 그대로 인체의 뇌척추 시스템에 적용됩니다.

"선생님. 울퉁불퉁한 것은 흐름에 저항이 많고, 반듯한 것은 흐름에 저항이 작다. 그러니 척추를 울퉁불퉁하게 말고 반듯하게 만들라는 건가요? 그런데 척추 뼈를 보면 원래부터 울퉁불퉁하게 생겼는데 그것을 어떻게 바꾸라는 말인가요?"

좋은 질문입니다. 뼈 하나하나는 울퉁불퉁하게 생겼습니다. 뼈 모양은 바꿀 수 없는 개념입니다.

하지만 지금 여기에서는 **연결 시스템을 말하는 것**이니 전체 구조를 봐야 합니다. <흐름>이라는 말 자체도 <연결 과정>에서 생기는 겁니다.

흔히 이런 말을 합니다. 척추가 반듯하다. 척추가 휘었다.

반듯한 척추가 훨씬 저항이 작기 때문에 공명에 도움을 주긴 합니다. 그러나 이건 제가 굳이 거창하게 정신의 공명까지 끄집어내어 말하지 않더라도 척추가 반듯해야 건강에 좋다고 하는 사실은 누구나 아는 상식입니다.

그러나 척추 에너지의 흐름에 저항에 대해서는 좀 더 깊은 수준의 내용이 필요합니다.

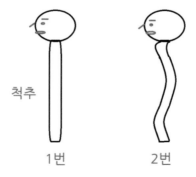

척추 모양은 1번이 반듯합니다. 앞에 봤던 이론대로라면 공명이 훨씬 더 잘 되어야 되는 모양입니다. 척추 2번은 모양이 지그재그여서 공명이 떨어져야 하겠죠?

그러나 실제로는 그렇지 않습니다. 밑의 그림을 보시죠.

1번 모양처럼 반듯한 척추는 의학적으로 아주 안 좋은 척추입니다. 목 부분은 <일자 목>으로 불리고, 등은 편평해서 <편평 등>으로 불리며, 허리는 <일자 허리>로 불립니다.

2번 모양은 정상 척추입니다. 경추는 앞으로 꺾이고, 등은 뒤로, 허리는 앞으로 꺾여야 건강하고 소통이 잘 되는 척추입니다.

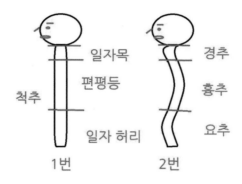

이 두 척추 모양은 반듯, 지그재그의 차이지만 왜 공명 흐름은 2번 척추가 좋을까요?

그것은 **<긴장의 차이>**입니다.

인간이 원래 유전자적으로 설계된 모양은 2번 척추 모양입니다. 앞뒤로 지그재그인 모양 덕분에 척추는 스프링처럼 완충 작용을 합니다. 걸음을 걷거나 뛸 때, 발에서 오는 충격을 완화합니다. 또한 동작도 더 자연스럽게 만들어 줍니다.

이런 표준 모양의 척추는 척추를 붙들고 있는 근육이나 인대가 정상적이지만, 표준 모양을 벗어나면 근육, 인대의 긴장이 증가합니다.

척추 주위 조직의 긴장이 높아지면 앞에서 설명한 원리처럼 그곳은 <고압>

이 되고 다른 부분은 <저압>이 되는 차이가 생깁니다. 이로 인해 **척추 주위 에 너지 파형에 이상한 굴곡이 생깁니다.**

만성적인 긴장은 고정적인 구조물처럼 끊임없이 고압의 기의 파동이 발산 됩니다. 물질적인 측면은 어떨까요? 만성 긴장은 혈액 순환 정체가 일어나서 노폐물이 쌓이고 점차 통증의 화약고가 됩니다. **만성 긴장은 공명을 떨어트 릴 뿐만 아니라, 병의 뿌리가 된다**는 말입니다.

이러한 만성 긴장은 척추의 모양과 매우 밀접합니다.

그리고 척추의 모양이 정상을 벗어나는 것은 크게 3가지 기준이 있습니다.

그 3가지 중에 딱 한 가지만 당신이 관심을 가지더라도, 당신의 인생이 바 뀌는 것이 있습니다.

그것은 **<앞뒤 커브>**입니다.

척추 <앞뒤 커브>의 관리는 척추의 만성 긴장을 줄이고 척추로 인한 온갖 질환이나 통증의 발생을 줄일 수 있는 최고의 기준이기도 합니다.

"선생님. 제법 솔깃한데요. 도대체 앞뒤 커브가 뭡니까?"

이것에 대해 쉽게 설명 드리겠습니다.

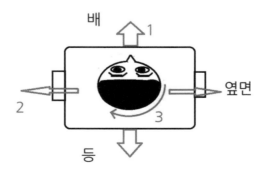

목각 인형의 몸통과 머리를 위에서 내려다 본 것입니다. 이 인형의 위치를

체스의 말처럼 움직인다면, 전후좌우로 움직이거나 팽이처럼 회전하는 경우
가 있습니다.

이것을 과학적으로 말하면 **좌표를 이동**하거나 제자리 좌표에서 **회전**하는
경우가 있습니다.

척추도 마찬가지입니다.

원래 위치에서 앞이나 뒤쪽, 즉 배나 등 방향으로 밀린 경우도 있을 겁니
다.

또는 오른쪽, 왼쪽으로 틀어진 경우도 있을 겁니다. 그리고 척추가 제 자리
에 있지만 좌우로 회전한 경우도 있을 겁니다.

그래서 척추의 위치가 정상에서 벗어나는 것은 크게 앞뒤 축, 좌우 축, 그
리고 제자리 회전의 3가지로 정리됩니다.

그런데 중요한 것은 척추는 하나의 통으로 연결된 것이 아니라, 척추 하나
하나가 이어진 구조입니다. 그러니 흡사 동전을 쌓아놓은 구조로 상상하면
됩니다.

즉 어떤 척추는 왼쪽으로 나가고, 어떤 척추는 앞으로 튀어나가고 이렇게
제각각 원래 위치를 벗어날 수도 있습니다. 그런데 동전 쌓기와 달리, 척추는
인대와 근육으로 아래 위가 서로 강하게 연결되어 있습니다. 그러니 생뚱맞
게 하나하나가 다르게 틀어지는 경우는 거의 없고, 전체적으로 연결 흐름이
앞으로 나가거나 오른쪽으로 휘는 등의 변화가 생깁니다. 그래서 의학에서는
그것을 **<커브의 변형이 왔다>**고 표현합니다.

그러니 앞뒤 커브는 배와 등을 기준으로 꺾이는 커브가 변형이 온 것을 말
합니다.

이것을 다시 그림으로 표현하면 아래 그림과 같습니다.

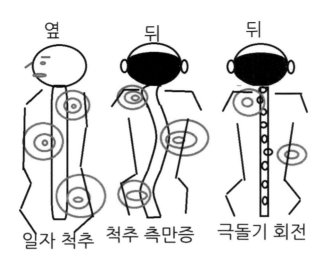

옆   뒤   뒤

일자 척추   척추 측만증   극돌기 회전

왼쪽 그림이 **<앞뒤 커브>**의 변형에 대한 예입니다. 중간 그림은 **척추의 <좌우>**, 오른쪽 그림은 **<회전>**입니다. 그림의 빨간 원은 척추 변형 때문에 생기는 만성 긴장의 파동입니다. 대부분 만성 긴장이 생긴 곳은 다른 곳보다 뭉쳐서 단단합니다. 이것은 앞에 제가 설명한 원리대로 옆의 정상 부위는 부드럽고 뭉친 부위는 딱딱함의 차이로 인해, <저압>과 <고압>의 에너지 차이가 발생합니다. 그렇게 생기는 에너지 차이는 질병의 기운으로 작용하는 파동을 발산합니다. 그래서 만성 긴장은 공명을 떠나서라도, 건강을 위해서 꼭 다스려야 합니다.

<앞뒤 커브>는 앞서 말한 것처럼 목, 등, 허리에 적당한 커브가 있어야 정상이며, 그림처럼 일자로 되면 문제가 생긴 겁니다. 일자 목, 편평한 등, 일자 허리가 그 대표적인 예입니다.

중간 그림은 좌우로 척추가 틀어지는 경우입니다. 좌우로는 원래 커브가 없고 반듯해야 정상입니다. 그런데 옆으로 비스듬히 기대거나, 오른손을 앞으로 계속 내미는 반복된 동작으로도 좌우 변형이 올 수가 있습니다.

오른쪽 그림은 척추는 좌우로 반듯하지만 옆으로 회전된 경우입니다. 이 역시 잘못된 자세나 근육 밸런스에 따라서 잘 일어납니다.

<앞뒤 커브>를 이루는 세 가지 커브는 밑의 그림을 참조하기 바랍니다.

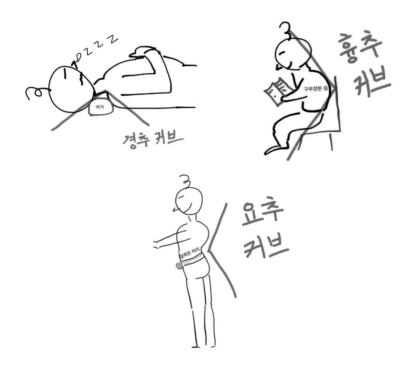

흔히 건강 프로그램에서 자세가 나빠서 척추가 틀어진다고 말하면, 거의 이 앞뒤 커브입니다. 평생에 이 앞뒤 커브만 관리해도 척추 건강의 대부분은 확보합니다. 임상에서도 목, 어깨 아프고, 허리가 아픈 증세가 앞뒤 커브와 관계되는 경우가 무척 많습니다.

폰, 모니터, 책을 보면서 고개를 앞으로 빼서 숙이는 동작을 많이 하기 때문에 경추 커브가 무너집니다. 구부정하게 앉거나 서는 동작에서 주로 흉추 커브, 요추 커브가 무너집니다.

일상생활에서 척추를 앞뒤로 구부리고 펴고 하는 동작을 주로 합니다. 그래서 앞뒤 커브가 변형이 제일 잘 옵니다.

척추의 만성 긴장을 해소하려면 척추 모양의 변형을 방지하거나 복구를 해야 하겠죠?

이 3가지 변형을 고치려면 의료 전문가의 도움을 받아야 합니다. 그리고 스스로 자세와 스트레칭, 운동의 노력도 필요합니다.

그런데 막상 해보면 쉽지 않습니다. 평소에 바른 자세를 해야 하는 걸 누가 몰라서 척추가 틀어질까요? 바른 자세를 유지하더라도 딴 곳에 정신이 팔리면 어느 새 자세가 엉망이 됩니다. 운동, 스트레칭, 척추 치료를 병행해도 척추 모양은 금세 바뀌지 않습니다. 그래서 통증이 심한 사람이 아니라면, 몇 번 관심을 쏟다가도 잊고 삽니다.

완전히 바른 척추를 지닌 성인은 거의 없습니다. 현대인은 오래 앉아서 뭔가를 계속 보고 생활하기 때문에 정도의 차이는 있지만 대부분 변형을 갖고 있는 편입니다.

그러나 틈틈이 앞뒤 커브만큼은 체크를 해야 합니다. 만성 긴장을 방치해서도 안 됩니다.

척추 모양을 당장 바르게 하지 못해도 만성 긴장을 줄일 수 있는 최고의 비결이 있습니다.

그 비결은 '두드리기'입니다.

"엇? 선생님. 앞에 경락에서도 두드리기 비결이 나왔었는데요?"

맞습니다. 그런데 경락을 두드리는 것과 이것은 차이가 있습니다.

이것은 경락보다 훨씬 강하게 두들겨야 합니다.

"얘야. 내 어깨 좀 두들겨다오, 허리도 두들기고."

옛날 가정집에선 노인이 자녀에게 아픈 곳을 두들겨달라고 하는 경우가 빈번했습니다. 두들기면 통증이 줄어들었으니까요. 이 경우 근육과 인대의 긴장이 줄어들기 때문입니다. 이때 소리가 퍽퍽 날 정도로 세게 쳐야 노인이 시원하다고 말합니다. 제가 말하는 척추 두드리기도 이 정도의 세기입니다.

두들기게 되면 척추 모양이 반듯하지 못하더라도, 근육과 인대의 만성 긴장이 일시적으로 줄어듭니다. 또한 척추 에너지 흐름이 활성화됩니다.

아마 등산을 하는 분이라면, 나무에 등을 뒤로 충돌시켜서 등을 두드리는 사람을 본 적이 있을 겁니다. 이것이 아무 소용없는 행위가 아니라, 척추를 두들겨서 오래 사는 비법 중 하나입니다.

동서양의 장수 비결로 도인, 안마라는 것이 있습니다. 제가 강조하려는 것은 안마입니다.

흔히 피로 회복과 가벼운 컨디션을 위해 받는 마사지나 안마도 원래는 치료의 기술입니다.

<동서양 최고의 장수 비법 - 도인 안교>

동양의학에서는 '도인 안교(導引按矯)'라는 기법이 있습니다. 이는 기원전부터 고대 중국을 비롯한 주변국에서 성행하던 기법입니다.

1) 도인(導引)의 도(導-이끌 도)는 우주의 기를 몸 안에 끌어들인다는 뜻입니다. 주로 호흡을 병행합니다. 인(引-끌 인)은 인체를 굽혔다 폈다하는 일종의 체조와 같습니다.

다시 말해 도인은 체조처럼 몸을 움직이며 호흡을 조절해서, 기혈의 순환을 촉진하고 나쁜 기운을 몸 밖으로 배출하는 장수 기법을 말합니다.

고대 중국의 벽화를 보면 사람이 동물의 동작을 흉내 내는 그림이 있습니다. 그 중 오금희(五禽戱)라고 호랑이, 곰, 사슴, 원숭이, 새의 다섯 가지 동물 움직임의 흉내를 내며 건강을 증진하는 장수법이 대표적입니다. 이런 것은 도(道)를 닦는다는 '도가'에서 더 체계적이고 다양한 장수법으로 발전했는데, 도가는 불로장생을 연구한 학파입니다. 현대의 기공이나 태극권, 단전호흡도 여기에 속한 장수 수련법입니다.

특히 기공이나 단전호흡 등은 제가 말하는 정신 에너지와 기에 대해서 일찍부터 그 정체를 느끼고 어떻게 해서든 생명 에너지 활성화를 하려고 발달시킨 장수 기법입니다.

이 장수법은 한의학에도 많은 영향을 끼쳤습니다. 동의보감을 보면, 허준은 이 이론을 설명하면서 책 시작부분부터 상당한 페이지를 할애해 도인 건강법을 적었습니다.

도인 건강법은 현대에 와서도 세계적으로 그 효용을 인정받아 암이나 각종 난치병 치료의 대체 의학에서도 널리 활용되는 중입니다.

그런데 이 건강법들 중 일부는 제가 설명하는 생명력의 열쇠를 모두 절묘하게 건드리고 있습니다. 이와 관련해서는 내용이 많아 생략합니다.

2) 안교((按蹻)는 안마(按摩)의 다른 이름입니다. 안마의 역사와 효능을 들여다보면, '기껏 안마 따위?'라는 생각이 사라질 정도로 좋고 깊이 있는 건강법입니다.

'안(按)'은 누른다는 의미고, '마(摩)'는 문지르고 쓰다듬는다는 의미입니다. 눌러서 문지르는 것은 안마의 대표 동작일 뿐이며, 두드리고 당기고 밀고 하는 각종 동작을 포함한 건강법을 말합니다.

흔히 당신은 편안한 기분과 피로 회복을 위해서 안마를 받겠지만 안마는 그걸 능가하는 효능을 지닙니다. 안마는 근육과 관절, 내장의 변화를 조정하고, 신경과 내분비를 조절하는 치료술로 고대 시대부터 발전되어 왔습니다.

한의학의 바이블로 불리는 '황제내경'에는 안마에 대해 이렇게 적고 있습니다.

"중앙 지역은 기후가 온화하고 토양이 비옥하여 먹을 것이 다양하고 생활은 편안하였다. 그래서 사람들이 게을러지고 움직이기를 싫어하게 되어 사지가 약해지고 '궐역증(팔다리가 차가워지고, 때로는 열이 나기도 하며, 가슴이 답답하고, 두통, 무기력 등이 나타나는 증상)'이 많아 도인과 **"안교"** 치료법이 발달하였다."

현대에도 음식이 풍부하고 편리한 생활에 사람들이 주로 앉아서 시간을 보내고 움직이기를 싫어하는 것은 2700여 년 전, 황제내경 시대의 중앙 지역과 흡사합니다.

고대 인도에서도 고대 안마술을 시행했으며, 그리스·로마·아라비아 등에서도 기원전 수백 년부터 안마가 성행했던 것으로 전해지고 있습니다.

인류 문명이 발달하면서 안마 역시 계속 발달해왔습니다.

중국 당나라에서는 국가 태의원에 안마박사 1인, 안마사 4인을 두어 왕실의 의료 업무를 행하고, 9품 이하 관장들에게 도인지법을 가르쳐 질병을 제거하게 하고 손상된 골절을 바로 잡았다고 합니다. 그 당시 기록에는 안마는 8가지 질병 원인을 제거한다고 했습니다.

한국 역시 안마술이 발달해 왔습니다. 조선 시대 침술의 대가인 이경화(1629~1706)는 소아의 병에 침보다 안복술이 즉효인 경우가 있다 했습니다. 안복술은 배를 어루만지는 기법으로, 어린 시절 아이가 배 아프면 어머니가 '내 손이 약손'이라면서 배를 주무르는 것이 근거 없는 행위가 아니라는 겁니다. 배를 누르면 기혈 흐름이 활성화되고 장의 긴장이 풀리니 어린 아이의 웬만한 배앓이는 호전이 됩니다.

현대에 한국의 추나, 서양의 카이로프랙틱도 이런 도인 안교 치료법의 일종입니다.

기공, 단전호흡, 추나, 안마 등등 모두가 강력한 건강법입니다. 예를 들어 추나나 카이로프랙틱을 제가 척추 공명 파트에서 언급하는 것이 우연은 아닙니다.

추나나 카이로프랙틱이 제일 효과적이긴 하지만 전문가의 도움을 받아야 하고 또 매일 받을 수도 없습니다. 사이비 전문가를 만나면 오히려 건강을 망치기도 합니다.

이런 경우 당신이 매일 한 가지만 실천해도 제법 효과적인 비법이 있습니다.

바로 아까 말한 **두드리기**입니다.

적당한 세기로 척추 주변 모두를 골고루 두들기는 겁니다.

앞서 경락에서도 두들기는 행위가 <고압>, <저압>의 차이로 흐름을 만든다고 했습니다.

척추도 마찬가지입니다. 척추를 두들기면 척추 주변의 근육, 인대에 기혈 흐름이 생겨서 노폐물이 빠져나가고 새로운 혈액이 들어옵니다. 긴장이 풀리고 가장 중요한 점으로 에너지의 흐름이 활성화 됩니다.

흐름을 활성화시키는 목표 달성은 강한 타격이 필요 없습니다. 적당한 세기면 됩니다.

누구나 손만 있다면 가능하니 얼마나 좋습니까? 그런데 만약 당신이 **'마사지 건'**을 사용한다면 더 간편하고 강한 효과를 얻을 수 있습니다.

사람은 점차 게을러지는 경향이 있습니다. 당신은 이 건강법을 오래 실천할 자신이 있습니까?

"네. 선생님. 저는 마음먹으면 하는 사람입니다. 그래서..."

그럴 리가요? 당신도 모든 사람들과 다르지 않을 겁니다.

처음에는 열의를 가지지만, 매일 자신이 스스로 두들기는 것을 점차 귀찮아하게 될 겁니다. 대부분 건강법은 사람들이 작심삼일로 끝나는데 그 이유는 거의 똑같습니다. 귀찮거나 습관이 되기 힘든 방법이었기 때문입니다. 생각해보세요. 등은 손이 잘 닿지도 않는 사람도 있는데 이것을 매일 몇 십 번, 10분 이상 두들길 수 있을까요?

처음부터 자신에게 손쉬운 방법을 도입해야 오래 실천할 수 있습니다.

마사지 건은 들고 갖다 대기만 하면 되니, 직접 손으로 두들기는 동작보다 훨씬 편합니다.

더구나 중요한 점은 따로 있습니다.

바로 효능입니다. 빠르고 반복적인 리듬. 그것은 더 강력한 흐름을 발생시키기 때문입니다.

당신의 손동작으로는 마사지 건의 진동 횟수를 결코 따라갈 수 없습니다.

이 차이는 당신이 요트에서 노를 저어 가는 것과 요트에 모터를 가동해서 바다를 달리는 차이만큼이나 큽니다.

경락에서도 "빠르게"라는 요령을 말씀드렸는데, 척추에서는 더 강하고 빠른 속도가 필요합니다. 솔직히 손으로 두드리는 자극과 마사지 건의 자극은 비교 불가입니다.

마사지 건은 척추에 강한 흐름을 발생시켜, 척추의 만성 긴장을 풀고 공명을 촉진하는 가장 손쉬운 방법입니다.

1단계 - 생명력 공명을 활성화하려면, 척추를 매일 두들겨라.

"그런데 선생님. 마사지 건으로 목뼈를 두드릴 수 있습니까? 저는 해보니까 머리가 울려서 어지럽던데요?"

사실 마사지 건으로 경추를 두드리는 것은 두개골이 울려서 추천하지 않습니다. 경추는 손으로 두들기는 것이 좋습니다. 그러나 이것보다 더 좋은 방법이 있습니다.

손으로 두드리거나 마사지 건으로 두드리는 이유는 **흐름을 일으키기 위함**입니다. 앞서 경락에서 체외충격파가 효과가 있는 근본 이유가 흐름을 일으키기 때문이라고 했습니다.

어떤 에너지의 흐름, 즉 기의 흐름을 일으키기 위해서 두드립니다. 그러면 물질적으로는 혈액의 흐름이 촉진되고 노폐물 배출도 촉진되며 생명 활동이 증가하기 시작합니다.

한번 두드리는 것은 <고압> <저압>차이의 짧은 흐름이지만, 반복해서 빠르게 두드리면 의미 있는 <진동>이 생깁니다. 진동은 곧 파장을 일으켜 또 다른 효과를 창조합니다.

여기에서 중요한 단어는 <진동>입니다.

부분적으로 진동을 일으키는 척추 두드리기와 비슷한 또 하나의 방법이 있습니다.

그것은 **몸 전체를 상하 진동**시켜 주는 방법입니다.

- 발목 아래의 발뒤꿈치를 들었다 놓았다 하면서 그 리듬에 맞게 무릎을

살짝 굽혔다 세웠다가를 반복합니다.

빠르게 이 동작을 하면, 당신이 마치 공사장의 굴착기가 된 느낌이 들 겁니다. 하하.

덜덜덜... 떨리는 진동이 척추뿐만 아니라 온 몸에 진동을 줍니다. 경추에도 적당한 자극이 가니 아까 마사지 건으로 할 수 없었던 진동 자극을 줄 수 있습니다. 게다가 중요한 것은 내장에 진동을 줘서 기혈 순환과 노폐물 배출을 돕고 긴장을 풀어주는 효과도 생긴다는 겁니다.

이것이 어떤 효과를 유발하는지 다음 사실을 주목하시기 바랍니다.

<오래 앉아 있으면 빨리 죽는다.>

아래는 이미 오래전에 사실로 증명된 2013년도의 연구 발표 내용입니다.

"건강하게 오래 살고 싶다면 하루 4시간 이상 의자에 앉지 마라."

하루에 앉아 있는 시간이 길수록 암, 당뇨병, 심장병, 고혈압 등 만성질환 위험이 커진다는 연구결과가 나왔습니다.

미국 캔자스 주립대학 연구진이 남성 6만명을 대상으로 한 연구 결과입니다.

기준은 하루 4시간입니다.

만약 6시간 이상 앉아 있으면 당뇨병 발병 위험이 극적으로 증가하며, 심장병이나 암 같은 만성질환 위험은 앉아있는 시간이 길수록 더욱 높아진다고 합니다. 특히 하루 8시간 이상 앉아있는 부류가 가장 위험하다고 합니다.

2012년 22만 명을 대상으로 한 또 다른 연구에선 하루 11시간 넘게 앉아 있는 사람이 4시간 미만을 앉아있는 사람보다 3년 안에 어떤 원인으로든 사망할 확률이 40%나 높게 나타났습니다.

위의 내용은 제 책 <지구에서 오래 사는 법>에 자세하게 나와 있습니다. 그 책에서 척추 건강을 전반적으로 다루었으니 이 책에선 핵심만 다루겠습니다.

어쨌든 위의 연구에 의하면, 하루 4시간 이상 앉아 있으면 빨리 죽는다고 합니다.

"맙소사. 저는 거의 하루 종일 앉아 있는데요?"

아마 당신뿐만 아니라 이 책을 읽는 독자 대부분이 이런 생각을 할 겁니다. 사무직의 직장인이나 학생들은 거의 하루 종일 앉아 있습니다. 책을 보거나 컴퓨터를 보거나 심지어 회의나 미팅을 할 때도 앉아서 합니다.

"하하. 나는 백수라서 괜찮습니다."라고 말하는 백수조차도 곰곰이 생각해 보면 마찬가지입니다. TV보거나 게임을 할 때도 만화를 볼 때도 심지어 친구와 만나서 커피나 술을 마실 때에도 앉아서 마시니까요.

그러니 현대인인 우리 모두는 제 명보다 빨리 죽는다는 겁니다. 오래 앉아 있기 때문에.

그렇다면 왜 이런 일이 생길까요?

오래 앉아서 생활하면 주로 3가지 현상이 몸에서 일어나기 때문입니다.

척추 무너짐, 내장 압박, 비만.

1. **척추가 무너진다**는 말은 척추 구조가 망가진다는 뜻입니다. <앞뒤 커브>가 대표적입니다. 즉 오래 앉아 있더라도 <앞뒤 커브>만 관리하면 첫째 원인은 제거할 수 있습니다.

2. 내장 압박? 이게 무슨 뜻일까요? 오른쪽 그림을 보시죠.

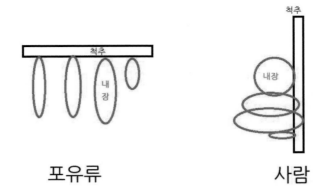

포유류   사람

포유류인 다른 동물은 기어 다니기 때문에 척추가 가로로 걸려있는 막대와 같습니다. 내장들이 각각 척추에 매달려서 기혈 순환이 비교적 순조롭습니다. 하지만 사람은 직립 보행으로 척추가 서 있습니다. 척추에 매달린 장기들이 그림처럼 아래의 장기를 누르게 됩니다. 특히 앉아 있을 때에는 배의 공간인 '복강'이 줄어들고 움직임도 줄어서 내장 압박이 더욱 강해집니다.

"이 정도 내장 압박이야 늘 있는 일인데, 그게 어떻다고요?"

이렇게 만성 압박을 가볍게 생각할 수도 있습니다. 단적인 예를 들겠습니다.

불행한 일이지만 인류의 역사를 보면 대형 압사 사고가 제법 있었습니다. 콘서트장이나 경기장 같은 행사장에 군중들이 우르르 몰리다 사고가 나곤 했습니다. 심지어 종교 행사에 몰린 군중이 많이 희생된 사고도 있었습니다. (최근 한국에 있었던 불행한 사고는 민감하니 예를 들지 않겠습니다.)

이런 대형 압사 사고가 났을 때, 밑에 깔린 사람은 혈액 순환이 되지 않아서 그 부위가 죽어갑니다.

이것은 극단적인 예이지만, 일상생활에서 우리 인체의 변화도 동일합니다.

만성적인 압박이 있으면 해당 부위의 혈액순환이 정체가 되어 혈액 공급은 줄어들고 노폐물은 쌓입니다. 이것은 곧 그 부위의 질병의 원인이 됩니다.

암이 발병률이 높아질 수도 있고 세포의 노화도 빨라지게 됩니다.

그러니 오래 앉아 있으면 심각한 만성 질환의 발생률이 높아지고 수명이 짧아지는 겁니다.

그러면 어떻게 할까요?

쉽습니다. 억눌린 장기의 정체된 순환에 흐름을 만들어주면 됩니다.

2023년에 영국 의학지에 새로 발표된 연구 결과입니다.

하루 10시간 이상 앉아있는 사람은 사망 위험이 높아지지만, 만약 매일 20~25분간 중·고강도 운동을 하면 위험도를 낮출 수 있다고 합니다.

2003~2016년 유럽과·미국의 1만 여명을 대상으로 실험을 했습니다. 그 결과 하루 10시간 이상 앉는 사람들이 중·고강도의 운동을 22분미만으로 하게 되면, 하루 8시간 앉아있는 사람들보다 사망 위험이 약 40% 정도 높아진다고 합니다.

앉아있는 시간이 긴 사람일수록 중·고강도 운동을 더 많이 해야, 빨리 죽는 것을 막을 수가 있다고 합니다.

해결책은 **오래 앉아 있는 사람일수록 매일 빡센 운동을 30분 이상, 한 시간 이상이나 해야 한다**는 겁니다.

"와! 쉽군요. 다행입니다. 저는 선생님 덕분에 오래 살게 되었..."

그럴 리가 있습니까? 당신이 그렇게 된다면야 저도 정말로 기쁘겠습니다. 하지만 매일 바빠서 잠잘 시간도 부족한 직장인, 학생들이 매일 운동을 그 정도 시간을 들여서 한다는 것이 말처럼 쉽지 않습니다. 그러니 대부분 작심삼일로 끝나고 말 겁니다.

물론 가능한 사람들은 저렇게 운동을 하길 권합니다. 단순히 내장 압박을 해결하는 것뿐만 아니라 여러 좋은 효과가 있으니까요.

하지만 저렇게 실천할 수 없는 사람은 이대로 일찍 죽어야 할까요?

그건 아니지 않습니까?

그래서 제가 준비했습니다. 당신 생활에 최소한의 시스템을 장착하는 겁니다.

그것이 아까 권해드린 **'몸 전체 상하 진동'**입니다. 시간 날 때 딱 5분이나 10분 정도만 해 보세요. 단 너무 강하게 하면 무릎이나 발목에 무리가 갈 수 있으니 힘을 빼고 유연하게 진동을 해주세요.

척추의 진동과 함께 내장의 진동이 같이 일어납니다. 그것은 효과적인 흐름을 일으킵니다. 게다가 비만 예방, 다이어트 효과까지 거둘 수 있습니다. 그러니 오래 앉아 있는 사람이 빨리 죽는 주요 원인들은 이것으로도 어느 정도 대처가 되는 셈입니다.

"선생님. 죄송하지만 저는 너무 게을러서 이것마저도 힘들어요... 더 편한 방법은 없나요?"

에구구. 이런 분은 밥마저도 제가 숟갈을 갖고 다니면서 떠먹여드려야 할 것 같습니다.

하지만 이것도 제가 준비했습니다. 아까 척추를 두드리는 손 대신에 마사지 건이 편하고 좀 더 강력한 진동을 걸어준다고 했습니다. 이 상하 진동도 마찬가지로 기계가 이미 나와 있습니다. 상하로 진동하는 것을 빠르고 편안하게 하는 운동 기구가 있다고... 말하려니 제가 무슨 상품 홍보하고 있는 것 같습니다. 하하.

그런데 '상하 진동 운동기'랑 직접 '상하 진동 운동'을 하는 것은 장단점이 있습니다. 어쨌든 무엇이라도 안 하는 것과는 당신 수명에 엄청난 차이가 있으니, 오늘부터 당장 실천해보세요. 이왕이면 아까 말한 **'척추 두드리기'**와 **'상하 진동 운동'**을 꼭 같이 병행하시기 바랍니다.

위의 두 가지를 실천하면서, 척추 공명을 위한 그 다음 단계를 하겠습니다.

그런데 그전에 알아야 하는 것이 있습니다. 척추 공명으로 척추의 흐름을 좋게 만들자고 했는데, 과연 척추에 무엇이 흐른다는 말일까요?

"선생님. 저는 압니다. 상식이지요. 척추에서는 신경 세포를 따라 신경 신호가 흐릅니다."

네. 1차적으로는 신경 신호가 흐릅니다. 그리고 또 있습니다. 그걸 알려면 뇌와 두개골 구조부터 알아야 합니다.

당신은 뇌가 두개골 속에 어떤 상태로 있는지 아십니까? 아마 많은 분들이 큰 덩어리의 호두 같은 뇌를 감싸고 있는 두개골을 상상하실 겁니다. 그럴까요?

만약 당신이 상상하는 대로 사람을 만들 수 있다면, 머리를 만들 때는 이렇게 할 겁니다.

어떻게 만드는지 모르니 일단 두개골 바닥에다 뇌를 한 덩어리 놓고, 뇌 주위를 두개골 뼈로 둥그렇게 감싸서 머리를 완성할 겁니다.

그러나 그것은 잘못된 제조법으로 그 사람은 엉터리 머리를 가진 불량품입니다. 그 사람은 친구가 반갑다고 뒤통수 한 대만 쳐도 뇌진탕으로 곧 죽고 말 겁니다. 왜냐하면 충격에 아주 취약하게 만들어졌기 때문입니다.

사실 인간의 뇌는 두개골 바닥에 놓여 있지 않습니다.

통조림 속의 복숭아처럼 두개골 안에 둥둥 떠 있습니다.

"네? 제 머리 속에 물이 들었나요? 그렇다면 어항 속에 물고기처럼, 두개골 속에서 뇌가 헤엄치고 다닌다는 말인가요? 설마?"

설마 그렇겠습니까? 그렇게 두개골에 빈 공간이 많고 뇌가 좁쌀처럼 작지는 않습니다.

실제로는 두개골보다 살짝 작은 뇌 사이를 액체가 꽉 채우고 있어서 완충 작용을 해주는 정도입니다. 이렇게 액체 사이에 떠 있어야 외부 충격이 감소되어 전달됩니다. 이 뇌척수액이 없으면 뇌의 아래쪽 부분은 눌려서 혈액 공급이 원활하지 않아 괴사할 것입니다

성인의 뇌를 밖에서 무게를 재면 대략 1.4kg 정도라고 합니다. 그런데 두개골 안에선 부력으로 떠 있어서 25g에 불과하다니 정말 놀라울 정도로 가볍습니다. 이렇게 뇌를 띄우고 있는 액체가 뇌에만 있었으면 뇌액이라고 불렀겠지만 이것이 흘러나가 척수도 순환하기 때문에, 뇌척수액이라 부르는 겁니다.

그런데 뇌척수액은 단순히 완충 작용만 하는 것이 아닙니다. 그것보다 더 중요한 기능이 있습니다. 뇌척수액은 영양분과 각종 호르몬을 운반하며 뇌신경의 노폐물을 제거하는 작용을 합니다.

흔히 노폐물을 단순히 세포 찌꺼기 정도로 생각하지만 그 중에는 강력한 독도 있습니다. 대표적인 것이 뇌의 노폐물 중에 있는 '배타 아밀로이드'라는 독성 단백질입니다. 베타 아밀로이드가 쌓여서 찐득한 덩어리를 형성하는데 이것이 뇌를 괴사시켜 알츠하이머와 치매의 원인이 됩니다.

쉽게 표현해서 뇌가 썩어가는 겁니다. 그런데 이런 독성 단백질들을 수면 중에 뇌척수액이 청소해 줍니다.

그래서 뇌척수액의 순환이 떨어지면 여기 저기 뇌 세포가 빨리 망가져서 뇌 기능이 점차 떨어집니다. 그러면 정신력도 떨어지고, 정신 에너지 공명 역

시 떨어지게 됩니다.

뇌척수액의 순환 흐름이 얼마나 중요한지 이제 이해할 겁니다. 만약 이 순환에 저항이 생겨서 느려지는 것은 결국 수명이 단축되는 지름길입니다.

아까 척추를 따라 흐르는 것이 뭔가에 대해 이야기 하는 중이었습니다.

일단 척추에 흐르는 것은 1차적으로는 **신경 신호**가 흐른다 했습니다. 2차적으로는 **뇌척수액**, 3차적으로는 **정신 에너지 파동**이 흐릅니다.

1차적으로 흐르는 신경 신호의 의미를 보겠습니다. 척추에 손상을 입으면 부위에 따라 전신 마비나 하반신 마비가 생깁니다. 전신 마비 같은 경우, 주위의 도움이 없으면 하루도 생존을 이어가기 힘듭니다. 이게 1차 신경 신호의 단절이 갖는 의미인데 이 정도는 상식입니다.

신경 신호를 전달하는 척수 신경은 너무나 예민합니다.

도대체 얼마나 예민한지 아마 당신은 상상도 못 했을 겁니다.

뉴욕의 콜롬비아 대학의 연구에 의하면 자율신경에 0.02g의 압박이 생겨도 관련 장기의 기능이 60%가량 소실된다고 합니다.

0.02g의 압박?

이게 어떤 의미인지 피부에 와 닿지 않을 겁니다.

0.02g이면 벌이 날개를 움직여 얻는 압력에 해당한다고 합니다. 즉 벌의 날개 짓만큼의 압력이 가해져도 신경이 연결된 장기가 맛이 가는 겁니다. 그런데 벌의 날개 압력도 체감이 되지 않으니 생활에서 자주 보는 사물로 표현하겠습니다.

0.02g는 쌀 한 톨의 무게입니다. 그러니 신경에 쌀 한 톨의 무게만큼 압박

이 생기면, 연결된 장기가 제 구실을 못한다는 겁니다.

그런데 척추마다 인체의 장기를 조절하는 신경이 나옵니다. 심장, 간, 위장 등등 모든 장기가 나오는 위치가 있습니다. 그런데 만약 당신의 심장과 연결된 자율신경이 압박을 받으면 어떻게 될까요? 아마 상상도 하기 싫을 겁니다. 심장과 연결되는 자율신경은 흉추 2번에서 나옵니다.

각 척추마다 나오는 자율 신경은 아래의 그림과 같습니다.

		부위		영향과 증상
경추	1c	머리 혈액공급, 뇌하수체선, 뇌, 교감신경, 두피	경추	신경과민, 불면증, 고혈압, 견두통, 건망증, 현기증, 만성피로,
	2c	눈, 시신경, 청신경, 혀, 이마		축농증, 시력장애 청각장애, 알러지
	3c	뺨, 얼굴뼈, 치아		신경통, 여드름, 습진
	4c	코, 입술, 입		건초염, 인후, 편도염
	5c	성대, 인후		후두염, 목 셒
	6c	목 근육, 어깨		뻣뻣한 목, 만성 기침
	7C	갑상선, 어깨 활액낭		감기
흉추	1T	손목,손, 식도,기관지	흉추	천식, 호흡곤란
	2T	심장, 관상동맥		
	3T	폐, 기관지, 늑막		감기, 기관지염, 늑막염
	4T	쓸개		황달, 대상포진
	5T	간, 태양신경총		발열, 혈액순환 저하
	6T	위		위장장애, 소화불량
	7T	췌장		위궤양
	8T	비장		낮은 저항력
	9T	신장과 부신		알러지, 발진
	10T	신장		신장장애, 신우염
	11T	신장, 요관		습진, 여드름
	12T	소장, 임파 순환		류마티스, 가스 통증
요추	1L	대장	요추	변비, 설사, 대장염
	2L	충양 돌기		경련, 호흡곤란
	3L	생식기, 자궁, 방광		방광염,생리불순,불임
	4L	전립선, 좌골신경		좌골신경통,요통,빈뇨
	5L	다리, 발목, 발		다리 부종, 경련
	선추	좌골, 엉덩이		척추 굴곡
	미추	직장, 항문		치질, 꼬리뼈 통증

척추 여기저기가 틀어져서 자율 신경에 조금이라도 압박을 받으면 몸의 여러 장기의 기능이 엉망이 된다는 것을 표를 보면 와 닿을 겁니다.

실제로 임상에서는 자궁이 좋지 않은 사람이 자궁과 관련된 자율신경이 나오는 자리의 척추가 틀어져 있어서, 그것을 교정했더니 자궁이 호전되었다 하는 식의 치료 사례는 비일비재합니다. 이런 임상 사례는 추나나 카이로프랙틱 학회에서 너무나 많이 보유하고 있습니다.

그러니 공명 문제를 떠나서라도, 척추 모양을 바로 잡고 척추 긴장을 푸는 것이 얼마나 중요한지 한층 더 느낄 겁니다.

이제 당신은 척추를 통해 흐르는 흐름이 무엇을 의미하는지 명확히 알게 되었습니다.

신경 신호, 뇌척수액, 정신 에너지 파동.

세상 만물에는 흐름이 흐를 때, 구조의 중요한 지점이 존재합니다. 바둑에서는 <맥점(脈點)>. 전쟁에서는 <전략의 요충지>라고 부르는 지점들이 그것입니다.

맥점은 흐름의 맥을 끊는 지점이라는 뜻입니다

전략의 요충지도 이와 유사한데, 삼국지 소설에 보면 '장판교' 일화가 있습니다.

삼국지 영웅인 장비가 적의 대군에 맞서 '장판교'라는 아주 좁은 다리를 혼자 가로 막고 섭니다. 강을 건너는 유일한 통로가 그 다리였기 때문에 적은 반드시 그 다리를 건너야 했습니다. 그런데 상대 장수인 장비가 홀로 서서 가로막으니 고민을 했습니다. 그 뒤에 군사를 숨겨두고 있다가 자기 군사들이 다리를 건너는 취약한 틈을 타서 습격할까봐 두려워한 겁니다. 결국 적의 대군은 공격을 포기하고 후퇴하고 만다는 이야기입니다.

대군을 혼자서 막을 수 있는 지점을 이용한 겁니다.

'300'이라는 영화가 있습니다. 겨우 300명의 스파르타 전사가 협곡에 서서 페르시아 100만 대군의 진격 흐름을 막습니다. 큰 흐름을 한 위치에서 막을 수 있는 지점. 이런 전략적 요충지는 바둑의 맥점과도 같습니다.

그런데 뇌척추 시스템에도 이런 맥점이 있습니다.

그것은 척추 구조의 가장 핵심으로, 8자 모양의 가운데 연결 고리 부분입니다.

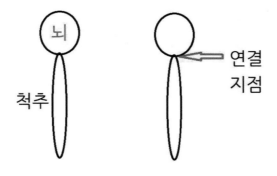

정확히 말씀드리면 **'뇌와 척추가 만나는 지점'**이 신비한 지점입니다.

모양으로 보면 척추의 긴 막대와 뇌의 둥근 공이 접합된 지점이기도 합니다. 이 지점이 왜 척추 구조의 맥점이 되는지 살펴보겠습니다.

세상의 많은 물건들은 접합부가 가장 취약합니다. 그냥 접합부가 아니라 동작하는 부위라면 더욱 그렇습니다. 쉬운 예로 접히는 폴더블 폰이 가장 취약한 곳은 접히는 부위입니다.

그렇다면 척추와 뇌의 접합 부위는 어떨까요? 뇌척추 시스템에서 가장 취약한 부위입니다.

우선 교수형을 보겠습니다. 과거부터 많은 나라에서 밧줄을 목에 걸고 바닥으로 떨어트리는 교수형으로 사형수를 죽입니다. 이 경우 사망원인이 뭔지 아십니까?

아마 목이 졸려서, 질식으로 죽는 것으로 생각할 겁니다.

그러나 대부분의 사형수는 목이 부러져 죽습니다. 툭하고 몸이 떨어져 내릴 때 경추 1번이나 2번 부위가 부러져 죽게 됩니다. 영화에서 특공대가 적의 뒤로 다가가 목을 돌려 죽이는 장면이 나옵니다. 이때도 경추 1번이나 2번 부위가 부러지며 죽는다고 합니다. 물론 교통사고 같은 강력한 충격에 목이 부러질 때도 이 부위가 잘 부러집니다. 이렇게 충격에 취약한 부위가 이 지점입니다.

그렇다면 제가 뇌와 척추 접합부를 주목하라고 한 이유가 이것일까요?

그건 아닙니다. 살면서 교수형이나 큰 충격의 교통사고를 겪을 일은 극히 드뭅니다. 물론 구조적으로는 취약하지만 그것 말고 진짜 비밀이 따로 있습니다.

바로 이곳은 뇌의 <숨골>과 척추의 첫 단추인 <경추 1번>이 만나는 지점입니다.

숨골? 이 뇌는 뇌의 가장 아랫부분에 위치하며 의학적으로는 **'연수'**라고 불립니다. 혹시 연수는 들어보셨나요? 아무튼 숨골은 이름처럼 숨 쉬는 기능과 심장 박동 기능을 관장합니다.

호흡 기능과 심장 박동 기능.

한 마디로 생명체가 숨을 안 쉬거나 심장이 안 뛰면 죽는 거 아닙니까?

물론 머리의 여러 뇌들이 모두 중요합니다. 생각하고 인체의 균형을 잡고 등등, 그런데 그 중에서도 생존의 시작 기능이 있는 숨골이 보호 1순위의 뇌입니다.

책 앞에서 이야기한 뇌가 없이 생존한 사람의 경우도 대뇌가 거의 사라진 사람입니다. 만약 그 사람이 숨골이 사라졌다면 결코 생존할 수 없습니다.

이렇게 중요한 숨골이 척추의 시작점인 경추 1번이 만나는 지점으로, 이 지점의 에너지 순환이 제대로 트여 있어야 합니다. 마치 100만 대군을 막는 협곡처럼, 여기가 문제가 생기면 척추 전체 흐름이 크게 영향을 받습니다. 이 말은 이 지점의 흐름이 꼬이거나, 어떤 저항을 받지 않아야 한다는 겁니다. 만약 경추 1번의 위치가 틀어지거나 주위의 어떤 만성 긴장이 생기면 흐름이 꼬이거나 어떤 저항이 생깁니다. 이 때문에 생기는 <저압>과 <고압>의 에너지 차이가 질병의 기운으로 작용하는 파동을 발산합니다. 이것은 뇌에서 내려오는 정신 파동에 섞여 온 몸으로 전파됩니다. 시작되는 지점부터 왜곡된 신호가 생기는 겁니다.

이걸 막기 위해선 우선 경추 1번이 원래 있어야 할 위치에 있게 하는 것이 그 시작입니다.

경추 1번은 척추 연결의 첫 단추입니다. 쉽게 직관적으로 설명 드리겠습니다.

옷의 첫 단추를 잘못 끼우면 그 다음 단추들을 아무리 잘 끼워도 전체가 틀어져 있습니다. 이처럼 경추 1번이 틀어지면 전체가 시작부터 뇌와 척추의 '잘못된 만남(?)'입니다. 하하.

그리고 아까 전략적 요충지 설명할 때도 아시겠지만 큰 들판과 들판 사이에 강이 있으면 그 강을 잇는 다리만이 유일한 통행로입니다. 그 통행로가 막히면 전체 흐름이 멈추게 됩니다. 척추 사진을 보세요. 목뼈인 경추1번은 작고 허리뼈인 요추는 매우 굵습니다. 척추의 흐름은 아래로 내려갈수록 매우 넓어집니다. 그래서 뇌척추 시스템에서 에너지의 흐름이 가장 좁은 곳은 숨골과 경추 1번의 지점이며, 그곳이 맥점입니다. 이곳이 막히면 전체 에너지의 오류가 생기고 요동을 칩니다.

사실 **상부 경추**라고 불리는 <u>**경추 1번과 2번**</u>은 가장 극적인 치료 사례가 많이 나오는 신비한 치료 부위입니다. 그래서 상부 경추는 난치병 치료에 많이 응용되기도 합니다.

아무튼 이것은 직관적으로 이해하기 쉽게 말씀드린 겁니다. 이렇게만 설명하면 이론적인 뒷받침이 없는 설명 같아서 조금 보충하겠습니다.

척추는 마치 높이 쌓아올린 탑처럼 서로 무게 균형을 맞추는 움직임을 보입니다. 아까 동전 쌓기를 말씀드렸습니다.

동전 쌓기에서 첫째 쌓는 동전을 반쯤 벗어나게 쌓으면 그 위의 어느 동전은 반드시 그 반대로 벗어나게 해야 균형이 맞습니다.

척추도 마찬가지입니다. 시작점인 경추 1번이 틀어지면 그 다음 척추 모두가 영향을 받습니다. 동전 쌓기는 중심을 벗어난 동전의 다음 동전을 반대로 쌓는 경우가 많습니다. 그렇다면 척추도 틀어진 척추 바로 다음 척추가 반대로 틀어질까요? 그런 경우는 매우 드뭅니다. 아까 말씀드린 것처럼 척추는 강력한 인대와 근육으로 연결되어 있기 때문에 큰 흐름의 커브를 그린다고 했습니다. 경추 커브, 흉추 커브, 요추 커브... 이런 식으로 말입니다. 그러니 경추 1번이 틀어진다고 해서 바로 밑의 경추 2번이 반대로 틀어지는 경우는 드뭅니다. 그래서 척추 하나가 틀어지면 제법 떨어진 척추가 반응하는 경우가 많습니다.

예를 들어 "경추 1번의 틀어짐은 요추 5번이 틀어져서 반응한다."라고 주장하는 이론이 있습니다. **<로벳 반응계>**라는 이론입니다. 그러나 당신이 이런 전문적인 이론까지 알 필요가 없습니다. 다만 경추 1번이 틀어지면 척추 전체가 영향을 받는데 특정 척추가 더 잘 틀어지는 원인이 된다는 정도만 이해하면 됩니다. 그리고 경추가 틀어지면 요추도 틀어지는 경우가 무척 많다는 것까지 덤으로 아시면 금상첨화입니다. 저 같은 경우는 환자가 허리가 아파서 오면 목은 멀쩡한지 확인해보고 같이 치료하는 경우가 많습니다.

에너지 파장 부분도 마찬가지입니다. 뇌와 척추는 연결되어 있지만 사실 두 개가 접합된 구조입니다. 그래서 에너지 파장은 두 개의 연결 부위를 건너가며 공명을 합니다. 그런데 파장은 진동하는 공간에서 좁은 구역을 지나 다른 진동 공간으로 건너갈 때 '회절(回折)'이라는 현상을 일으킵니다. 그리고 그 중심점인 숨골과 경추 1번이 표준 위치에서 벗어나면 파장의 회절이 비정상적으로 시작됩니다. 아무튼 이러한 골치 아픈 이야기는 전문가들에게 맡깁시다. 당신은 **경추 1번과 숨골 지역이 에너지 파동의 전달 전환점이며, 그곳이 중심점을 벗어나면 많은 문제가 생길 수 있다는 것**만 알면 충분합니다.

그래서 이번 2단계에서 가장 중요한 핵심은 **숨골과 경추 1번의 에너지 흐름을 원활**하게 하는 것입니다. 이것은 단순히 경추 1번이 제 위치에 있다고만 해서 달성되는 목표는 아닙니다. (이것은 감정, 정신 요소와 뇌의 긴장, 경락 에너지 등등 복합 조절을 해야 하는 까다로운 영역입니다. 힌트를 드리자면 저는 〈뇌와 척추, 경락의 에너지를 통합적으로 조절〉하는 치료를 하는데, 그 치료에서 〈숨골 위쪽 에너지 균형〉과 〈경추1번 아래쪽 에너지 균형〉을 조절해서 달성하고 있습니다.)

이 까다로운 치료 과정도 그 기본은 **숨골과 경추 1번의 중심점을 표준 위치에 있도록 하는 것**에서 출발합니다. 사실 이 중심점 하나만 맞아도 강력한 효과가 있습니다.

"와! 선생님. 감사합니다. 그러면 경추 1번을 원래 위치로 회복시키는 방법이라도 제가 실천하면 되겠네요?"

네. 하지만 이 목표 역시 전문가의 도움이 필요합니다. 혼자서 어설프게 시도하다간 오히려 건강을 망칠 수도 있기 때문입니다. 예를 들어 **'상부 경추 교정'**이라고 불리는 기술은 추나나 카이로프랙틱에서도 난이도가 높은 영역이어서, 비전문가가 함부로 시도할 수 없습니다.

"에이. 그러면 제가 스스로 할 수 있는 것은 아무 것도 없군요."

아뇨. 그래서 준비했습니다. 스스로 실천만 해도 반 이상은 목표 달성할 수 있는 비법을.

그건 바로 **<앞뒤 커브>**입니다.

아까 말씀드린 것처럼 척추는 앞뒤 커브 관리만 해도 대부분의 문제가 해결된다고 했습니다. 경추 1번 관리 역시 마찬가지로 앞뒤 커브만 관리해줘도 제법 도움이 됩니다. 그리고 그 방법은 매우 쉽습니다.

고개를 뒤로 젖히는 것.

이것만 습관적으로 하면 상당 부분은 해결됩니다.

"네? 그렇게 쉽다고요?"

아마 믿기지 않을 겁니다. 마치 공항에서 이 비행기를 타면 달까지 갈 수 있다고 들은 사람의 심정일 겁니다. 달까지 가는 비행기는 없으니까요.

하지만 거짓이 아닙니다. 단, 고개를 뒤로 젖힐 때, 효과가 좋은 동작이 따로 있습니다.

오직 한 동작만 자주 해 줘도 앞뒤 커브 관리는 상당히 좋아집니다.

그 동작은 바로 밑의 그림인 일명 <하늘 교감 자세>입니다.

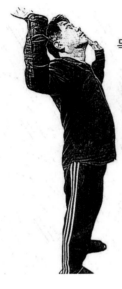

목 - 뒤로 젖힘

등-어깨죽지
가깝게

허리 - 뒤로 젖힘

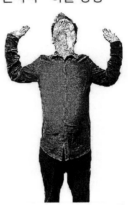

팔 - 팔꿈치 접은
만세 자세
손바닥 - 하늘 방향

<하늘 교감 자세>를 설명 드리겠습니다.

1) <앞뒤 커브>에서 경추의 문제는 대부분 고개를 앞으로 숙이는 생활 자
   세 때문에 발생합니다.

성인의 머리 무게는 평균 5kg 정도라고 합니다. 그래서 5kg을 기준으로
말하겠습니다.

당신이 고개를 15도 정도만 숙여도 앞으로 쏠리는 머리에 걸리는 힘은
12kg입니다. 만약 절반인 45도를 숙이면 무려 22kg의 힘이 쏠립니다. 아마
당신이 스마트 폰을 동작할 때의 자세는 대부분 이 정도 각도일 겁니다. 폰을
보며 심하게 숙이는 사람은 60도 정도도 숙이는데 이때는 무려 27kg의 힘이

들어갑니다. 이런 사람은 폰을 든 손을 거의 가슴에 붙이고 보는 동작을 취합니다.

자. 이런 자세를 한두 번도 아니고 매일 얼마나 길게 할까요?

이는 마치 줄다리기로 당신의 머리를 계속 앞으로 당기고 있는 것과 같습니다. 그러니 머리는 점차 앞으로 끌려 나가고 경추 커브는 앞으로 무너지게 됩니다.

그래서 당신은 머리를 뒤로 젖히는 스트레칭만 습관적으로 하더라도 경추 무너짐의 대부분을 예방할 수 있는 겁니다.

특히 경추 1번은 구조상 뒤로 미끄러지는 일은 거의 없습니다. 99%이상이 앞으로 미끄러지며 좌우가 틀어지거나 회전이 걸립니다. 그러니 고개를 뒤로 젖히는 동작으로 경추 1번의 이탈을 어느 정도 막을 수 있습니다.

2) 흉추는 견갑골인 양쪽 어깻죽지를 최대한 붙이는 것이 커브에 도움이 됩니다.

3) 요추 역시 상체를 뒤로 젖히는 자세가 커브에 도움이 됩니다.

이 세 가지를 복합적으로 실행하는 자세가 바로 <하늘 교감 자세>입니다. 이것은 손바닥을 뒤로 젖혀서 하늘을 향하도록 하여서 하늘의 기운을 받도록 하면 더욱 효과적입니다. 그래서 하늘과 교감한다고 해서 하늘 교감 자세라고 제가 이름 붙였습니다.

"선생님. 이 자세만 가지고는 부족하지 않습니까? 여러 가지 스트레칭과 운동도 시행해야 하지 않을까요?"

물론 좀 더 다양한 척추 스트레칭과 운동이 더 나쁠 리가 있겠습니까? 자세 교정까지 하면 금상첨화일 겁니다. "하지만 사람은 게으릅니다. 절대 다수의 사람들은 결코 작심삼일을 벗어나지 못 합니다. 여기에는 당신도 반드시 포함됩니다."라고 말하면 오기를 갖고 하시는 분이 생길 지도 모릅니다. 하지만 제가 이렇게 말씀드리는 이유는 많은 분들이 더 많은 다양한 방법을 하다가 결국 하나도 하지 않는 상태로 돌아가는 것을 너무나 많이 봤기 때문입니다.

차라리 한 동작만 습관화 시키는 사람은 평생 합니다. 그래서 제가 굳이 이 한 동작만 강조한 것입니다.

> 1단계 - 척추 두드리기 + 상하 진동 운동 = 하루 2회 이상 하기
>
> 2단계 - 하늘 교감 자세 = 습관화하여 수시로 하기

자. 이제 뇌척추 시스템의 생명력 활성화의 마지막 3단계가 남았습니다.

이것은 이 책의 하이라이트 부분이 될 겁니다.

1, 2 단계가 물질적인 관점이었다면 3단계는 정신 차원의 관점입니다. 이는 마치 2단계까지는 달을 가는 로켓을 만드는 과정이었다면, 3단계는 로켓을 발사해서 달까지 날아가 착륙하는 과정에 비유할 수 있습니다.

앞에서 뇌척추의 에너지 공명을 더 활성화하는데 두 가지 방법이 있다 했습니다.

1. 에너지 공명 저항을 없앤다.

2. 에너지 공명 신호를 더욱 증폭한다.

이 중 두 번째 원리가 3단계입니다.

<에너지 공명 신호를 더욱 증폭한다.>

이것이 3단계의 목표입니다. 그것을 실천하는 방법을 한 마디로 요약하면 이렇습니다.

<나에게 명령하라. 그러면 이뤄질 것이다.>

생명력의 스위치

· 두 번째 스위치 완성하기 ·

생명력의 스위치
두 번째 스위치 완성하기

파트 1 생명력의 확장 방법

<나에게 명령하라. 그러면 이뤄질 것이다.>

이건 마치 종교의 어떤 구절 같지 않습니까? 그러나 실제로는 이것이 <두 번째 스위치 완성>의 핵심입니다.

예를 들어 기독교의 성경에 "구하라. 그럼 얻을 것이다."라는 구절이나 불교에서 말하는 "모든 것은 마음에 달렸다.(一切唯心造)"라는 구절도 사실 **<강력한 힘을 지닌 어떠한 진리>**를 말하고 있습니다.

어쩌면 생명 활동을 포함한 당신과 관련된 모든 인생은 당신의 무의식 속에 강한 명령을 내리는 것에 달려있다고 볼 수 있습니다. (이에 대해서는 '더 룰'1권에서 말했습니다.)

"음. 마음속으로 '나의 생명 에너지를 증폭하라.'고 명령하면 되나요? 생각보다 아무 것도 아니네요."

하지만 사실 이렇게 하는 것은 아니라서 특별한 효력을 기대하기도 힘듭니다. 제대로 하는 방법을 설명 드리겠습니다.

앞에서 뇌척추 시스템은 정신의 안테나라고 말씀드렸습니다. 모든 사람은 태어날 때부터 이 기능을 **<무의식에서 가동>**하고 있습니다. 그러나 보통은 가장 기본 단계의 동작을 하고 있습니다. 만약 당신의 원하는 바를 이루고 싶다면 이것의 레벨을 올려서 증폭시켜야 합니다. 이 차이는 당신이 우주 최고의 슈퍼컴퓨터를 가지고 매일 인터넷만 하는 것에 비유할 수 있습니다. 만약 슈퍼컴퓨터를 이용해서 놀라운 신약만 개발해도 큰 부자가 되지 않겠습니까? 그런데 그 귀한 컴퓨터로 인터넷만 하면 얼마나 허무합니까? 이 비유 이상으로 뇌척추 시스템은 창조주가 당신에게 준 가장 강력한 보물입니다.

요령은 매우 쉽습니다. 컴퓨터 전원 스위치를 누르듯, 요령만 알면 됩니다. 어떤 사람은 태어나서 죽을 때까지 한 번도 제대로 가동하지 않았겠지만, 그 요령만 알아도 당신의 생명력은 몇 배나 증폭될 겁니다.

뇌척추를 따라서 느낌을 관찰하는데 그 경로를 알아야 합니다.

먼저 꼬리뼈에서 출발합니다. 그 뒤 엉덩이 뒤쪽의 골반, 척추를 따라 상승하여 뒷목을 지나 머리 정수리까지 올라오는 경로입니다.

> ### < 뇌 척추 안테나의 기능 증폭 기초 명상법 >
>
> 1. 앉아서 눈을 감습니다. 꼬리뼈에서 정수리까지 척추를 따라 느낌을 관찰하며 천천히 올라오세요. 이 과정은 길게 해도 좋지만, 딱 10초만 투

자하셔도 좋습니다.

2. 정수리에서 뇌를 꽉 채우는 빛을 상상하세요. 그 빛이 곧 당신의 생명력입니다.

이때 당신 자신에게 명령하면 됩니다. "나의 생명력은 아주 강력해진다."

3. 잠시 뒤 마음이 편안해지면 눈을 뜨시면 됩니다.

정말 간단합니다. 그런데 이것은 하나의 모범적인 방법에 불과합니다.

기존의 명상이나 도가, 요가, 종교에서는 각자 원하는 방식으로 응용하고 있습니다. 예를 들어서 요가에서는 차크라를 관찰하는 방식으로 응용하며, 도가에서는 척추의 혈자리를 관찰하는 방식으로 응용합니다. 저는 제 방식이 가장 좋다고 주장하지는 않겠습니다. 다만 제 방식이 가장 간단하며 부작용이 없는 방식 중 하나인 것은 분명합니다. 그리고 위의 방법은 기초 명상법으로, 저는 여기에다 다른 비결을 추가하여 주역의 형상을 발생시키는 **특수 명상법**을 씁니다. 간단한 팁을 드리자면 뇌와 척추의 공명 상태를 다르게 하는 단계를 추가합니다. 그런데 이것을 과학적으로 설명하려면 너무 길어져 생략하니 양해바랍니다.

아무튼 이렇게 척추를 따라 의식을 통과시키는 간단한 명상만으로도 당신의 뇌척추 시스템은 레벨이 위로 진화하기 시작합니다.

당신이 선호하는 것이 어떤 방식이든 좋으니, 우선 실천을 하세요. 그 다음 단계로 가장 중요한 것은 따로 있습니다. **근본적인 깨달음을 얻는 것이 마지막 완결**입니다.

근본적인 깨달음을 얻는 것과 관련해서는 파트 2에 자세히 밝힙니다.

이것으로 당신은 두 번째 스위치를 완성하는 방법을 얻었습니다.

> **1단계** - 척추 두드리기 + 상하 진동 운동 = 하루 2회 이상 하기
>
> **2단계** - 하늘 교감 자세 = 습관화하여 수시로 하기
>
> **3단계** - 빛의 명상 (척추를 따라 느낌을 상승하여 뇌에서 공명 진동)

파트 2 　생명력 빛을 확장하는 마지막 관문은 <깨달음>입니다.

1 우주 원리

이번 파트는 단순히 생명력에 관한 원리가 아니라 우주에 당신이란 존재가 생겨난 원리를 포함하고 있습니다. 다시 말해 우주에 당신이 생겨난 그 힘을 깨닫고 이용하면 당신의 생명력 또한 얼마든지 증폭시킬 수 있다는 겁니다. 당신의 정신적인 상태나 깨달음은 당신의 수명과 결코 무관하지 않습니다. 그러니 생명의 룰에서 이 주제를 언급하지 않을 순 없습니다.

우주에 당신이 생겨난 원리는, 우주에 만물이 생겨나는 원리이기도 합니다.

"선생님. 이제 하다, 하다 만물이 생겨난 원리까지 알아야 하나요? 그건 과학자들도 제대로 알지 못하는 어려운 영역이 아닌가요? 이 책 읽다가 제가 만물박사가 될 지경입니다."

하하. 거창하게 말했지만 실제로는 간단하니 걱정 마세요.

"만물이 생기는 원리?"

기억력이 좋으신 분은 기억하실 겁니다. 책 앞에서 우주에 모든 것은 새로 생기는 것도 없고 없어지는 것도 없으며 다만 모양이 바뀔 뿐이라고 했습니다. **모양이 바뀌면서 어떤 물질이 되었다가 그냥 무형의 에너지로 사라졌다가, 또 다른 물질이 되었다가를 반복합니다.**

모든 재료는 우리 우주가 생길 때 이미 다 있던 것이라는 말입니다.

그렇다면 처음에 모든 재료는 어떻게 해서 생겼을까요?

이것은 '우주가 어떻게 생겼을까'라는 질문과 동일합니다.

그러니 우주가 생기던 때로 돌아가 볼까요?

성경에서는 하나님이 "빛이 생겨라."고 말하면서 천지가 생깁니다. 말로 "빛!" 하고 외치니까 "빵!" 하고 우주가 생겼다고 상상하면 됩니다. 이와 유사하게 현대과학에서는 <하나의 빛과 같은 시작점>으로부터 출발합니다.

그러나 불교에서는 시작도 끝도 없는 원처럼 계속 돌고 도는 <순환하는 우주>로 보고 있습니다. 얼핏 보면 불교의 이론은 기독교나 과학과 대립되는 주장 같지만 이것도 잘못된 것이 아닙니다. 이에 대해서는 뒤에서 말씀드리겠습니다.

저는 '밑도 끝도 없이 무조건 믿어야 하는' 종교보다 과학으로 이야기를 풀어보겠습니다.

<하나의 빛과 같은 시작점>

이것을 과학에서는 137억 년 전에 일어난 '빅뱅'으로 부릅니다. 그런데 대다수 일반인들은 빅뱅을 '큰 폭발'로 잘못 알고 계시는데, 실제로 우주의 빅뱅은 폭발이 아닙니다. 무에서 유의 에너지 한 점이 생겨서, 우주가 아주 빠르게 부풀어 퍼지는 현상을 말합니다.

"에이. 선생님. 그게 바로 폭발이죠."

하하. 그런가요? 하지만 아닙니다. 왜 폭발이 아닌지 말하겠습니다.

핵폭발이든 가스탱크 폭발이든 모든 폭발은 최초의 폭발물이 사방의 공간으로 흩어지는 현상입니다. 만약 폭탄에 abc물질이 있다고 칩시다. 폭발하는 순간, a는 남쪽으로 10미터 이동하고 b는 서쪽으로 30미터 c는 북쪽으로 5미터... 이런 식으로 폭발 현상과 함께 뒤죽박죽 섞여서 **불균일하게 퍼지며** 공간을 이동합니다.

그러나 빅뱅은 우주의 별과 은하들이 **균일하게 서로가 멀어지기** 때문에 확장이라고 부릅니다. 마치 풍선을 부는 것처럼 우주의 공간 자체가 부풀어 오르는 겁니다.

여기까지가 현대과학의 정설입니다.

그런데 빅뱅 우주론으로도 아직 풀리지 않는 미스터리들이 있습니다. 그런데 이와는 별개로 최근에 대두되고 있는 우주론으로 **<시뮬레이션 우주론>**이 있습니다.

"시뮬레이션 우주론? 그게 뭔가요?"

우리 우주가 컴퓨터 게임과 너무나도 흡사하게 닮았다는 사실에서 출발한 이론입니다. 마치 가상현실처럼 우리 우주도 그럴 수 있다는 겁니다.

이 이야기를 듣자마자 아마 당신은 피식 웃으면서, 말도 안 되는 유치한 상상을 한다고 비웃을 지도 모릅니다. 그러나 이 시대의 최고 천재 중에 한 명인 일론 머스크도 시뮬레이션 우주가 절대 허구가 아니라고 주장합니다. 그는 사업가니까 공감이 안 가신다면 과학자들 주장을 봅시다. 여러 저명한 과학자들 역시 이구동성으로 이 우주론을 믿습니다. 그러니 한번쯤 흥미롭게 생각해볼만한 이야기입니다.

이쯤에서 묻겠습니다. 혹시 영화 '매트릭스'를 아십니까?

모른다고 대답하신 분은 어젯밤에 외계에서 오셨거나, 몇 십 년간 무인도에 갇혔다가 온 분일 겁니다. 그래도 모르는 분을 위해서 설명을 드리겠습니다.

영화 '매트릭스'는 1999년에 개봉해서 세계적으로 히트를 친 SF영화의 명작입니다. 키아누 리버스가 선 채로 뒤로 상반신만 눕혀 총알을 피하는 장면은 두고두고 기억되는 명장면으로 꼽힙니다. 이 영화는 개인적으로 제가 미치도록 사랑하는 영화이기도 합니다.

그런데 이 영화에 이런 장면이 나옵니다.

"빨간 종이 줄까? 파란 종이 줄까?"

어? 제가 대사를 잘못 입력했습니다. 저건 매트릭스에 나오는 대사가 아니라, 주로 귀신 영화에서 화장실에 등장하는 여자 귀신의 대사인데 말입니다. 다시 하겠습니다.

"빨간 약을 줄까? 파란 약을 줄까?"

물론 실제 영화에서는 '모피어스(로렌스 피시번)'가 '네오(키아누 리버스)'에게 좀 더 이야기를 풀어서 길게 말 합니다. 어쨌든 빨간 약을 먹으면 가상현실에서 깨어나 진짜 세계를 알게 되고, 파란 약을 먹으면 계속 가상현실에 남게 되는 중요한 선택의 장면입니다.

이 영화가 나올 때만 해도 가상현실은 소설이나 영화에서 나오는 주제에 불과했습니다. 하지만 그 동안 과학은 눈부시게 발전해서 가상현실이 성큼 다가왔습니다.

VR용 헤드셋, 안경 같은 도구를 통해 시각적인 가상현실은 이미 대중화 단계에 접어들었습니다. 그런데 만약 이런 헤드셋, 안경이 아니라 뇌에 칩을 삽입해서 오감을 100% 완전히 통제하는 가상현실 기술이 나온다면 어떻게 될까요?

당신은 깜깜한 관과 같은 공간에 누워 있습니다. 그런데 뇌로 연결된 칩에서 아주 현실과 똑같은 해상도의 화면을 시각 신경으로 제공합니다. 당신 눈에는 아주 생생한 풍경이 펼쳐집니다.

〈당신은 공룡 시대에 어느 밀림에 서 있습니다. 눈앞에 '티라노 사우르스'가 다가옵니다.〉

그런데 시각뿐만 아니라, 소리도 실제와 같게 청각 신경으로 들어옵니다.

〈티라노 사우르스의 낮은 괴성이 귀에 생생하게 들립니다.〉

심지어 후각, 촉각, 미각까지 모두 제공됩니다.

〈티라노의 비릿한 짐승 냄새가 코를 찌르고, 티라노가 입을 벌려 당신 발을 와락 무는 촉각이 듭니다.〉

그리고 운동신경을 중간에 가로채서 몸은 움직이지 않지만 감각 신경은 실제로 움직인다는 느낌을 제공합니다. 그리고 몸 내부의 여러 감각까지 고스란히 재현해서 뇌로 제공합니다.

〈당신은 비명을 지르며 온 몸을 비틉니다. 당신 발이 고기처럼 뜯겨나가는 엄청난 고통이 생생하게 느껴지고 잘린 다리 아래로 사방에 튀는 피가 보이며, 그리고 당신은 숨이 가빠지고 정신이 혼미해지기 시작합니다.〉

이 단계까지 진행되면, 당신은 이것이 현실이 아니라는 것을 어떻게 깨달을 수 있을까요? 외부 감각과 내부 감각을 컴퓨터 프로그램이 꾸며서 뇌의 칩으로 전달하는데, 이것이 진짜처럼 생생하게 느껴지기 때문에 절대로 당신은 현실과 가상현실을 구분할 수 없습니다.

물론 가상현실에 들어가기 전에 가졌던 기억에 의존해서 당신은 가상현실임을 자각할 것입니다. 그런데 만약 그 기억마저 차단하는 칩이라면 어떨까요?

이제 그 가상현실은 당신에게는 실제로의 현실이 되고 말 겁니다. 모든 것이 너무나 생생하고 의심할 근거가 없기 때문입니다.

이제 처절한 공포의 상황은 현실로 인식됩니다.

> ⟨끔찍한 통증으로 몸서리치며 당신은 티라노에게 잡아먹힙니다. 결국 죽습니다.⟩
> 그리고 죽음과 함께 깨어납니다. 이제 가상현실이었다는 것을 깨닫습니다. 그래서 당신은 안도의 한숨을 쉽니다. 당신 몸은 멀쩡합니다. 가상현실 기기인 어두운 관에서 나와 진짜 현실 풍경에 적응합니다. 당신에게는 게임 속 공룡 시대가 아닌, 현대 문명의 한국 거리가 펼쳐집니다.

이렇게 된다면 영화 매트릭스와 흡사합니다. 마치 꿈과 같은 가상현실에서 깨면 진짜 현실과 마주하게 되는 겁니다.

이런 게임이 실제로 나온다면 이 <공룡 시대> 게임은 **<1인칭 가상현실 게임>**입니다. 당신만이 진짜이고 공룡 시대 속에 보였던 존재는 모두 'NPC(프로그램이 조종하는 캐릭터)'입니다. 당신을 잡아 삼킨 티라노는 물론이고 지나가는 원시인, 또는 당신처럼 현대인 복장을 하고 다가와서 말을 거는 사람이 있었다고 해도 모두 허상이며 가짜입니다. 오직 당신만이 진짜여서 게임이 끝나고 나면 현실로 복귀하는 것도 오직 당신뿐입니다. 그래서 이걸 당신이 1

인칭으로 겪는 게임으로 분류됩니다.

그런데 시뮬레이션 우주론은 이런 의문을 제공합니다.

"만약 <공룡 시대> 게임이 아니라 현재의 당신이 <지구 문명> 게임을 겪는 중이라면?"

이게 무슨 말인가 하면, 지금 책을 보고 있는 당신은 어쩌면 시뮬레이션 게임 속에 있을 지도 모른다는 말입니다. "당신이 보고 있는 하늘과 땅, 차와 건물들. 사람들. 그리고 지구 위의 모든 생물과 존재들. 심지어 달과 태양, 저 멀리 있는 은하까지도. 모든 것들이 너무나 생생한 미래 기술의 게임 속에 존재하는 것들이고 오직 당신만이 실재하는 것이라면 어떻게 구분하겠는가?"하는 의문입니다.

이게 사실이라면 당신만 진짜고 당신의 친구, 가족, 연인 모두 프로그램이 만든 가짜라는 말입니다. 이 가짜들은 너무 완벽해서 감정 반응과 대화를 나누는 수준으로는 구분할 수 없습니다.

그러나 이것들은 아마 그럴 리 없을 겁니다.

당신 스스로는 진짜 존재하는 존재라는 걸 알 겁니다. 그러면 타인은 어떨까요? 이 책을 쓰고 있는 저도 맹세코 정말 존재합니다. 그리고 당신 가족도 친구도 모두 실제 존재일 겁니다.

그러니 지금 현실이 1인칭 가상현실일까 고민하다간 정신병원에 갇히기 알맞습니다.

그런데 시뮬레이션 우주론은 이번에는 진짜 핵심 질문을 던집니다.

"만약 <1인칭> 가상현실이 아니라 <다중 접속> 가상현실이라면?"

게임을 전혀 해보지 않은 분은 '다중 접속'이라는 말이 낯설겠지만, 게임을 해 본 사람은 너무나 상식적인 단어가 '다중 접속'입니다. 다중 접속은 말 그대로 한 게임에 다수가 접속한다는 뜻입니다.

예를 들어서 '배틀 필드'라는 총을 쏘는 게임을 하는 분은 그 게임 속에서 수많은 실제 플레이어들을 만납니다.

자. 이제 진짜 흥미롭게 생각해볼만 합니다.

다시 가정해 보겠습니다. 지금 책을 보고 있는 당신은 <지구 문명> 시뮬레이션 게임 속에 있을 지도 모릅니다. 그리고 책을 쓰고 있는 저도 당신과 같은 시뮬레이션 게임 속에 있을 지도 모릅니다.

"우리가 보고 있는 하늘과 땅, 차와 건물들. 심지어 달과 태양, 저 멀리 있는 은하까지도. 모든 것들이 너무나 생생한 미래 기술의 게임 속에 존재하는 것들이고 오직 우리 정신만이 실재하는 것이라면 어떻게 구분하겠는가?"하는 의문이 여기에서 새로 생깁니다.

"에이! 선생님. 이렇게 생생하게 느껴지는 가상현실이 있을 리가 없잖아요, 모든 게 너무 세밀합니다. 우리 몸의 세포 숫자 하나까지 다 기억해서 그걸 다 데이터 오류 없이 계속 유지하는 게 컴퓨터 프로그램으로 가능하다고 생각하세요? 그리고 그게 잠시도 아니고 제 인생 내내 하루도 오류 없이 유지하는 게 가능할까요?"

네. 거의 불가능합니다. 하지만 우리 현대 과학은 1년만 지나도 엄청나게 발전하고 있습니다. 앞으로 10년, 100년 뒤의 기술 수준이 어떨지는 우리도 모릅니다. 만약 우리 인류 문명보다 100만년 더 발달한 문명이 있다면 그 기술 수준은 과연 어떨까요?

어쩌면 그렇게 고도로 발달한 문명에서 우리가 잠들어 있으며, 그 꿈속에서 <지구 문명>이라는 가상현실을 겪고 있는 것이 완전히 불가능하지만은 않습니다.

"선생님. 하하. 재밌는 가정이긴 합니다. 만약 그게 만에 하나 진짜라면 제가 죽는 순간, 어딘가에서 깨어나겠네요. 그리고 아. 여태가 꿈이었구나. 아니지. 가상현실 시뮬레이션이었구나 하겠죠?"

물론 그럴 수도 있습니다. 그 가상현실을 1회만 겪도록 설정되어 있다면 말입니다.

그런데 만약 가상현실 인생을 24번 겪도록 설정되었다면 어떨까요?

죽고 나서 깼는데 다시 다른 아이로 태어나서 새 인생을 겪는 가상현실이 시작되는 겁니다. 또 그 삶이 죽고 나면 또 다른 아이로 태어나고, 죽고, 태어나고, 죽고, 태어나고...

이거 어디서 많이 들어본 이야기 같지 않습니까? 네. 불교의 <윤회론>입니다. 심지어 불교에서는 이 세상이 모두 가짜, 허상이라고 말합니다. 이 주장만 놓고 보면 영락없이 딱 맞아떨어집니다.

> "모든 것은 식(識)뿐이고 경계는 없다. 육진(六塵)이 없는 것인데 허망하게 있다고 보는 것은 사람의 눈에 병이 나면 헛것이 보이는 것과 같다."
>
> (불교의 경전)

<유식론>이라는, 조금 전문적인 불교 이론입니다. 식(識)은 '의**식**'과 '무의**식**'할 때 쓰인 글자이며, 안다는 뜻입니다. 내 마음이 **나와 외부를 구분하고**

인식하여 아는 것을 말합니다.

눈과 코, 혀, 촉각, 의식 등의 **감각 기관**을 통해 **외부의 색과 소리, 향기, 맛, 촉감, 그리고 어떤 법칙**을 있다고 여기게 되는 것을 식(識)이라고 합니다.

그런데 **외부의 색과** 소리, 향기, 맛, 촉감, **그리고 법칙의 원리**. 이렇게 **여섯 가지는 원래 없는 티끌 같은 것(=육진(六塵))**인데 환각으로 인해, 있는 것처럼 생각하게 된다는 뜻입니다.

없는 것을 마치 있는 것 같이 표현하는 티끌.

가령 모니터의 픽셀을 예로 들겠습니다. 이 픽셀들이 아주 작아질수록 우리는 픽셀이라는 것 자체는 인식하지 못합니다. 픽셀이 작아질수록 해상도가 높아져서 마치 실제 풍경처럼 느끼게 됩니다. 너무나 생생한 풍경을 느낀다고 해도 모니터의 화면이 실제 현실은 아닙니다.

아마 모니터가 아니라 유리창 뒤에 그런 초미세 픽셀을 설치하고, 아주 높은 해상도의 화면을 보여주면 당신은 바깥의 실제 풍경을 유리창 너머로 보고 있다고 인식하게 될 겁니다.

유튜브 영상을 보면 어떤 몰래 카메라에 이런 실험을 한 적이 있습니다. 면접을 보고 있는 사람에게 면접관 뒤에 있는 큰 창문이 노출됩니다. 물론 이것은 창문이 아니라 고해상도 모니터입니다. 그런데 면접 도중에 창문에 이상한 장면이 보입니다. 바깥 풍경의 빌딩 너머로 보이는 하늘에서 불타오르는 유성이 나타나서 이 빌딩을 향해 쏟아지듯 떨어집니다. 면접을 보던 사람들은 혼비백산을 합니다. 영락없이 현실로 생각되기 때문입니다.

이 모니터나 유리창의 픽셀이 바로 시각적인 '티끌'에 해당합니다.

그러나 우리의 현실 세계는 모니터로 이뤄져 있지 않습니다. 현실 세계를 표현하는 진짜 티끌은 '소립자'입니다. 즉 소립자는 **외부의 색과 소리, 향기, 맛, 촉감, 그리고 어떤 법칙. 이렇게 여섯 가지를 표현하여 원래 없는 것을 있게 여기는 또다른 픽셀** 같은 것이며, 결국 이것으로 인해 '우리의 정신'은 '물질의 실체'가 있는 것으로 착각하게 된다는 뜻으로 해석할 수 있습니다.

물론 이런 불교 이론이 시뮬레이션 우주론을 지칭하는 것은 아니겠지만, 어쨌든 물질세계는 실재하는 것이 아니며 가상이고 허상인데, 우리가 진짜라고 여긴다는 주장입니다.

그럼 다시 시뮬레이션 우주론 이야기를 이어가겠습니다.

"선생님. 어쨌든 24번 겪도록 설정되었다면 사람이 24번째 죽었을 때는 진실을 알게 되겠네요?"

그렇겠지요. 그런데 만약 24번이 아니라, 1만 번, 100억 번 정도로 설정되었다면요?

"아. 그럴 리가? 너무 오래 걸리겠네요. 그래도 언젠가는 100억 번이 끝나면 알게 되겠죠?"

네. 그런데 만약 100억 번이 아니라 무한히 계속 되풀이 되도록 설정되었다면요?

"에이? 애초에 무한 반복되는 가상현실 게임을 누가 합니까? 이 현실이 시뮬레이션 게임이라면 이 너머에 있는 제 본체가 그런 어처구니 없는, 무한한 게임을 시작할 리가 없지 않겠습니까?"

당신도 그렇게 생각하실 겁니다. 현실에서는 끝도 없는 게임을 시작할 정신 나간 사람은 아마 없을 겁니다.

그러나 이것이 사실 본인이 좋아서 하는 게임이 아니고, 강제적으로 내려진 **벌**이라면 어떨까요?

우리 현실에서는 중죄를 지은 사람에게 사형이나 무기 징역을 내립니다. 비슷한 개념으로 고도의 문명세계에서 죄를 지은 사람에게 사형 대신 이런 벌로 세상과 격리를 시킨다면? 그리고 그 사람의 성품이 완전히 맑아지고 가치관이 달라져서 그 사회에 어울리게 근본이 변하는 경우에만 무한 반복 재생을 멈추고 복귀시키고 그렇지 않으면 영원히 반복하는 시뮬레이션 가상현실이라면 어떨까요?

이렇게 가정하면 조금 진지해집니다.

불교에서 말하는 **윤회하는 원인**은 '업(業, karma)'입니다.

-인생은 고통이다. 이것은 우리를 사로잡은 업에서부터 시작된다. 이 업은 해탈할 때 비로소 없어지며 그래야만 윤회를 멈추고 이 인간계를 벗어날 수 있다.-

불교의 주된 주장입니다. 인생은 고통이라는 말은 많이 들어보셨을 겁니다.

인간은 태어날 때부터 죄의 '인과관계' 사슬에 얽매여 태어나는데 이것을 업이라고 부른다고 합니다. 그리고 이 강력한 사슬을 벗어나는 유일한 방법이 해탈, 즉 깨달음이라고 말합니다. 그 깨달음을 얻으면 행복하게 인간계에서 계속 살아가는 것이 아니라, 이 인간이 사는 우주를 벗어난다고 말합니다. 이런 해탈을 부처가 되어 열반하는 완전한 깨달음, 즉 '무위해탈(無爲解脫)'이라고 부릅니다.

앞의 가정과 연결해서 생각해보면, 참으로 묘하게 들어맞지 않습니까?

그런데 이러한 주장은 불교만 하는 것이 아닙니다.

기독교나 천주교와 같은 하나님을 믿는 종교에서는 공통적으로 **모든 인간**

은 '원죄'를 타고 난다고 합니다.

생각해보세요. 갓 태어난 아기에게, "넌 죄를 지었어. 사형!" 이런 판정을 내리는 영화가 있다면 관객은 난리칠 겁니다. 세상에 태어나자마자 그 애기가 무슨 힘이 있어서 큰 죄를 짓겠습니까? 우리 인간의 관점에서 보면 그러합니다.

그러나 기독교에서는 이미 부여된 죄를 가진 채 인간으로 태어난다고 말합니다. 불교에서도 이미 부여된 업을 가진 채 인간으로 태어난다고 말합니다.

이러한 점들은 아까 한 가정과 묘하게 맞닿아 있습니다.

기독교에서 인간이 원죄를 가진 이유를 이렇게 설명합니다.

성경의 창세기를 보면 낙원에서 아담과 이브는 **창조주가 만든 규칙**을 어겨서 쫓겨났다고 합니다. 그게 저 너머 세상에서 규칙을 어겨서 이 우주로 추방되었다는 '시뮬레이션 가설'과 전혀 동떨어진 내용은 아닙니다.

그리고 기독교에서는 신에 대한 완전한 믿음만이 구원을 주며, 하늘나라인 천국으로 갈 수 있다고 말합니다.

물론 기독교와 불교는 관점에 큰 차이가 있습니다.

기독교는 한번 태어나서 **죽으면 바로 심판**을 받는다합니다.

불교는 심판 대신, 인생을 반복해서 겪으며 **업이라는 복잡한 체계의 우주 점수가 가감**된다고 합니다.

기독교는 우주 시스템에 인간을 투입한 **절대자에 대한 믿음과 순종**만이 탈출구라 말합니다.

불교는 **자기 깨달음의 완전한 변화**만이 이 시스템의 탈출구라고 합니다.

이것은 시뮬레이션 우주론을 떠나서 인생에 한번쯤은 진지하게 생각해볼 주제입니다. 왜냐하면 지구상에 존재하는 모든 종교의 동일한 관점이기 때문입니다.

흔히 세계 4대 종교라 하면 **기독교(천주교 포함), 불교, 이슬람교, 힌두교**를 말합니다.

2023년 기준으로 신자 수가 기독교 25억, 이슬람교 18억, 힌두교 11억, 불교 5억으로 합이 거의 60억 명입니다. 세계 인구 80억 명 중에 종교인이 60억을 조금 넘습니다. 그러니 4대 종교가 종교인의 거의 전부인 셈입니다.

이 중에 이슬람교는 기독교와 유사하게 사후에 심판을 받아 천국과 지옥으로 간다고 봅니다. 힌두교는 불교와 유사하게 사후 윤회를 더 믿는 종교입니다.

세상의 종교 중에 "사람은 우연히 생겨난 존재로, 당신이 착하게 살든 나쁘게 살든 신을 믿든 신을 불신하든 아무튼 어떤 인생을 살든 간에, 죽으면 영혼도 없어지고 몸은 그냥 입자로 흩어져서 영원히 없어진다."라고 말하는 종교는 거의 없습니다.

절대 다수의 종교가 둘 중에 하나를 주장합니다.

기독교처럼 우리가 살아가는 동안의 행동과 마음가짐에 따라 **사후에 절대자의 심판**을 받고, 그 결과로 지구의 **인간 세상과 분리**되는 어떤 곳으로 가는 경우.

불교처럼 우리가 살아가는 동안의 행동과 마음가짐에 따라 **사후에 어떤 힘에 이끌려** 지구의 **인간 세상으로 다시** 오는 경우.

그런데 둘 중 어느 것이라도 현재의 지구에서의 당신 인생은 어떤 시험과 같은 셈입니다.

그것도 당신의 끝없는 미래가 모두 걸린 엄청난 시험입니다.

아무튼 어느 종교의 주장이 맞는지, 아니면 모든 종교가 틀리고 인간은 우연의 산물이라서 죽으면 티끌로 사라지는 지는 우리가 죽어봐야 알 것 같습니다.

다시 주제를 시뮬레이션 우주론으로 돌리겠습니다. 다른 세상에서 죄를 지어서 벌로 이 세상의 가상현실을 겪는 가설을 말하던 중입니다.

"선생님. 저는 사형 같은 벌을 받을 만큼 제 자신이 그렇게 나쁜 존재라고 생각되지 않습니다. 그리고 저희 어머니는 너무 착해서 평생 벌레 한 마리도 못 죽이셨는데, 이 세상으로 추방될 만큼 악하다고요?"

많은 분이 이렇게 생각하실 겁니다. 저도 제 주변에 정말 선한 분들을 많이 봤습니다.

먼저 윤회설 관점으로 말하겠습니다. 반복된 윤회를 거치면서 많이 교화된 영혼은 선하고, 윤회를 시작한지 얼마 되지 않아서 덜 교화된 영혼은 악하다고 보면 얼핏 이해가 빠를 것 같습니다.

이렇게 보면 <같은 인간인데도 히틀러나 연쇄 살인마 같은 악한 사람과 남을 위해 희생하는 선한 사람이 왜 생기느냐> 하는 근본적인 의문에 대한 하나의 대답이 될 수도 있습니다.

맹자가 주장한, 사람은 원래 선하게 태어난다는 성선설(性善說)과 순자가 주장한, 사람은 원래 악하게 태어난다는 성악설(性惡說)은 아직도 풀리지 않는 철학의 대논쟁입니다.

두 번째 심판설 관점으로 말하겠습니다.

이 경우에 다른 세상에서 죄를 지은 것이 꼭 흉악한 심성으로 인한 범죄가 아니라, 그 사회 체제에 반하는 사상이나 행동 유형 때문에 온 것이라고 하면 어떨까요? 그렇다면 심성이 선한 사람과 악한 사람이 섞여서 들어올 수 있지 않습니까?

구약 성경을 보면 인간이 낙원에서 쫓겨난 이유가 선과 악을 아는 **'선악과'**를 먹어서 입니다. 비유일 수도 있지만 하필이면 창조주의 제약이 선악과였을까요? 우리 인간 기준에서 보면 선과 악을 알게 되는 것은 나쁜 것이 아닐 것 같은데 말입니다.

저는 그것이 지구의 인간으로 오기 이전의 어떤 사회에서 **'사회 체계나 믿음 또는 가치관에 대해, 선과 악을 나누는 사상을 가지게 되어 잘 잘못을 따지게 되는 것'**에 대한 비유로 해석할 수 있다고 생각합니다. 그런 구성원들은 그 사회 체계를 무너트리는 암적인 존재가 될 거니까요. 이것이 비유라면 아담과 이브가 선악과를 먹고 기존의 자기 모습에 부끄러워하는 것도, 기존 체계나 가치관을 잘못되었다고 여기게 되는 태도 또한 같은 맥락의 비유로 볼 수 있다고 생각합니다.

그래서 사후 심판의 기준이 **일반적인 선악의 행동을 많이 했는가 보다 절대자에 대한 믿음이 더 중요**하다고 여기게 되는 것 같습니다. 인간이 살면서 저지른 악한 행동과 원죄는 진심으로 뉘우치면 절대자가 용서해주지만, 절대자에 대한 불신만큼은 용서받지 못하는 교리들이 이렇게 가정하면 이해가 갑니다.

물론 성경에 대한 해석은 종교의 민감한 문제에 해당하기 때문에, 제 생각이 옳다고 주장하지는 않겠습니다. 다만 우리 현실이 시뮬레이션 우주에 해당될 경우에는 그럴 수도 있지 않느냐는 가정을 해보는 겁니다.

시뮬레이션 우주론에 교화 과정이 나왔으니 가정 하나를 더 하겠습니다. 만약 죄인에 대한 교화가 아니라, 교육 과정 또는 분류 시험이라고 하면 어떨까요?

죄를 지어 벌을 받는 감옥 같은 가상현실이 아니라, 애초에 죄는 없지만 단련을 하기 위해서 거치는 교육용 가상현실이라면 어떠한가 묻는 겁니다.

비행기 조종사가 가상 프로그램으로 훈련을 거듭해서 기능이 늘어나듯이, 죄는 없지만 당신은 발전을 위해 이 우주라는 가상현실에 던져졌을 수도 있다는 말입니다.

망망대해에 힌트도 없이 던져진 존재처럼 우리 모두는 어느 날 태어나 보니 왜 태어났는지도 모르고, 죽으면 어떻게 되는지도 모르는 인생을 살게 되었습니다. 불확실하고 고통스러운 삶이 어쩌면 이걸 통해 영혼을 진화시키는 단련 프로그램일 수도 있지는 않을까요?

또는 가상현실 인생의 대응 방식을 보고 저쪽 세상에서 어떤 사회나 계급으로 배속시킬 것인가를 정하는 시험일 가능성도 존재합니다. 그렇다면 천국과 지옥은 너무나 직설적인 표현일 수도 있습니다.

그런데 만약 교육 과정, 분류 과정으로 가정하면 재미있는 사실이 있습니다.

어딘가에서 교육을 받으면 강사가 있는 게 일반적입니다. 만약 강사가 없다면 지침서나 교재라도 있게 마련입니다. 그러나 시뮬레이션 게임에서는 오히려 강사가 없는 게 일반적입니다. 교재도 없습니다. 다만 중간에 미션이나 힌트를 줘서 그 라운드를 완료하게 도와줍니다.

예를 들어 당신이 게임을 하는 상황을 보겠습니다.

"당신이 어떤 게임을 합니다. 어느 숲속, 텅 빈 마을에 들어갑니다. 아무도 없습니다. 그냥 여기저기 맴돌다가 게임이 끝납니다. 다음에 또 게임에 접속했지만 매번 아무도 없어서 맴돌다가 끝납니다."

현실에서 이런 게임은 없습니다. 일반적으로 게임에서는 빈 마을 어딘가의 물건을 건드리면 단서가 나옵니다.

"동쪽으로 난 길을 가서 만나는 첫 무덤을 파헤치면 당신이 원하는 검을 얻을 겁니다."

이런 식으로 단서를 얻어서 당신을 게임의 방향대로 진행합니다.

이렇게 보면 우리의 세상에도 그러한 힌트가 존재합니다.

과학자들은 자연의 현상에서 힌트를 발견하고 종교인은 경전에서 힌트를 발견합니다. 일반인은 무의식을 통해서 발견하는데 꿈에서 보거나 살다가 문득 깨닫기도 합니다. 그러나 어떤 사람들은 그 중요한 힌트를 보고도 힌트임을 깨닫지 못하고 삽니다.

우리 세상은 창조주가 직접 나타나서 강의를 한다거나 하늘에서 <인생 설명서>라는 교재가 뚝 떨어지는 일이 없습니다. 그래서 사람들은 이 세상의 창조주가 없고 인생의 목적이 없다고 생각하곤 합니다. 그런데 어찌 보면 이러한 진행 방식은 게임과 너무나 흡사합니다.

또 한 가지, 게임과 유사한 점은 **응답**과 **보상**입니다.

게임을 해보신 분은 알지만, 어떤 게임에서 관리자에게 의견의 메일을 보내면 직접 답이 없어도 어느 날 게임에 그것이 적용되어 있는 경우가 있습니다. 또한 게임에서 레벨이 오르면 보상이 지급되는 경우가 있습니다.

어찌 보면 우리 우주도 비슷합니다. **원하는 것을 반복하여 생각하면 그에 맞는 어떤 에너지가 교감이 되는 것이 응답이며, 당신이 특정한 방향으로 나아가면 그에 맞는 보상이 따라옵니다.**

2 응답과 보상

이것이 이 책에서 제가 시뮬레이션 우주론을 들먹인 가장 중요한 이유입니다. 사실 시뮬레이션 우주론 이야기는 흥미롭지만 그것이 사실이라고 믿는 사람은 거의 없을 겁니다. 하지만 이 우주가 시뮬레이션 우주이든 아니든 상관없이, 우리 우주는 마치 게임처럼 특정 생각에 대한 응답과 보상이 존재한다는 겁니다. 그리고 이것은 병의 치유나 수명, 또는 당신의 건강 상태에 큰 영향을 미칩니다.

ⓒ 응답

만약 당신이 원하는 바를 우주의 어떤 힘이 응답한다고 말하면 어떤 사람들은 공허한 상상이라고 비웃을 겁니다. 반면에 종교인들은 신의 '응답'을 떠올릴 겁니다. 종교인들은 위중한 병에서 기적 같이 회복되는 경우, 신이 자신의 기도에 응답해서 병이 나았다고 생각하곤 합니다. 하지만 과학자들은 그저 자연 현상에 불과하다고 말합니다. 과연 어떤 것이 진실일까요?

중요한 점은 외부의 어떤 신비한 힘이 간여했든 아니든, **본인의 간절한 생각이 치료에 분명히 영향을 미칠 수 있다는 사실입니다.**

그 원리는 제 책 <더 룰>에서도 설명을 했지만 이번에는 다른 관점에서 짚어 보겠습니다.

아까 우주가 생기던 때의 '빅뱅'을 말했습니다.

이야기는 다시 빅뱅에서부터 출발하겠습니다.

하나의 점과 같은 공간이 무서운 속도로 부풀어 오르면서 지금의 우주가 생겼다고 하는 것이 빅뱅 우주론이라 했습니다. 하나의 점일 때는 에너지만 있었는데 이것이 팽창하고 흩어지는 과정을 통해 **무형의 에너지가 유형의 여러 물질로 변하기 시작**합니다.

이 변화가 중요합니다. 사실 이 변화는 우주가 탄생할 때만 일어났던 것이 아니라 지금도 여전히 일어나고 있기 때문입니다. **<무형의 에너지가 유형의 물질로 변화하는 것.>** 이것이 우리가 주목해야 하는 변화의 원리입니다.

우리 우주는 창조가 끝난 것이 아니라 아직도 창조 중입니다. 이 사실을 일반인뿐만 아니라 많은 과학자들도 잊고 있는 것 같습니다. 사실 우주는 늘 창조 중이며, 아마 그 창조가 끝날 때면 우리 우주도 끝날 겁니다.

창조는 <무엇과 다른 새로운 것>. 즉 **<구분>이 생기는 과정**입니다.

우리 우주는 **구분**으로부터 시작됩니다.

아무 것도 없는 <무(無)>의 세계에서 **뭔가 존재**한다는 것은 주위와 **구분되는 무엇**이 생겼다는 뜻이겠죠?

이것을 시작으로 해서, 점차 좀 더 정교한 구분이 생깁니다.

가령 <무>에서 <무엇>이 생겼는데 바로 옆에 또 <무엇>이 추가로 생겼다면 어떨까요?

그 두 개가 서로 구분이 되어야, 비로소 다른 두 개가 존재하게 됩니다. 만약 구분이 되지 않으면 하나가 부피가 두 배로 늘어난 것에 불과하겠죠?

이렇게 우주에서 물질이 드러나려면, 첫 번째 단계는 <존재함>이고, 그 다음 단계는 <구분>입니다.

<구분>은 주위와 구별되는 **<특정한 힘>**을 지녀야 하는데. 그것은 <에너지 파장의 다름>입니다. 이것은 내부에 에너지 파장이 다르다는 것이며, 내

부의 정보가 다르다는 것입니다.

이러한 **<에너지 파장이 다름>**은 대부분 **<모양(구조)의 다름>**으로 드러납니다. (예를 들어 똑같은 탄소 덩어리이지만 탄소들이 육각형으로 결합한 구조는 흑연이 되고, 사면체 형태로 결합한 구조는 다이아몬드가 됩니다. 흑연과 다이아몬드는 동일한 재료로 만들어졌지만 오직 구조의 다름으로 구분된 물질입니다.)

이런 복잡한 우주의 변화의 법칙을 동양철학에서는 간단한 방식으로 다루는데, 이것을 <주역(周易)>이라고 합니다.

동양철학의 정수인 주역은 **<우주의 모든 것이 드러나는 방식>**에 대해 다루고 있습니다.

척추 이야기를 하다가, 당신에게 이것을 조금만이라도 알리려고 하는 이유는 생명력 역시 모든 것의 드러나는 방식을 그대로 적용받기 때문입니다.

주역은 당신도 한번쯤 들어보셨을 겁니다.

"주역? 하나도 모르는데요?"

주역을 모르더라도 당신은 '사상' 체질이나 '팔괘'는 들어봤을 겁니다. 팔괘는 우리가 익히 잘 알고 있는 태극기에 있는 4가지 모양이 팔괘입니다. 태극기에 표시된 팔괘는 건, 곤, 감, 리로 각각 하늘, 땅, 물, 불을 뜻합니다.

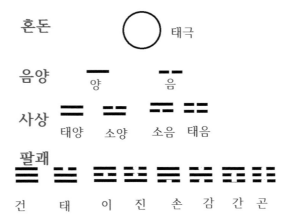

당신이 이 책에서 주역까지 자세히 공부할 필요는 없습니다. 다만 '통일된 하나(=태극)'가 음양으로 구분되고, 사상, 팔괘, 육십사괘 순서대로 세분화되는 과정이 있다는 것만 기억해 두세요.

<음양>이 다시 <음 중에 음양>, <양 중에 음양>. 이렇게 세분화되면 총 4가지로 <사상>이 됩니다.

쉽게 말해 최초의 출발은 태극이라는 혼돈 상태, 그래서 상태는 1가지입니다. 그리고 이 혼돈이 음양으로 구분되면 음과 양, 두 가지 형태로 나뉘어서 상태는 2가지입니다.

이 상태의 종류를 숫자로 표현하면 다음처럼 변해갑니다.

1(혼돈), 2(음양), 2×2(사상), 2×2×2(팔괘), 2×2×2×2... 의 형태로, ×2가 계속 생깁니다. 곱하기 2는 그 다음 단계로 음양 두 개가 각각 또 생겼다는 뜻입니다.

이렇게 주역을 들여다보면 모든 것의 변화는 결국 이진법으로 이뤄져 있습니다.

이진법?

수학을 배운 분들은 상식과 같은 개념이지만, 수학을 모르는 분을 위해 설명 드리면 우리가 평소에 사용하는 숫자는 십진법입니다.

0, 1, 2, 3, 4, 5, 6, 7, 8, 9. 이렇게 총 10개의 숫자기호로 표시하는 것을 십진법이라고 합니다. 가령 9보다 큰 수는 다시 저 숫자 중에 1을 불러와서 그 뒤에 0을 붙여서 사용하는 것이 숫자 10이죠. 이렇게 모든 만물의 숫자를 표시하는 것은 딱 10개의 숫자 기호만 필요합니다.

그런데 이진법은 딱 0, 1. 이렇게 두 개의 숫자로만 모든 만물의 숫자를 표시하는 방법입니다.

컴퓨터의 언어 체계는 이진법을 씁니다. 컴퓨터와 스마트 폰의 프로그램을 들여다보면 이진법, 즉 숫자 0과 1 두 가지만으로 이뤄져 있습니다.

예를 들어 당신은 키보드의 문자 a를 두드리면, 컴퓨터는 이것을 이진법 숫자로 바꿔서 받아들입니다. 만약 a가 컴퓨터 언어상에서 숫자 '01000001' 이라고 한다면 컴퓨터는 그저 이 숫자를 저장하고 출력하는 겁니다.

똑같은 방식으로, 당신이 바라보는 꽃의 모양, 색깔을 모니터 화면에 표현하는 것도 숫자 0과 1만 반복해서 표현합니다. 참으로 신기하지 않습니까?

평소에 당신이 컴퓨터나 스마트 폰으로 보는 동영상이나 사람의 목소리도 컴퓨터 속을 들여다보면 오직 0과1이 끝없이 나열되어 표시될 뿐입니다. 이 숫자 **0과 1의 반복이, 다른 형태로 구분되는 것**을 당신은 보고 듣는 것입니다.

그러니 어쩌면 우주는 실제로도 에너지 깜빡임의 두 가지 상태로 모든 것이 구현되고 있지 않을까요? **에너지가 불이 들어왔을 때는 입자가 되어서 유형의 물질이 되고, 에너지에 불이 나갔을 때는 흩어져서 형태가 없는 에너지가 되고. 이런 식으로 말입니다.**

사실 이런 관점으로 출발한 사상이, 주역의 음양 사상입니다.

주역에서는 모든 만물은 최초에 음과 양으로 기본 두 가지 형태에서 시작한다고 봅니다. 그것이 <+>와 <->가 되기도 하고, <유형>과 <무형>이 되기도 합니다.

이렇게 단순하게 보이는 주역이 실제로는 얼마나 우주법칙의 근본과 맞닿아 있는가 하면, 현대 과학의 최고 석학들이 그것을 증명하고 있습니다.

주역의 원리로 컴퓨터 개발의 문을 연 이가 '라이프니츠'입니다. 조금 전에 말한 것처럼, 우주 모든 만물의 정보를 간단히 숫자 0과 1 두 가지만으로 표현해 인류 문화에 혁명을 일으켰습니다.

양자역학의 아버지 '닐스 보어'는 주역에 영감을 얻어 원자모델을 발표했습니다. 그가 얼마나 주역을 신봉했는지, 팔괘가 그려진 옷을 입고 노벨상 시상을 받았습니다.

'아인슈타인'은 죽을 때 머리맡에 둔 책이 주역이라고 할 만큼 주역에 심취했다고 하며, 주역이 만물의 에센스 중에 에센스라고 평했다고 합니다.

스티븐 호킹 박사는 "양자역학이 지금까지 해놓은 것은 동양철학, 주역의 기본 개념인 음양과 태극을 과학적으로 증명함에 지나지 않는다."고 말한 바 있습니다.

아무튼 요즘 쓰이는 바코드도 주역의 원리이고, DNA의 2중 나선 구조도 주역의 64괘 원리라고 합니다.

"음. 선생님. 그럴듯하게 말씀하시지만, 주역은 제가 알기로는... 점을 치는 데 쓰이는 학문 아닌가요?"

맞습니다. 옛날부터 주역을 이용해서 미래를 예견하고자 점을 많이 쳤습니다. 주역은 우주 만물의 변화에 대한 학문이기 때문에, 이 법칙을 이용해서 미래의 변화를 예측하는 것도 주역의 활용법 중에 하나였습니다. 그러나 그것은 활용법 중에 하나였을 뿐, 주역의 본질은 우주 변화의 근본 법칙을 다루는 학문입니다.

앞에서, 주역은 **<우주의 모든 것이 드러나는 방식>**에 대해 다루고 있다고 했습니다.

제 9 장

> 주역이 발견한 만물의 변화가 드러나는 법칙은 이러합니다.
> 1. 현실의 변화가 있기 전에 무형의 에너지 변화가 먼저 있다.
> 2. 형상이 곧 그 에너지의 특징이다.

현실의 물질 변화가 일어나기 전에, 무형의 에너지 변화가 먼저 일어납니다. 물질은 정신의 설계도가 이끄는 대로 끌려서 에너지 조합이 되고, 그 다음 단계로 세상에 드러난다고 말했습니다. 물질 내면의 차원, 즉 정신의 차원에서 무형의 에너지 변화가 먼저 생기고, 그 뒤에 현실의 변화가 생기는 겁니다.

예를 하나 들겠습니다.

세간에 주역을 모르는 사람도 들어봤을 유명한 괘로, 화천대유(火天大有)라는 괘가 있습니다. 주역 64괘 중에 가장 좋은 흐름을 상징하는 괘 중에 하나입니다.

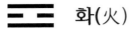 화(火)

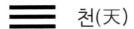 천(天)

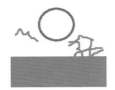

화천대유

하늘을 뜻하는 천(天) 괘가 아래에 있고 불을 뜻하는 화(火) 괘가 위에 있습니다. 그래서 하늘에 솟은 태양의 형상으로 해석합니다.

하늘의 태양?

얼마나 높고 좋은 위치의 상징입니까? 그래서 이 괘는 명예나 부를 얻고 목표하는 바를 크게 이룬다는 뜻을 지닙니다.

만약 내면의 세계에서 에너지가 이 패턴을 형성하면 그 이후에 당신에게 큰 성취의 일이 발생할 확률이 높아집니다.

그런데 이 패턴은 현실에서 당신이 **큰 성취를 이루기 전부터, 내면의 에너지 패턴으로 먼저** 성공의 구조가 **형성**되기 시작합니다. 이 점을 주목해야 합니다.

이때부터 미세한 흐름이 발생하며 먼저 영향을 끼치기 시작합니다. 그래서 초기 단계에서는 당신에게 사소한 행운들이 따른다든지 주위에 좋은 사람들이 모여들기 시작한다든지 하는 작은 사건으로 먼저 시작되곤 합니다.

같은 패턴의 에너지는 같은 유형의 수많은 일들을 창조합니다.

다시 말해, 작은 것에서부터 시작하여 점차 큰 것이 일어나는데, 최초의 작은 것들을 보통 '징조'라고 부릅니다.

아무튼 주역에서는 어떤 물질이나 존재의 내면 에너지가 움직이는 형상을 괘로 표현합니다.

자. 이제 첫 번째 원리를 인체에 적용해보십니다.
현실의 변화가 있기 전에 무형의 에너지 변화가 먼저 있다.
→ **인체에 변화**가 있기 전에 무형의 에너지 변화가 먼저 있다.

이처럼 병이 있기 전에 징조가 몸에 생깁니다. 전통 한의학에서 진맥이나 시각적 진찰 등을 통해 징조를 발견해서 큰 병을 미리 방지하고자 했습니다. 코로나처럼 갑자기 들이닥치는 전염병을 제외하면, 내부의 병은 거의가 징조를 보여줍니다.

그렇다면 이제 반대로 병이 들었을 경우에는 그것이 낫기 전에 먼저 **무형의 에너지 변화**부터 만들어져야 합니다. 그걸 인위적으로 만들어서 실제로 몸의 치유 효과를 일깨우는 것이 이번 파트의 목표입니다.

그 무형의 변화는 정신의 변화이며, 그것은 주로 뇌척추 시스템의 에너지 변화와 동반됩니다. 앞서 말한 차크라 같은 척추의 신비한 생명 에너지는 정신 에너지의 집중으로 활성화됩니다.

"선생님. 말씀은 좋은데 너무 추상적입니다. 정신의 변화가 먼저 있어야 한다니? 진짜 중한 병이 걸린 환자는 어떻게 하라는 말씀인가요?"

맞습니다. 현실적으로 짚어서 설명하겠습니다.

병이 들면, 누구나 다 낫길 원합니다. 특히 심각한 병으로 죽음을 앞둔 환자라면 잠을 자거나 깨어있을 때에도 병이 나을 생각만 합니다. 만약 생각이

제
9
장

현실에 큰 영향을 끼친다면 이런 사람은 잘 나아야 하지 않겠습니까?

어떤 책에서는 "간절히 원하면 이뤄진다."고 주장하고, "당신이 원하는 생각에 이끌려서 우주는 현실화시켜 준다."고도 말합니다.

그러나 현실은 그렇지 않습니다.

대부분은 물질적인 힘의 변화 과정으로 결판이 납니다. 환자가 아무리 발버둥 쳐도 정신력으로 인한 의외의 결과나 기적은 잘 일어나지 않습니다.

그러니 비판적인 사람들이 큰 소리 칠만 합니다.

"간절히 원해도 이뤄지지 않는다! 우주는 물질적 힘으로 움직일 뿐, 정신의 힘 따위는 없다고! 다들 비과학에 속지 마!"

과연 그럴까요? 정신의 힘은 미신과 같을까요?

아닙니다. 이것은 정신의 힘을 잘못 이해한 것으로, 오직 한쪽 방향만 본 겁니다.

불치병 환자가 간절히 치유를 원하면 그 생각의 힘은 강한 힘을 지닙니다. 그러나 다시 생각해봅시다. 그 환자에게 불치병은 왜 생겼겠습니까? 모두 힘의 인과 관계로 생긴 겁니다.

불치병 역시 엄청난 정신 에너지가 평생 동안 누적되어서 물질 현상으로 나타난 것입니다. 그러니 생각만으로 그 에너지를 초월해 물질 현상까지 바꾸려면 무척 힘듭니다.

무의식은 거대한 바다를 형성하고 있습니다. 하루에 생각을 수천, 수만 번을 하는데 그걸 평생의 날짜로 곱해보세요. 낫고 싶은 생각은 이 넓은 무의식의 바다에 돌멩이 하나 던진 격에 불과합니다. 게다가 만약 종교의 주장대로 <업>이나 <원죄>의 확고한 에너지까지 무의식에 존재한다면 그에 비해 치유의 생각은 진짜 사소한 몸부림에 불과하게 될 것입니다.

이제 왜 간절히 원하는 것이 무용지물일 수 있는지 아실 겁니다. 가로막고 있는 정신 에너지의 양의 차이가 비교가 안 되는 경우가 많습니다.

그렇다고 포기해야 할까요?

방법이 하나 있습니다. 그것은 소망을 핵폭탄과 같은 위력을 만들면 됩니다.

현실의 세계에서도 큰 바다에 돌을 하나 던지면 작은 물결이 일다가 사라지지만, 핵폭탄이 터지면 거대한 물결이 전체 바다를 지나 반대편 육지까지 밀려가는 쓰나미를 만듭니다.

그것처럼 강력한 위력의 소망을 만들어야 합니다.

핵폭탄 위력의 정신의 힘. 어떻게 만들까요?

확신.

원하는 것을 이루고 싶을 때, 가장 기본적으로 필요한 것은 확신입니다.

예를 들어서 당신이 볼펜을 떨어트릴 때, 그것이 땅에 떨어질 것이라고 생각할 겁니다. 이 생각에는 어떠한 의심도 지니고 있지 않습니다.

이것을 확신이라고 하며 흔히 종교에서 말하는 '믿음'의 정확한 개념입니다.

종교에서 기도가 효과적인 경우도 이렇게 한 치의 의심도 없는 상태로 믿고 생각하는 경우로, 그 힘이 엄청나게 강력해집니다.

이와 관련한 지식은 제 앞의 책 <더 룰 리치편>에서 자세히 말했습니다. 확신, 몰입, 프로그램화 등등 구체적인 방법들을 그 책에서 다 설명했기 때문에 여기에서는 겹치지 않는 몇 가지 핵심만 말씀드리겠습니다.

예를 들어 암 환자가 자신의 병을 낫기를 스스로 다짐합니다. 앞에서 거의 소용이 없다고 말했습니다. 그러면 어떻게 하면 더 나은 방법일까요?

우선 암이 낫는다고 마음을 먹는 것부터가 잘못된 출발입니다. 당신은 피부에 가볍게 상처가 났을 때, '상처가 낫는다. 상처가 낫는다.' 이렇게 열심히 명상하거나 생각을 거듭하지 않습니다. 당연히 나을 것임을 알기에 평소에 생각도 않습니다.

암도 이것처럼 해야 합니다. **암이 걸렸다는 것을 잊고 사는 사람처럼 생각 하세요.** 실제로 조사된 의학 통계를 보면 암 치료 예후에 대해 부정적인 사람이나 매우 긍정적인 사람이나 치료율은 거의 차이가 없다고 합니다. 다만 암을 잊고 평소처럼 사는 환자들이 치료율이 훨씬 좋다고 합니다.

이처럼 병원에 진료 받으러 가는 것 또한 당연히 낫는 과정을 위해 편하게 부담 없이 가는 겁니다.

당연히 낫는 것.

이 **확신을 마음속으로 입력**하고 그 뒤로는 잊고 노력의 스케줄대로 담담하게 사는 겁니다.

하지만 아직은 미약합니다. 핵폭탄급 위력은 근처도 못 갑니다.

그렇다면 핵폭탄 급 위력은 어떻게 해야 가능할까요? 위의 항목을 다시 보겠습니다.

주역이 발견한 만물의 변화가 드러나는 법칙은 이러합니다.

1. 현실의 변화가 있기 전에 무형의 에너지 변화가 먼저 있다.

2. 형상이 곧 그 에너지의 특징이다.

두 번째로, <형상이 곧 그 에너지의 특징이다.>라는 항목을 이용하는 겁니다.

무형의 에너지가 생기면 현실에서 **<기(氣)의 형상>**으로 드러납니다. 이 원리로 주역은 내면 에너지의 변화를 <형상>으로 이야기합니다. 앞서 말했던 괘가 그것입니다. 팔괘는 하늘, 연못, 불, 번개, 바람, 물, 산, 땅 이렇게 8가지 형상으로 이뤄졌습니다.

내면 에너지가 바뀌면 형상에도 변화가 생긴다고 합니다. 그리고 그 다양한 변화는 8괘가 아니라, 8괘가 두 개 붙은 64괘로 봅니다.

즉, 내부 에너지가 바뀌면 형상이 바뀌고, 반대로 형상을 바꾸면 내부 에너지에 영향을 줄 수 있습니다.

그래서 **당신이 해야 할 일은, 마음에 형상을 만드는 것**입니다.

"선생님. 형상이 뭔가요? 알듯 말듯 합니다."

네. 그럼 형상은 무엇일까요?

여기에서 말하는 **형상은 물질 이전의 하늘의 설계도**, 보이지 않는 기운의 설계도 같은 고차원적인 개념입니다. 그런데 이 설계도는 우리가 생각하는 비행기나 건물의 설계도와 같이 복잡한 그림 모양이 아니라 마치 **기호처럼 단순한 패턴의 에너지**라고 보시면 됩니다.

소립자가 마치 단순한 기호처럼 몇 가지 패턴으로 이뤄진 것과 흡사합니다. 물리학을 아는 분들은 아시겠지만 소립자 분류는 특이합니다. 예를 들어 쿼크라는 놈이 있습니다. 그런데 이름이 기묘 쿼크, 맵시 쿼크 등이 있습니다. 이게 혹시 쿼크라는 소립자가 진짜로 '맵시 쿼크'처럼 매혹적인 매력이 있는 쿼크가 있고, '기묘 쿼크'처럼 이상하게 구는 쿼크가 있어서 그럴까요? 아닙니다. 마치 기호처럼 쿼크 패턴에 이름을 붙인 겁니다. 물질의 최소 단위는 거의 기호만큼이나 아주 단순한 패턴의 에너지라고 보시면 됩니다.

마찬가지로 형상이라는 것도 "패턴이 우주에 드러날 때에는 마치 기호 같은 8가지 패턴으로 시작합니다. 그 변화가 일어날 때에는 8가지 패턴과 8가지 패턴이 서로 만나서 이뤄지기 때문에 8x8=64, 64가지 패턴으로 움직인다."고 보는 것이 주역의 이론입니다.

그러니 8괘는 단순한 기호 같은 상징이라고 보시면 됩니다.

예를 들어서 8괘 중의 택(澤)괘는 실제 연못을 말하는 것이 아니라, 다만 8개의 힘의 패턴 중에 그 성질이 연못을 떠올리면 가장 이해하기 쉬워서 붙인 이름입니다.

아무튼 주역 이야기는 길어지면 책 한 권으로도 모자라니 꼭 필요한 만큼만 하고 넘어가겠습니다.

그런데 사실 당신은 <형상>이라는 단어를 이렇게 고차원적인 의미로 쓰지 않고, 실생활에서는 <모양>, <이미지>라는 뜻으로 쓰고 있습니다.

실제로도 <형상>은 <모양>이나 <이미지>와 같은 그룹에 속하는 개념입니다. 다만 차이점은 앞에 말하던 <형상>의 개념은 **물질로 드러나기 이전의 기본 단위>**이고, <모양이나 이미지>의 개념은 <물질로 드러난 뒤의 복잡한 에너지 패턴>이라는 겁니다.

그래서 당신이 제일 쉽게 형상을 이용하는 방법은 이렇습니다. 어려운 8괘나 64괘보다 익숙한 개념인 <이미지>나 <모양>을 먼저 이용하는 겁니다.

❶ 이미지 이용법

이미지는 영어단어입니다. 그런데 번역하지 않고 말씀드리는 것은 그 단어가 설명에 가장 적합하기 때문입니다. 여기에서 이미지는 머릿속에 떠오른 어떤 그림이나 장면, 또는 느낌을 말합니다.

<이미지 이용법>은 당신이 이루고 싶은 장면이나 느낌을 생생하게 떠올리는 기법입니다.

"에이. 선생님. 제가 알기로는 그런 명상법은 이미 많이 있는 걸로 압니다. 저도 평소에 많이 해봤는데 아무 소용이 없던데요?"

맞습니다. 이미지를 떠올리는 명상법이나 소원 빌기는 너무나 흔한 방법입니다. 특히 "간절히 원하면 이뤄진다. 우주는 끌어당김의 힘이 있기 때문에 생각에 원하는 바가 끌려온다."고 주장하는 종류의 책들에서 모두 쓰는 방법이기도 합니다. 그런데 저도 그런 똑같은 방법을 말하는 것 아니냐고요?

엄밀히 말하면 출발점부터 다릅니다.

자. 이 방법은 출발점이 어떻게 다른지 말하겠습니다.

당신이 해야 할 일은 <앞으로 일이 벌어진 미래 중에서 원하는 미래를 선택>**하는 겁니다. 그리고 그 미래의 상황이나 장면을** <현재의 두뇌로 가져와서 강력한 <형상>으로 만드는 것>**입니다.**

바로 예를 들겠습니다.

지금 당신은 감기 기운이 있는지 몸에 조금 으스스하다고 칩시다. 이대로 두면 감기가 심하게 올 지도 모른다는 느낌이 듭니다. 이럴 때에 사용하는 기존에 방법들은 이러합니다.

"나는 건강하다. 나는 자고 일어나면 몸이 좋아진다."

이런 생각을 하는 것이 일반적인 끌어들임의 방법입니다. 기존의 더 세련된 방법은 이렇게 달라진다고 합니다.

<자고 일어나서 몸이 개운해지는 장면을 구체적으로 생생하게 상상>하는 겁니다. 그러면 우주의 끌어들이는 힘이 작용해서 나의 미래를 바꾼다고, 기존의 방법들은 말합니다.

그러나 **제 방법은 출발점이 아예 다른 발상**입니다. 1단계로 <자고 일어나서 맞이하는 미래들 중에 내가 제일 건강한 미래를 선택>하는 명상을 합니다. 그리고 2단계로 <그 장면의 생생한 이미지의 에너지를 현재로 끌고 와서 현재의 내 몸에 형상으로 입력>하는 명상을 합니다.

"선생님. 그게 그거 같은데요? 별 차이가 없어 보입니다."

천만에 말씀입니다. 그 차이는 큽니다.

무작정 원하는 바를 이루는 목표는 스스로도 막막합니다. 어쩌면 이뤄지지도 않을 **불확실한 미래를 자신의 생각만으로 바꿔야 한다는 부담감**이 생겨, 무의식에서 저항을 받습니다.

"나는 신이 아니다. 그리고 내 생각만으로 우주의 미래를 바꿀 수 없다."

이러한 의심이 무의식적으로 들곤 합니다.

이성적인 사람은 살면서 쌓인 경험으로 자기 생각 속 소망이 얼마나 무력한지 잘 압니다. 이런 내면의 경험을 일방적으로 무시하면서, '끌어들임'으로 미래를 바꾸려는 시도는 스스로의 확신을 결코 얻을 수가 없습니다.

아까 강조했듯이 <확신>과 <불확실>의 차이는, 발휘하는 정신의 힘에서 엄청난 차이가 생깁니다.

다른 예를 들겠습니다. 췌장암의 경우는 5년 동안 생존할 수 있는 확률이 대략 10%정도입니다. 10명 중에 9명은 5년을 버티지 못하고, 겨우 1명만이 살아남습니다.

만약 당신이 그 무서운 췌장암에 걸려서, 암이 낫는 명상을 한다고 칩시다.

기존에 가장 흔한 자기 암시 명상은 "나는 암이 낫는다."고 속으로 상상하는 방법이며, 이런 명상법은 하지 않는 사람에 비해 치료율에서 별 차이가 나지 않는다고 합니다.

그래서 그 다음 단계의 명상이 <암이 나아서 건강해진 자신의 모습을 생생하게 상상하는 방법>입니다. 이 경우에는 암이 걸린 자신의 미래를 스스로 바꾸는 시도인데, 막대한 부담감이 무의식에 자리 잡습니다. 즉 **우주의 미래를 자신의 생각으로 바꿔가는 느낌**입니다. 그렇게 될지 안 될 지는 막연합니다. 생존율이 10분의 1이므로 10개의 미래 중에서 단 한 개의 미래를 당신이 통과해야 한다고 생각됩니다. 과녁으로 치면 10개의 과녁을 모두 보며 그 중에 내가 원하는 과녁을 맞춰야하는 느낌입니다. 그러니 요행을 바라는 느낌 정도입니다. 애초부터 확신이 들기 힘든 설정입니다.

제 방법은 10개의 미래 중에 병이 낫는 1개를 선택해서 당겨오는 겁니다. **그 미래에서는 이미 그렇게 결정된 일이니 내가 바꿀 필요가 전혀 없습니다.** 단지 그 미래의 정보를 내게로 당겨오면 됩니다. 그래서 그 미래의 정보가 진동하는 파장과 나를 공명시키는 작업을 벌이는 겁니다. 즉 **미래 결정은 우주 법칙이 하고, 신이 하고, 보이지 않는 힘이 합니다. 그리고 나는 그 중에 가장 원하는 것에 최대한 안테나를 맞춰서 공명하는 겁니다.**

요즘 SF영화인 마블 영화를 보면 평행우주 개념이 가끔 등장합니다. 우주는 무한해서 지금 당신과 똑같은 존재가 같은 상황에서 다른 결과가 벌어지는 평행 우주가 무한히 존재한다는 겁니다. 쉽게 말해 어떤 우주에서는 당신이 죽고, 어떤 우주에서는 당신이 사는 겁니다.

미래도 마찬가지입니다. 미래는 확률이기 때문에 평행 우주처럼 각각 다른 미래 정보가 생겨났다가 없어졌다 합니다. 이런 이야기는 책이 너무 길어질 것 같아 요점만 말하겠습니다.

아까 우주가 움직이는 것에는 물질이 변화하기 전에 상위 차원에서 정신의 설계도가 먼저 생기고, 그 다음으로 형상 에너지가 생긴다고 했습니다. 그 뒤 물질의 변화가 일어납니다. 그래서 징조라는 현상도 생겨난다는 것도 말씀드렸습니다.

그 말을 뒤집어 생각해봅시다. 지금 당신의 현재에서 미래가 확정되지 않았다고 한다면, 당신에게는 여러 형상 에너지가 혼존되어 있다는 겁니다. 당신이 죽는 미래와 당신이 사는 미래의 정보가 겹쳐 있는 겁니다. (이것에 대해 양자 역학에서는 '슈뢰딩거의 고양이'라고 부르는 유명한 이론이 있습니다. 이 이론은 박스 안에 고양이가 있는데, 고양이가 살았는지 죽었는지는 박스를 열어봐야 압니다. 그렇다면 박스를 열기 전까지는 고양이는 어떤 상태일까요? 둘 중 하나로 결정되어 있어야 우리 생활에서는 상식적입니다. 고양이가 살았으면 산 것이고 죽었으면 죽은 거지요. 그런데 양자역학에서는 **박스를 열기 전까지는 고양이가 죽은 상태와 살아있는 상태 두 가지 모두가 중첩**되어 있다가 박스를 여는 순간 그 중 한 가지로 결정 난다는 식의 말도 안 되는 현상이 일어난다는 이론입니다.)

그 중에서 당신의 여러 상황 상 확률적으로 높은 결과의 형상 에너지가 점차 더 뚜렷하게 되어 미래의 주도권을 가져갑니다. 그리고 확률 상 낮은 결과의 형상 에너지는 살짝 나타났다가 사라질 수도 있습니다.

어쨌든 현재에는 미래의 정보 에너지가 여러 형상으로 살며시 겹치며 같이 생기는 겁니다.

결국 미래는 그 순간이 닥쳐야만 정해지는 것이 아니라, 현재에도 그 실마리나 예고편이 여러 형태로 존재합니다.

그래서 그 중에 당신이 가장 원하는 미래를 골라서 그 형상을 강화하는 것이 이 방법의 핵심입니다.

당신이 췌장암을 낫도록 미래를 결정하는 것이 아니라, 이미 당신 주위에 있는 형상 에너지 중에 <당신이 낫는 미래의 형상 에너지>를 강화하는 것에만 집중하면 되는 겁니다.

여기에서 중요한 핵심은 당신 주위에 **존재하는** 형상 에너지라는 점입니다. 그 말은 **당신에게 일어날 가능성이 있는 미래여야 한다는 겁니다.**

예를 들어 당신이 "고공의 비행기에서 낙하산 없이 맨 몸으로 뛰어내려서, 믿음의 힘으로 살아나는 기적을 보이겠다."는 헛된 망상을 한다면, 아무리 뛰어난 방법의 명상을 배워도 그런 미래에 대한 형상은 당신 내부에도 없고 우주 저편에도 없어서 절대로 이뤄지지 않습니다.

이번엔 <100억분의 1> 확률을 이야기해보겠습니다.

이 확률은 어디서 본 것 같지 않습니까? 기억이 좋은 분은 바로 '정자'를 떠올릴 겁니다.

하하. 앞에서 제가 당신이 정자였을 때 사람으로 태어날 확률은 거의 100억분의 1이라고 했습니다.

이게 얼마나 희박한 확률인지 당신은 잘 알 겁니다. 당신이 평생 로또를 산다고 해도 1등에 당첨되기 힘듭니다. 그런데 로또 1등 당첨 확률은 무려 8백만분의 1씩이나 됩니다. 100억분의 1에 비하면 너무나 높은 성공률입니다.

그러니 정자가 우리만큼 의식이 있다면 반드시 죽을 목숨이라는 것을 알게 될 겁니다.

어느 정자가 이 명상을 합니다. 자신이 난자와 무사히 결합해서 사람이 되는 미래. 이 미래의 이미지를 떠올리며 현재의 자신에게 형상으로 강화합니다.

그렇게 며칠이 지나 이 정자의 그 형상은 무려 1억 배나 강해졌다고 합시다. 성공 확률이 100분의 1로 변했습니다. 그래도 이 미래가 이뤄질 확률은 1%입니다. 즉 99% 실패합니다. 눈물 겨운 노력에도 실패로 끝맺고 말 겁니다. 아마 이것은 당신과 친했던 바로 옆에 있던 정자의 이야기일 수도 있습니다. 결국은 미래의 승자는 그가 아닌 당신이었으니까요.

그러나 웬만큼 위중한 질병도 이렇게 희박한 확률은 없습니다. 100억분의 1? 없습니다. 800만분의 1? 없습니다. 암 중에서 거의 보스급인 췌장암도 10분의 1입니다. 그러니 원하는 미래를 선택해서 그 에너지를 이미지로 당겨와 형상을 강화하는 방법은 충분히 해 볼만 합니다. 왜냐하면 **우리가 기적이라고 일컫는 사례들은 모두 그 기적이 일어나기 전에 그 형상이 강해지는 과정을 꼭 거치기 때문**입니다. 그것이 종교의 신이 주는 기적이든 개인의 믿음으로 이뤄낸 기적이든 상관없이 모두 동일한 과정을 거칩니다.

물론 이런 명상법으로 정신의 힘을 동원한다고 해도 성공한다는 보장은 어디에도 없습니다.

그러나 미래가 결정 나기 전까지, 당신의 성공확률을 이렇게 하나씩 하나씩 쌓아가는 것이 최선입니다.

어쨌든 지금까지 이야기한 방법은 **<이미지를 현실화>**하는 최선의 명상법입니다. 좀 더 상세한 실천 비결을 설명하고 싶었지만 책이 너무 길어지니 다음 기회에 밝히도록 하겠습니다. 한 가지 힌트를 드리자면, <이미지나 모양을 상상하는 것>이 아니라 그것보다 상위 차원인 **<주역의 형상>을 직접 이용**하면 더욱 효과적입니다. 예를 들어 <화천대유>라는 괘를 제가 괜히 설명드린 것이 아닙니다. <화천대유>가 바로 **형상 명상의 스위치를 켜는 결정적인 방법의 단서**이기 때문입니다. 또한 **<화천대유>의 형상은 <생존력의 끝판**

왕>입니다. 생명력이 극대화되어서 쓰러질듯 쓰러지지 않고 죽을 듯 죽지 않는 힘을 상징하기도 합니다. 질병의 치료뿐만 아니라, 인생에서도 정말 갖고 싶은 형상이라 할 수 있습니다. 위기에도 쓰러지지 않고 큰 소망을 이루는 힘을 상징하는 형상이니까요. 아무튼 <화천대유 명상법>과 그 원리를 설명하려면 우주론과 동양철학, 주역, 양자 역학을 깊이 있게 설명해야 하기에 다음 기회로 미루겠습니다.

어쨌든 기본 명상의 개념은 말씀드렸으니 그대로 하셔도 됩니다.

❷ 모양 이용법

<모양>은 <형상>과 같은 그룹이라고 했습니다.

내부 에너지 파장이 바뀌면 모양이 바뀌고, 또는 모양을 바꾸면 내부 에너지 파장에 영향을 줍니다. 내부 에너지가 바뀐다는 것은 기능이나 특성이 바뀐다는 뜻입니다.

예를 들어 관상도 이러한 원리에 착안한 철학입니다. 그러나 관상학이 정확한 해석을 한다는 의미는 아닙니다. 어떤 점은 맞고 어떤 점은 전혀 엉터리일 겁니다.

어쨌든 관상학과는 별도로, 당신의 얼굴 모양 역시 당신의 내부 에너지 정보를 반영한 것입니다.

생각해봅시다. 1차적으로는 태어날 때부터 갖고 있는 유전자 정보가 반영됐을 겁니다. 그러니 코는 아빠를 닮았다. 눈은 엄마를 닮았다는 등등의 말이 나옵니다.

그런데 똑같은 유전자를 지닌 일란성 쌍둥이가 늙어가면서 서로 얼굴이 달라지는 것은 왜 그럴까요? 생물학적 정보는 동일한데요?

그것은 살아가면서 쌓이는 내부 정보, 즉 에너지 파장이 서로 다르기 때문입니다.

결국 지금의 당신의 얼굴은 우연히 만들어진 모양이 아니라, 지금까지 쌓인 내부 에너지 파장의 합입니다.

그런데 만약 사고로 얼굴이 찌그러지거나 성형으로 얼굴을 고친다면 어떻게 될까요? 이번에는 역으로 모양이 내부 에너지 파장에 영향을 끼칩니다. 내부 에너지 정보에도 그 사고의 여파나 성형의 여파가 저장이 된다는 겁니다. 그래서 **성형을 하면 운명이 바뀝니다.**

이번엔 실제로 인체 현상에서 예를 들어보겠습니다.

모양이 변하면 그 특징도 바뀐다는 것을 뇌에서 보겠습니다.

뚱뚱한 사람들이 많이 먹는 것은 어디에서 비롯되겠습니까? 물론 식욕입니다.

그런데 이 식욕이 그저 정신적인 탐욕에서만 올까요? 아니면 습관일까요?

2023년 영국 켐브리지대 연구팀의 발표에 의하면 그것은 뇌의 식욕을 조절하는 부위가 부풀어 올라서 그렇다고 합니다.

비만한 사람들은 뇌의 시상하부라는 부위의 부피가 정상인에 비해 더 크다고 합니다. 특히 '식욕조절중추(Appetite Control Center)'가 훨씬 더 크다는 것이 밝혀졌습니다.

그런데 비만의 결과로 시상하부가 커진 것인지, 시상하부가 커진 사람이 음식을 더 많이 먹는지 그건 알 수 없다고 합니다. 연구팀은 이 두 가지 요인이 상호작용해 무한 반복(피드백 루프)을 일으킬 가능성도 있다고 합니다.

결국 **모양이 특징을 바꾸고 그 특징이 모양을 바꾸는** 순환이 생깁니다.

어쨌든 이러한 원리는 전체 몸의 모양에도 적용이 됩니다.

단순히 <마르고 뚱뚱하고>의 외형 차이에도 몸이 가진 파장이 바뀝니다. 그리고 **거북목, 일자목, 구부정한 걸음걸이 등등 당신의 몸이 표현되는 모양까지 모두 다른 에너지를 지닙니다.**

만약 운동을 해서 몸의 체형이 바뀐다면, 운동한 부위와 상관없는 건강 상태까지 달라질 수도 있습니다. 그러니 **당신에게 특정 질환이 반복된다면 생활 습관도 바꿔야 하겠지만, 몸의 모양을 바꾸는 것도 괜찮은 시도입니다.** 물론 운동으로 체형을 바꾸는 것이 반드시 좋은 효과로 반영된다는 보장은 없습니다. 특정 동작을 반복해서 생기는 관절 질환도 있으니까요.

이러한 현상을 관찰하고 통계적 의미를 붙였던 것이 동양철학의 골상(骨像)입니다. 골상은 뼈대나 동작을 보고 그 사람의 운명을 판단하는 관상학의 한 분야입니다.

골상의 주장이 모두 맞는지는 모릅니다. 하지만 체형이나 동작에 따라서 그 사람의 기운이 달라진다는 것을 옛날 사람들이 파악했다는 것만큼은 점수를 주고 싶습니다.

체형이나 골격 모양, 동작이 갖는 에너지 중에서 **척추 모양이 갖는 에너지가 가장 중요**합니다.

젊게 살고 싶거나, 질병 예방 치료를 원한다면 척추 모양에 공을 들여야 합니다. 단지 목이나 허리가 아프고 안 아프고의 문제가 아닙니다.

당신의 에너지가 달라지기 때문입니다.

그에 따라 **당신의 운명이나 수명도 달라진다**고 단언합니다.

⊘ 보상

당신 행동이나 마음에 대해 하늘이 보상을 내린다고 하면, 대부분 인과응보를 떠올릴 겁니다.

그러나 실제로 세상을 살펴보면 과연 인과응보가 있을까 의문을 가지는 경우가 많을 겁니다. 나쁜 일을 하고도 잘 사는 사람을 보면 특히 더 그럴 겁니다.

제가 지금 그러한 인과응보에 대해 말하려는 것은 아닙니다.

제가 말하는 <우주의 보상>은 다른 것에 있습니다.

그것은 **당신이 가는 길에 대한 보상**입니다.

그런데 앞에 말하던 법칙들과 달리 이 부분은 증명된 법칙이 아닌 저의 추측입니다.

우주가 우연으로 생성된 것이 아니라는 우주관을 기반으로 해서 나온 이론이기 때문입니다.

이와 달리 우주는 아무런 목적도 없이 우연히 생긴 것이라면 제 추측은 무너집니다. 시간이 지나면 우리는 그냥 사라질 지도 모릅니다. 신도 없고 내세도 없을 겁니다. 이 말은 인간을 창조한 신도 없고, 시스템도 없기 때문에 인간이 어떤 행동을 하든 벌이나 보상을 줄 주체가 없다는 뜻입니다. 우주의 먼지에서 태어나 먼지로 돌아가는 삶이라면 착하게 살든 나쁘게 살든 뭐가 달라질까요? 삶의 과정과 상관없이 결과는 똑같을 겁니다. 어떤 사람이 열심히 살거나 나라를 위해 희생을 하거나 도둑질을 하거나 살인을 하거나 결국 다 같은 먼지가 되는 셈입니다. 남을 구하다 희생했다고 해서 **예쁜 먼지**가 되거나 남을 때렸다고 해서 **더러운 먼지**가 되는 사소한 구분조차 없습니다. 그냥 똑같은 먼지로 될 뿐입니다. 그렇다면 뭐 하러 아등바등 열심히 양심적으로 살아

242

가야 할까요? 정말 허무한 인생과 우주가 아닐 수 없습니다. 이런 우주 이론을 <우주의 우연설>이라 부르겠습니다. 현대 과학적으로 <우주 우연설>의 가능성을 완벽히 배제할 수 없기 때문에 '보상 이론'이 추측이라고 말하는 겁니다.

그러나 인류 역사에 많은 현자들은 <우연설>은 정답이 아니라고 말합니다. 종교의 선지자들은 신을 믿으니 당연히 아니라고 주장하겠지만 다수의 과학자들과 많은 현자들이 우연설을 부정합니다. 과학이 첨단으로 발달할수록 발견되는 우주의 여러 현상들도 그러합니다.

우연설이 아니라면 뭔가가 우주 발생에 개입했다, 즉 창조주나 어떤 시스템이 관여해서 생겼다는 뜻입니다.

지금부터 펼치는 이야기를 들으며, 어떤 이론에 공감하실 지는 당신의 선택입니다

어떻게 탄생한 우주이든 간에, 우주 법칙은 당신의 행동과 마음에 대해 보상과 벌처럼 작용합니다.

그것은 **당신이 가는 길에 대한 보상**입니다. 보상의 기준은 크게 두 가지입니다.

바로 <속도와 방향>입니다.

❶ 속도

첫 번째로 우주의 <보이지 않는 힘>은 당신의 인생 속도에 따라 벌과 보상처럼 작용합니다.

"하하. 선생님. 이거 참 신선한 헛소리 같습니다. 살다 살다, 무슨 인생 속도에 벌과 보상이 있다니요? 차의 과속으로 벌금 내는 것은 봤어도 인생 속도에 대한 벌이 있다는 것은 처음 듣습니다. 시간은 누구에게나 공평한데 인

생에 또 무슨 속도 개념이 있습니까?"

아마 그럴 겁니다. 선과 악에 대한 보상이나 신의 믿음에 대한 보상은 들어 봤어도 속도에 대한 보상은 처음 듣는 개념일 거니까요.

우주의 법칙은 참으로 단순합니다. 앞에서도 제가 정신의 차원을 이야기 했지만 **우주의 모든 변화는 수학과 물리학적인 요소로 분석되며 당신의 인생 역시 그러합니다.**

예를 들어 당신의 인생 흐름을 알려주겠다는 동양철학의 사주팔자가 있습니다. 정식 명칭은 명리학(命理學).

애초에 사주팔자라는 명칭이 붙은 이유가, 사람이 태어난 시각인 연월일시가 각각의 기둥이 되어 총 4개의 기둥을 이루기 때문에 사주(四柱)라고 부릅니다. 그리고 기둥마다 두 글자가 붙기 때문에 총 8글자가 붙어서 팔자라고 부릅니다. 이를 테면 임진왜란이 일어난 <임진(壬辰)년>은 년에 임진 두 글자가 붙어 있습니다. 이 학문은 8개의 사주팔자 기둥에 속한 음양오행이 각각 어느 위치에 있고 또 그 힘과 배합을 따집니다. 그 과정을 통해 힘의 세기와 방향을 마치 수학이나 물리학처럼 분석해서 운명의 성질을 계산해갑니다.

"아! 알겠다! 선생님. 제가 어릴 때 '슈퍼 마리오' 게임을 했는데 그 게임에서 제가 캐릭터를 움직이는 방향과 속도에 따라 점수가 달라지는 것과 비슷한 개념인가요? 예를 들면 오늘 내가 어느 방향으로 움직이고 빨리 출발했는지에 따라 불교의 업처럼 어떤 점수가 붙나요?"

물론 아닙니다. 하하.

예를 들어 당신이 동서남북 어디로 움직이든, 뛰어가든 굴러가든 전혀 관계가 없는 개념입니다. 현실의 공간에서 움직임이 아니라 좀 더 고차원적인,

정신 에너지의 개념입니다.

그럼 결론부터 말씀드리겠습니다.

인생 속도에 큰 변화를 주는 <과속>과 <저속>이 있는데 바로 **<과욕>**과 **<무기력>**입니다.

'어? 과욕? 무기력?'

이제 이해가 가는 분들이 계실 겁니다.

인생에서 과속은 과욕으로 발생합니다. 이 과욕은 당신이 어떤 목표를 위해서 너무 힘을 쏟는 것을 말합니다.

"어? 선생님. 최선의 노력이나 의욕이 불타는 것은 좋은 것이 아닌가요?"

물론 어릴 때부터 공부에 최선을 다하고 회사의 승진이나 사업의 성공을 위해서 노력을 불태우는 것을 주위로부터 권장 받아왔습니다. 그것이 나쁘다는 것은 아닙니다. 그러나 당신도 알다시피, 지나친 것은 오히려 당신의 행복과 수명을 해칩니다.

과거에 제가 친했던 형님으로 대기업 임원 분이 계셨습니다. 이 분은 매일 미팅과 회의, 사적 만남까지 시간 단위가 아니라 몇 분 단위를 나눠서 스케줄을 잡던 분입니다. 그러다 어느 날 암에 걸렸습니다. 피부암인 <흑색종>으로 1년의 투병 끝에 기적 같이 회복했습니다. 제가 당분간 반드시 쉬면서 에너지를 비축하라고 조언을 드렸습니다. 그러나 이 분은 시간이 너무 아깝다며, 다시 예전과 같은 살인적인 스케줄을 잡았습니다. 그 뿐만 아니라 밤늦게까지 운동에 각종 공부까지 하며 잠을 줄였습니다. 자는 시간이 아까울 정도로 의욕을 불태웠습니다. 그러나 얼마 지나지 않아서 새로운 암으로 전이가 되었다는 진단을 받게 됩니다. 결국 전이된 암의 진행을 얼마 막지 못하고 안타깝지만 삶을 마감하셨습니다.

과연 이분에게 잠을 줄여가며 운동을 하는 목적이 무엇이었을까요? 공부를 하는 목적은 무엇이었을까요?

모두 미래의 더 나은 자신을 위한 투자였을 겁니다.

현재의 내가 없는데 미래는 과연 더 나은 시점이 올까요? 그때가 되면 더 나은 미래를 위해서 또 혹사를 하고, 또 혹사하고 그렇게 무한 반복되지는 않을까요?

어느 부자가 있었습니다. 그는 주식으로 100억 대의 부를 이뤘습니다. 그 정도면 얼마든지 인생을 누리고 살 수 있습니다. 그런데 그는 자신보다 많이 가진 사람들만 눈에 들어왔습니다. 하이 리스크, 하이 리턴이라는 말이 있습니다. 위험도가 높은 투자일수록 성공하면 그 수익도 크기 마련입니다. 일반적으로 주식보다 선물 옵션은 리스크가 더 크고 수익도 더 크게 벌 수 있는 분야입니다. 그래서 그는 주식에서 옵션으로 투자를 변경했습니다. 그러나 이것은 리스크가 크기 때문에 금액이 커질수록 베팅하는 사람의 마음은 타들어갑니다. 여유 자금으로 주식 매매하는 것과 전 재산으로 매매하는 것의 부담은 비교할 수 없습니다. 게다가 전 재산으로 주식하는 것과 옵션 매매하는 것은 천양지차입니다. 이 때 소모되는 정신 에너지는 상상을 초월합니다. 비유하자면 주식은 자신의 피를 뽑아 팔아서 먹고 사는 기분이라면, 옵션은 자신의 영혼을 불태워서 먹고 사는 기분이라고 말합니다. 그는 이 절벽 타는 곡예에서도 승승장구 돈을 불려나가다가 한방에 큰 손실을 입습니다. 그 뒤 이것을 만회하려고 무리한 매매를 하게 됩니다. 결국 그는 가진 모든 재산을 날리고 노숙자가 되고 맙니다.

만약 이들이 중용을 실천했다면 인생이 달라졌을 거라고 단언합니다.

주식 고수들의 이야기를 들어보면 의외로 체력이 재산 관리에 중요하게 작용한다고 합니다. 자신의 체력이 떨어지면 정신 에너지도 떨어지고 그러면 이상하게 매매도 맞지 않아 재산 손실을 본다고 합니다. 이는 이상한 현상이 아니라 <생각의 창조성>을 보면 너무나 당연한 이야기입니다. 체력은 정신 에너지와 분리된 것이 아니며, 정신 에너지 역시 나의 외부 장악력과 분리된 것이 아닙니다. 그래서 정신 에너지를 과도하게 사용해야만 외부의 성과를 거둘 수 있는 경우, 점차 정신 에너지와 함께 체력도 떨어지게 됩니다.

정신 에너지가 어느 규모로 있어야 생명 현상을 순조롭게 유지할 수 있습니다. 이것을 한꺼번에 쏟으면 인체의 균형 유지에 약점을 보입니다. 그 순간에 기가 막히게 보이지 않는 힘은 위기를 부여합니다. 이 인생의 위기는 질병이나 사고 또는 불운의 형태로 찾아오곤 합니다.

그런 불행을 막기 위해 필요한 것이 **<중용(中庸)>**입니다.

중용은 <극단 혹은 충돌하는 모든 결정(決定)에서 중간의 도(道)를 택하는 것>이라고 합니다. 이런 처세술이 반드시 바람직한 것은 아닙니다. 하지만 **인생의 길에서 적당함이 사실 더 오래 가고, 더 멀리 갈 수 있음을** 마음에 새겨야 합니다. 그 적당함이란 내 모든 것을 불태우는 수준에서 조금의 여력을 늘 남기는 것입니다. 체력도, 정신력도, 내부의 욕망도 마찬가지입니다.

많은 이가 어떤 위치로 올라가기 위해 정신 에너지를 몽땅 불태우는 것이 곧 자신의 생명력을 불태우는 것이라는 사실을 간과하고 삽니다.

최선의 노력을 하더라도, 여유를 남기는 중용을 지켜서 과속은 하지 말기를 권합니다.

이번에는 <저속>에 대해서 말하겠습니다.

아까 **<저속>**은 **<무기력>**이라고 말하는 순간, 당신도 내용을 짐작했을 지도 모릅니다.

"당연하죠. 무기력이라면... 며칠 정도는 괜찮아도 몇 달이고 아무 것도 안 하고 뒹굴뒹굴 누워서 지내면 당연히 건강에 안 좋겠죠? 그런데 몇 달을 뒹굴고 놀 수 있는 사람이 있긴 있나요? 드물 것 같습니다."

의외로 드물지 않습니다. 흔히 백수를 떠올리겠지만 중병 환자들도 여기에 속합니다. 중환자가 무기력한 것은 당연하다고 여기겠지만, 곧 어떤 차이가 있는지 이해가 가실 겁니다.

제가 말한 <무기력>은 <게으름>, <나태>등과 같은 동일선 상에 있는 개념입니다. 그러나 가장 핵심적인 뜻은 <의욕 부족>. <생각 없이 대충 사는 것>입니다.

아까 과속이 **<과욕>이었다면 그 대칭점은 <의욕 부족>**입니다.

그러나 단순히 <의욕 부족>이라 말하면 너무 광범위해서 대부분의 삶이 이렇게도 해석될 수 있기 때문에 조금 더 강한 의미로 <무기력>이라 말한 겁니다.

삶에 한계를 느끼고 의욕이 꺾이는 정도를 말하는 것은 아닙니다. 누구나 의욕이 넘칠 수는 없습니다. 그러니 정확한 개념은 밑의 설명을 보세요.

> **우주는 정체(중지)되어 있는 것을 변화시키려는 힘이 작용합니다.**

<주역>에서 가장 중요한 법칙을 꽂으라면 <모든 것은 변한다.>입니다.
이 법칙만큼은 우주 종말 때까지 절대로 바뀌지 않을 법칙이라고 말합니다.

질문 하나 하겠습니다. 영화나 게임에서 제일 쓸모없는 것이 무엇일까요?

무슨 뜬금없는 질문인가 하시겠지만, 그것은 **<아무 것도 하지 않는 캐릭터>** 또는 **<진행에 도움이 되지 않는 캐릭터>**입니다.

예를 들어 영화에서 당신이 주인공입니다. 당신은 적의 두목을 죽이기 위해 권총을 들고 달려갑니다. 그런데 거리에 쓸데없는 장사꾼들이 너무 많이서 당신에게 호객 행위를 합니다.

"화장품 사세요."

"세일하는 옷, 보고 가세요."

당신이 달리는 동안, 이런 의미 없는 대화 장면들이 무려 1시간 내내 이어집니다. 지겹습니다. 그러다 마지막 1분에 당신이 도착해서 적을 죽인다면, 이 영화는 완전히 망한 영화입니다.

게임도 마찬가지입니다. 적도 아니고 우군도 아닌 그런데 죽일 수도 없는 캐릭터들만 화면에 가득해서 게임이 진행이 되지 않는다면 게임을 고쳐야 합니다.

우리 우주가 만약 우연히 생겼다면 전혀 상관없는 개념입니다. 어떻게 살든 끝은 그냥 먼지일 뿐이고, 중간에 개입하는 무엇도 없을 테니까요.

그러나 만약 우주가 어떤 힘이나 존재에 의해 탄생했다면, 어떤 의도가 있을 겁니다. 시뮬레이션 우주 시스템이나 창조주가 만들었다면 우주를 재미로 만들지는 않았을 겁니다.

그렇다면 의도는 무엇일까요? 의도를 알아야 의도에 맞춰 살 텐데요. 그러나 정확한 대답은 우리 중 그 누구도 확답할 수 없습니다. 다만 현재까지 가장 가능성이 높은 대답은 현재 우주의 현상을 보면 알 수 있습니다. 그것은 **<진화>**입니다.

모든 것은 발전하여 더 높은 상태로 올라가고 있습니다.

생물은 진화하고, 의식 역시 진화합니다. 문명 역시 진화합니다.

물질도 처음에 단순한 수소만 있다가 점차 복잡하게 진화하고 있습니다. 인간에 의해 창조되었지만 지구에는 복잡한 물질인 플라스틱이 온통 넘쳐납니다. 우리가 알지 못하는 신물질이 새로 개발되어 우리 생활을 채웁니다. 단적으로 말해 무기물만 있던 우주가 복잡한 단백질 같은 유기물로 발전해서 생명체가 생긴 것조차 진화에 해당합니다.

복잡한 것이 단순해지는 것이 아니라, 우주의 진행 방향은 단순한 것이 복잡해지며 다양해지는 방향으로 나아갑니다.

시스템이나 신의 의도가 있었다면 분명히 우주의 움직임에 그 단서가 나타나고 있을 겁니다. 그래서 저는 그 의도를 진화라고 생각합니다.

<의식의 진화> = <깨달음>

우리는 정신을 지닌 고등한 생물체로 존재의 방향성은 <의식의 진화>입니다. 의식의 진화는 **깨달음**으로 얻을 수 있습니다.

다시 말해 당신은 인생을 통해서 깨달음을 얻어야 합니다. 그것이 신을 향한 신앙이든 자연에 대한 깨달음이든 어떤 형태라도 좋습니다.

깨닫지 못하면 이 우주의 '보이지 않는 힘'은 당신을 깨닫게 하기 위해서 끊임없이 자극을 줍니다. 좋은 자극, 나쁜 자극, 기쁨, 슬픔, 쾌락, 고통, 성취, 패배... ...

꾸준한 자극에도 계속 정체되거나, 깨닫기에 좋지 않은 위치에 머물러 있다면 결국 리셋 시킬 수밖에 없습니다.

리셋은 재 시작이며, 생명체에게는 **죽음**입니다.

250

지금 저는 장수와 최대한 죽지 않는 방법에 대한 책을 쓰고 있습니다. 사실 어릴 때부터 인간의 불로장생을 꿈꾸면서 죽음이 없는 세상이 유토피아라고 생각하곤 했습니다. 이 우주는 왜 완전하지 못해서 존재가 생기면 영원하지 못하고 죽는 걸까 라는 의문도 항상 가졌습니다.

그런데 어느 날 깨달았습니다. 죽음이 반드시 있어야 더 완전한 우주라는 사실을.

예를 들어 '진시황제'라는 불사의 존재가 있다고 칩시다. 그는 우주가 없어질 때까지 절대 죽지 않습니다. (축하합니다. 진시황제. 당신은 드디어 제 책에서 소원을 이뤘습니다.)

그런데 어느 날 그는 엄청난 지진에 의해 깊은 산의 협곡에 파묻히고 맙니다. 지하 몇 백 미터 속인데다 큰 바위에 눌려서 머리가 납작 부서집니다. 엄청난 고통이 오지만 절대로 죽지 않습니다. 재생과 파괴가 끝없이 반복됩니다. 눈알이 튀어나왔다가 재생하여 들어갔다 하기를 반복합니다. 1분 1초가 너무 고통스러워 죽고 싶을 정도지만 죽지 않습니다. 손가락 하나 까딱할 수 없어서 자력으로는 1미터도 움직일 수 없습니다. 그러니 이 상황을 벗어나려면 누군가가 땅을 파고 그를 구출하는 것이 유일한 방법입니다.

그러나 안타깝게도 그 지진은 큰 혜성이 지구와 충돌하면서 생겼던 것으로 이미 인류는 멸망했습니다. 그렇다면 그는 어떻게 이 위기를 벗어날까요?

정답은 지구가 없어지는 순간까지 벗어날 수 없다는 겁니다. 현재 과학이 예측하는 지구 수명이 50억년이므로, 진시황은 50억 년 동안 같은 자세로 꼼짝없이 죽음보다 더한 고통만 반복되어야 합니다. 이러면 진시황제에게 영생은 축복이 아니라 우주 최고의 형벌이 되고 마는 셈입니다. 1초의 고통도 죽음보다 심한데 그걸 무려 50억년 동안 쉬지 않고 받게 되다니요. (미안합니다. 진시황제. 제가 당신을 두 번 죽이는군요.)

그런데 만약 진시황제가 협곡에 깔린 것이 아니라 우주선을 타고 가다가 블랙홀에 빠진 상황이라면 그것을 벗어나는 방법은 우주가 멸망할 때입니다. 그러니 그는 영원에 가까운 시간동안 정체된 상황에 갇혀 있다가 결국 우주와 함께 사라지는 유일한 결과만 지닌 셈입니다. (굿바이. 진시황제. 이럴 바엔 영생이 아니고 옛날에 죽었던 것이 차라리 낫겠죠?)

이렇듯 죽음이 없는 경우, 우주에는 한번 잘못된 상황이 일어나면 그것을 고치는 방법이 없는 절대적인 외통수에 빠집니다.

예를 들어 사지가 없이 태어난 장애인은 불로장생하면 영원히 그렇게 살아야만 할 것입니다. 장님 역시 우주가 멸망할 때까지 장님으로 살게 됩니다.

영원히 변하지 않고, 고정된 상태는 <다양성>과 <발전>, <진화>라는 우주의 방향성과 완전히 어긋납니다.

그래서 죽음은 반드시 필요합니다. 이를 통해 불교의 주장처럼 윤회를 하든지, 아니면 기독교의 주장처럼 내세로 넘어가든지 그 무엇이라도 상황을 벗어나는 리셋이 가능합니다. 만약 두 종교의 주장과 달리 내세와 윤회가 없다고 하더라도, 앞에서 제가 밝혔던 것처럼 우주에서는 의식이라는 것이 원래부터 있었고 없어지지 않는다고 했습니다. 그러니 이 몸에 깃든 의식이 흩어지게 되더라도 언젠가는 다른 형태로 모여 의식의 초점을 찾게 될 것입니다. 그러므로 죽음은 완전한 끝은 아닙니다.

그렇다고 해서 우리가 병들면 그냥 죽어도 무방할까요? 삶이 고통스럽고 지칠 때 스스로 생을 마감해도 될까요? 절대 안 됩니다. <우주가 부여하는 죽음>

과 노력하지 않고 <스스로 죽는 죽음>은 완전히 결과가 다르기 때문입니다.

자살은 아까 제가 말했던 <저속>에 해당하는 <무기력>, <의욕 부족>의 정점에 속하는 태도입니다.

자살은 스스로의 존재를 부정하는 강력한 정신 에너지를 영혼에다 프로그램 구조화하기 때문에 자칫 죽고 나서도 그 사람의 의식은 하나의 영혼으로 성립하지 못하고 영원히 흩어져서 다른 의식의 재료로만 쓰일 지도 모릅니다. 이 역시 <생각하는 대로 창조>하려는 '창조성의 원리'로 인한 현상입니다.

그러니 불행이 아무리 고통스럽거나 질병이 아무리 힘들어도 도피하지 말고 그것을 이겨나가도록 최선을 다하는 것이 결국 사후에 당신이 다시 행복해지는 길입니다.

<저속>이 당신에게 어떤 나쁜 것을 발생시키는지 <방향>편에서 이야기하겠습니다.

❷ 방향

인생의 방향은 크게 **<진화>**와 **<퇴화>**로 나눌 수 있습니다.

그 중 **<진화>**는 깨달음이라고 했습니다.

"선생님. 깨달음이라는 단어는 너무 막연합니다. 대체 인생에서 무엇을 깨달아야 합니까?"

깨달음은 참으로 광범위한 것이 사실입니다. 쉽게 생각하면, 문명의 다양성과 발전에 이바지하는 그 어떤 깨달음도 다 해당됩니다. 또한 당신의 인생의 다양성과 발전에 이바지하는 깨달음들도 해당됩니다.

그런데 그 무엇보다도 가장 최우선적인 깨달음이 하나 있습니다.

그것은 당신 인생의 **<위치와 역할에 대한 깨달음>**입니다.

이에 대해 진지하게 설명하면 이 책이 철학책이 될 것 같아서 간단하게만 말하겠습니다.

"당신이 세포라면?"

이 질문을 가지고 예를 들어서 설명하겠습니다.

당신이 어느 날 정신을 차리고 보니, 당신은 사람이 아니라 하나의 세포입니다. 어라? 어떡하지? 그러나 일단 적응부터 합니다.

당신은 매일 맛있는 영양분을 흡수하고 옆의 세포들과 수다를 떨며 지냅니다. 그렇게 적응을 하고나니, 이제는 좀 더 편안한 자리에 가서 쉬고 싶습니다. 사실 당신은 발에 있는 세포입니다. 매일 무거운 압력에 찌그러져서 힘듭니다. 또 힘을 내서 일도 많이 해야 합니다. 그런 당신이 보기에 혀의 세포들이 훨씬 행복해 보입니다. 매일 맛있는 음식만 먹고 큰 힘도 들지 않느니 말입니다. 그래서 스스로 혀가 되기로 작정합니다. 당신은 옆의 다른 세포들과 달리 원하는 대로 자신을 탈바꿈하는 것에 성공합니다. 이제 위로 이동을 해서 혀까지 가기만 하면 됩니다.

"우이씨. 발에 이상한 것이 났네. 흐물흐물한 것이 징그러워. 꼭 혀 같잖아."

몸의 주인이 사정없이 칼로 잘라서 버립니다. 당신은 비참한 죽음을 맞이하게 됩니다.

상식적으로 세포는 전체 시스템에서 그것이 해야 하는 **<역할과 위치>**가 있습니다. 현실에서 이것을 벗어나는 세포들은 대부분 암입니다. 전체 시스템이 살아남느냐 잘 발전하느냐는 이 암 같은 불필요한 존재들을 얼마나 억제하고 없애느냐에 달렸습니다.

그래서 이것을 최대한 수행하기 위해서 다음과 같은 현상이 일어난다고 책 앞부분에 말씀드렸습니다. 기억이 가물가물 할까봐 다시 알려드립니다.

> 이 생체 시스템은 당신의 무의식을 통해 전체 세포와 공명하여 세포들에게 방향성을 지시합니다.
> <어떤 한 방향을 명확히 제시하는 것.>
> 그것이 당신의 생존을 위해 당신의 <무의식>이 <세포 의식>에 내리는 공명입니다.

사람도 마찬가지입니다. 우리 인간의 **<집단 무의식>** 또는 **<문명을 공유하는 영혼의 상위 시스템>**은 그러한 힘을 행사합니다.

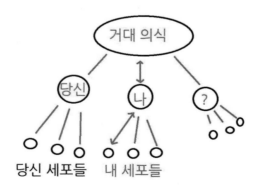

(앞에 나왔던 그림입니다.)

우리의 <집단 무의식>은 당신의 부귀공명에는 사실 관심이 없습니다. 그저 시스템이 유기적으로 잘 돌아가기만 하면 됩니다.

마치 사람처럼 비유하자면, 세포가 옆의 세포에게 거짓말을 하든, 영양분을 양보하든, 하루 종일 수다를 떠들어서 옆의 세포가 괴로워하든, 우리 인체 시스템은 별 관심이 없습니다. 그저 그 세포가 제 위치에서 제 역할만 수행하면 됩니다.

그래서 집단 무의식은 당신의 인생이 전체 시스템의 흐름에 방해가 되지 않고 도움이 되기만 하면 나머지에 대해서는 무관심합니다.

만약 방해가 되면 당신을 억제하거나 제거하려는 힘이, 도움이 되면 당신을 활성화하거나 더 살게 하려는 힘이 시스템으로부터 발휘됩니다.

그러나 이 시스템은 창조주처럼 절대적인 결정권을 가진 것은 아닙니다. 하나의 힘이 발휘되는 것이 어떤 경우에는 매우 강력하기도 하고 어떤 경우에는 너무 보잘 것 없기도 합니다.

마치 당신이 순풍에 돛을 달고 가냐, 역풍을 헤치고 가냐 정도의 차이로 보시면 됩니다. 이런 움직임을 두고, 운이 도와준다, 운이 따라주지 않는다. 운이 가로막는다. 운이 나쁘다 등등의 표현을 하게 됩니다.

세포 같은 경우에는 암을 없애려면 인체 시스템에서 그것을 제거할 면역세포를 보통 움직입니다.

마찬가지로 <집단 무의식>은 전체 시스템의 무의식의 교감을 통해서, 당신에게 방해자를 보내거나 도우미를 보내는 것 같은 현상으로 일어납니다. 천재지변이나 강제적으로 당신의 운을 바꿔서 반드시 죽게 하는 것은 <집단무의식>의 능력 밖의 일입니다.

이러한 것을 두고 동양철학의 명리학에서는 귀인이 나타난다, 상극의 사람이 나타난다는 식의 표현을 하는 셈입니다.

어쨌든 <집단 무의식>이 바라는 최소한의 역할만 당신이 해줘도 인생이 순풍에 돛을 단다면 좋지 않습니까? 흔히 말하는 끌어들임의 교감 법칙을 우리 정신의 상위 시스템이 도와주는 격입니다.

당신이 좋아하는 일, 부자 되는 일만 바라보지 말고 내면의 무의식에 귀를 기울여 보세요.

잘 들리지 않는다면 앞에 말한 방법들로 뇌척추 시스템을 고치고 자극하세요. 뇌척추 시스템은 정신계 안테나라고 말했습니다.

당신 내면의 무의식에는 <집단 무의식>이 바라는 방향성이 목소리로 흘러나오고 있을 겁니다. 그것을 깨닫는 순간, 당신의 인생이 바뀝니다. 그리고 <집단 무의식>이 보내오는 에너지에 의해 당신의 생명력이 더욱 활성화 됩니다. 흔히 기적처럼 건강이 좋아지는 경우들 중에 한 가지 유형입니다. 어쩌면 당신이 잘못된 길을 가고 있어서 계속 건강에 마이너스의 힘이 걸려 있을지도 모릅니다. 그러니 명상을 하면서 당신의 인생을 깨닫는 것은 밑져야 본전 아닙니까?

사회를 위해 평생 희생하라는 것은 아닙니다. 다만 당신의 직업이나 작업이 뭐가 더 적합한지, 평생에 딱 한 가지라도 성취해야 하는 일이 있는지 등등 인생의 특정한 숙제가 있는 경우가 있습니다. 어떤 사람은 아무런 숙제가 없으며, 전체 시스템을 방해만 하지 말아도 좋다고 하는 경우도 있습니다. 그러니 인생을 돌아봐야 합니다.

이것은 가장 기본적인 깨달음에 대해 말씀드린 겁니다. 앞에서도 말했듯이 우주의 정신계는 더 상위 차원이 있고, 또한 절대자 신이 있을 수도 있습니다. 만약 창조주가 존재한다면 당신에게 기대하는 위치와 역할은 <집단 무의식>과는 또 다른 관점이 될 겁니다.

그에 따라서 당신에게 신은 플러스의 힘이나 마이너스의 힘을 부여할지도 모릅니다. 이 또한 기적처럼 병이 치유되는 하나의 유형입니다.

우주가 나아가는 방향이 종이 번성하고 다양해지고 발전하는 것이므로 당신이 정확한 정답을 모를 때에는 시스템이 움직이는 방향에 동참하는 것이 최선입니다. 이것이 당신 의식의 진화 방향이기도 합니다.

인생을 낭비하고 아무런 소득도 없이 지낸다면, 깨달음의 **<퇴보>**입니다.

<무기력>, <의욕 부족>의 저속도 이해가 될 겁니다. <저속> 역시 <퇴보>처럼 상위 시스템의 방해 또는 억제를 받게 됩니다.

만약 **중용을 지키고 당신의 위치와 역할을 하나라도 깨닫는다면** 정신계 상위 시스템들이 당신에게 생명력 활성화를 도와줄 겁니다. 쉽게 말해, 더 오래 건강하게 살 수 있습니다. 어떤 중환자에게는 그의 질병이 근원적으로 낫기 위해 좋은 치료만 필요한 것이 아니라, 인생의 태도가 바뀌는 것도 필요하다니 묘하지 않습니까?

이것이 **당신이 걸어가는 인생의 길에서 건강 요소를 관리하는 비밀스러운 지혜**입니다.

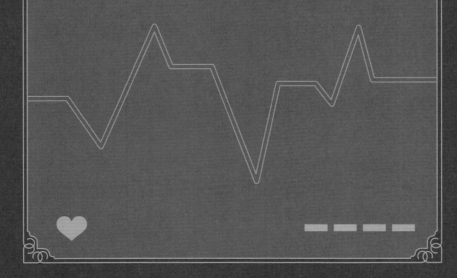

제10장

주역과 우주의 법칙

· 체질 ·

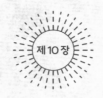

주역과 우주의 법칙
체질

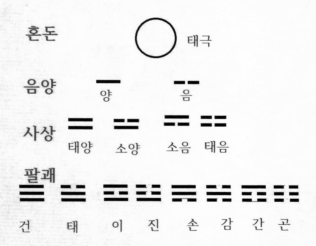

주역에 대해 앞에 나왔던 그림입니다.

"1(혼돈), 2(음양), 2×2(사상), 2×2×2(팔괘), 2×2×2×2... 의 형태로, ×2가 계속 생기는데 2라는 음양 두 개를 계속 가지치기 하듯이 뻗어나갑니다"라고 했었습니다.

그런데 이것이 현실 생활과 어떤 관계가 있는지 느끼지 못 하는 분이 많을 겁니다. 특히 인체 현상하고는 어떤 관계도 느끼지 못할 겁니다. 그래서 추가로 설명 드립니다.

우선 첫 번째 음양은 우리 실생활에서 1차원의 개념입니다.

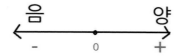

1차원의 직선을 말할 때 저 수평선은 많이 봤을 겁니다. 0을 기준점으로 오른쪽은 +1, +2, +3...로 진행합니다. 그래서 이쪽 방향은 +의 방향, 즉 양의 방향이며, 왼쪽은 -1, -2, -3은 -의 방향, 즉 음의 방향입니다. 이건 초등학생도 아는 상식입니다.

2차원은 수평선의 음양에 수직선의 음양이 교차해서, **평면**이 만들어집니다. 그러니 음양의 2가지에 곱하기 음양 2가지를 해서 **총 4가지 방향으로 힘의 변화 패턴을 보이므로, 사상**으로 해석합니다.

3차원은 수평선 음양에 수직선 음양을 평면으로 두고, 평면에 직각 방향으로 생긴 수직선의 음양이 있어서 **입체**를 이룹니다. 그래서 2×2×2. **총 8가지 방향으로 힘의 변화 패턴을 보이기 때문에 팔괘**로 해석합니다.

그것이 위에 보여준 "2(음양), 2×2(사상), 2×2×2(팔괘)"라는 이진법 공식의 정체입니다.

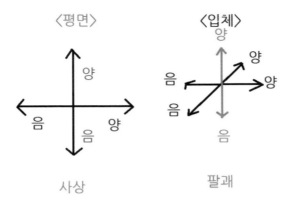

〈평면〉
양
음 양
음
사상

〈입체〉
양
음 양
음 양
음
팔괘

"선생님. 2차원 공간은 사상으로 해석되고, 3차원 입체 공간은 팔괘로 해석된다는 것은 알겠는데. 이거랑 인체가 무슨 관련이 있습니까?"

당연히 관련이 있습니다. 우주의 법칙은 인체에도 그대로 적용되기 때문입니다.

인체의 오장육부가 가진 에너지가 항상 동일한 것은 아닙니다. 장부의 기운의 강약이 달라지는 법칙은 모두 우주의 힘의 변화 원리를 따라 갑니다.

그래서 주역의 원리와 관련되는 주제 1탄으로 체질이란 것을 말해 보려고 합니다.

일반인들에게 한의학에 대해 궁금한 점을 말해보라면, 흔히 하는 질문이 체질에 대한 것입니다. "사상 체질이 무엇인가요? 저는 무슨 체질 같습니까? 제게 맞는 음식은 뭡니까?"등등의 질문들입니다.

어쩌면 당신도 살면서 이런 종류의 의문을 한번쯤 품었을 지도 모릅니다.

예를 들어 레몬이 비타민 C도 풍부하고 중풍 예방, 암 예방에도 도움이 된다고 하여 하루에 2개씩 먹고자 합니다. 건강 정보에는 신맛이 강하여 역류성 식도염이 있는 사람 정도만 주의하면 된다고 합니다.

그래서 당신이 매일 레몬 먹기를 실천하려고 마음먹을 때쯤 의문이 듭니다.

'체질이란 것이 있다고 하던데, 레몬이 내 체질에 맞지 않으면 건강에 손해가 아닐까?'

이런 의문이 생겨서 체질의학에 대해 주위에 물어보니, 어떤 친구는 체질 치료로 효과를 본 적이 있다고 하고 어떤 친구는 그런 거 다 엉터리라고 합니다.

과연 체질이란 것이 있긴 있는 걸까요? 만약 있다면 어떤 원리로 생기는 걸까요?

그에 대한 첫 번째 질문의 대답으로 "체질은 있다."고 말씀드리겠습니다.

두 번째 질문, 체질의 생성 이유는 우주의 근본 법칙 때문입니다. 이것이 이번 주제입니다.

인간은 공장에서 찍어내는 제품이 아니기 때문에 완전히 균등하게 태어나지 못합니다.

외모만 봐도 그러합니다. 어떤 사람은 얼굴이 크고, 어떤 사람은 손발이 크고, 어떤 사람은 손가락이 6개인 경우도 있습니다. 인체 크기와 모양은 각양각색으로 달라집니다. 그럼 인체의 오장육부는 어떠할까요? 마찬가지로 사람마다 크기나 강약이 다르게 태어나지 않을까요?

실제로 어떤 사람은 소화기가 너무 강해서 '음식 먹기 대회'에서 엄청난 양의 음식을 쉴 새 없이 입안에 밀어 넣어도 멀쩡합니다. 2023년 미국 핫도그 대회 남성 우승자는 10분 만에 핫도그를 무려 62개나 먹었습니다. 대단하지 않습니까? 저는 핫도그 2~3개만 먹어도 배가 부른데요.

반면에 어떤 사람은 소화기가 너무 약해서 소량의 음식을 조금만 빨리 먹어도 체해서 뻗어버립니다. 의외로 이런 유형의 사람이 흔합니다.

이처럼 장부 강약의 차이가 생기는 원리에 대해 많은 이가 의문을 가집니다. 살면서 먹는 음식과 생활 방식에 따라 생기는 걸까요? 아니면 태어날 때부터 타고나는 것일까요?

사상 체질 의학을 만든 이제마는 <사람이 태어날 때부터 **타고 나는 기운이 다르다**>라고 주장합니다. 후천적으로 생활환경에 따라 달라지는 것이 아니라, 태어날 때부터 딱 정해진다는 겁니다. 마치 태어날 때 혈액형이 A형으로 정해지면 생활환경에 상관없이 평생 A형으로 사는 것처럼 말입니다.

여기에서 이제마나 사상의학을 모르는 분을 위해서 간단히 짚고 넘어가겠습니다.

이제마는 오랜 옛날에 존재했던 한의사가 아닙니다. 무려 대한제국 시대의 한의사입니다. 조선 시대가 끝나고 탄생한 대한제국 시대니 그리 오래 전은 아닙니다. 이때는 군복을 입은 군인들이 기관총을 쏘던 현대 시대입니다.

이제마(1837년 ~ 1900년)는 조선시대 말부터 대한제국 시대인 1900년까지 살았습니다. 이걸 보면 <사상 체질>은 삼국, 고려, 조선 시대를 통틀어도 없던 이론이며, 이제마보다 300년 전의 허준 (1539년 ~ 1615년)도 몰랐던 이론입니다.

그러니 일반인들이 '사상의학'을 오랜 전통 한의학으로 여기는 것은 잘못된 상식입니다.

게다가 이제마는 전통 한의사도 아니었습니다.

평생 군인이자 주역과 유교 철학을 공부하던 철학자였습니다. 그러다 어느 무렵 자신의 병이 기존의 한의학 치료를 받아도 지독히도 낫지 않아서 의문을 가집니다. '왜 나는 안 나을까?' 그래서 **기존의 한의학과 다른 관점**을 가지고 접근을 합니다.

자신이 잘 아는 것이 성리학의 **<이기론>**과 주역입니다. 그는 자기가 아는 지식을 기반으로 관찰하다 깨달음을 얻게 됩니다. 그 발상이 '체질 의학'이 며, **체질은 선천적으로 타고 나는 것**이라는 이론입니다.

주역에서는 1차원은 2(음양), 2차원은 4(사상), 3차원인 우리 공간은 8(팔괘) 로 봅니다.

현재의 **3차원 공간에 발현하는 <팔괘>의 전 단계는 <사상>**입니다. 이제 마는 4종류의 기운의 선천적인 변화가 인간에게 적용될 것으로 추측했는데, 실제 관찰해보니 맞아 떨어진다며 사상체질 이론을 만들게 된 겁니다.

그런데 이제마는 이걸 어떻게 발견해서 체질 의학까지 만들었을까요?

'드래곤 볼'이라는 유명한 만화가 있습니다. 여기에는 특수한 안경이 나오 는데 이걸 끼고 보면 상대방의 전투력이 수치로 나옵니다. 그걸 <스카우터> 라고 부릅니다.

혹시 이제마가 스카우터를 눈에 착용한 것처럼, 사람들 기운이 보여서 체 질을 나누게 되었을까요?

"어? 이 여자는 신장의 기운이 가장 크네. 1700이야. 애를 잘 낳겠어. 와. 옆의 남자는 폐의 기운이 어마어마하군. 폐의 기운이 2만이야. 이 남자는 태 양인이겠구만. 저기 나무 뒤의 머리만 큰 사람은... 음. 이상해. 사람치곤 아무 런 기운도 없군. 화성인인가?"

하하. 이건 웃자고 든 예입니다. 설마 이제마의 눈에 기운의 수치가 보였을 리 없습니다.

눈으로 보이진 않아도 어쩌면 진맥으로 알아챘을 수도 있습니다. 그렇다 면 왜 허준 같은 조선 시대의 무수한 명의들은 **사람들 기운은 4가지 패턴으**

로 나뉜다는 생각을 전혀 못 했을까요? 그들은 이제마보다 훨씬 뛰어난 진맥 기술과 임상 경험을 가진 사람들이었는데요. 심지어 우리 한국보다 전통의학 의사 수가 월등히 많았던 중국 의학의 긴 역사에도 이런 이론은 없었습니다.

현대의 한의사들도 사상 체질 감별을 진맥으로 하지 않습니다. 진맥을 물론 참고로 하지만 비중이 매우 낮습니다. 오히려 **성격이나 식성, 과거 증세와 외모, 체형**을 더 **중시**합니다. 그 말은 진맥으로 발견할 관점이 아니라는 겁니다. 그러니 옛날 허준이나 중국의 화타 같은 명의들도 진맥을 잘 했지만 이 이론을 발견하지 못 했던 겁니다.

그런데 세월이 흘러, 사과나무 밑에 누워있던 이제마에게 사과가 떨어집니다. 이제마는 떨어지는 사과에 이마를 맞고 외칩니다.

"아! 사과가 중력으로! 아. 이건 뉴턴 대사지. 다시 하자. 아! 사과가 (떨어지면) 맞는 사람이 있고 안 맞는 사람이 있어! 이게 중력... 아니 체질 법칙이야. 사과가 맞는 사람과 안 맞는 사람은 타고나는 장부의 기운이 달라서 그런 거야."

이렇게 해서 진맥을 봐도 나오지 않던 <사상 체질>을 이제마가 발견합니다. 하하. 물론 재밌게 표현하려고 만든 농담입니다. 실제로 이제마가 깨닫는 장면은 저도 모릅니다.

"타고 나는 **장부의 기운이 다르다**?"

예나 지금이나 <기운>은 <눈에 보이지 않는 비물질적인 개념>입니다. 즉 이제마가 살던 시대에도 **기는 실체가 보이지 않는 미지의 존재**이기는 마찬가지입니다.

그 당시의 한의사가 말하는 기도 개념이 다양했습니다. 예를 들면 원기, 심기, 양기 등등 끝도 없습니다. 이런 상황에서 이제마는 자신이 잘 아는 학문의 관점으로 기를 이해했습니다.

그것이 **<이기론(理氣論)>의 '기'**입니다.

이기론에서는 기를 "만물 생성의 근원이 되는 힘이며, 이(理)에 대응되는 것으로 물질적인 바탕을 이룬다."라고 합니다.

그런데 이것은 기존의 한의학의 기와 어떤 차이가 있을까요?

"선생님. 책 앞부분에서 기를 설명할 때 이기론은 생략하기로 하셨잖아요? 제가 건강을 위해서 조선 시대 유교 사상까지 알아야 합니까? 아이고. 투덜 투덜."

하하. 맞습니다. 그때는 그랬죠. 하지만 솔직히 이 부분이 이 책의 하이라이트입니다. 조금 딱딱하더라도 읽다보면 <인생의 나침반> 같은 지혜를 얻으실 겁니다.

<이기론은 쓰레기 학문일까요?>

조선시대 학자들 대세는 유교학자들이었습니다. 그들은 여러 학파를 나눠 싸웠는데 가장 쟁점이 되었던 주제가 이기론(理氣論)입니다.

- 이기론(理氣論)은 자연의 존재법칙을 연구하는 이론입니다.

현대인들은 옛날의 이기론이 뭔지 모릅니다. TV사극을 통해, 조선시대 벼슬아치들이 당파 싸움한 정도만 아는 수준입니다. 과학이나 실생활에 도움도 안 되는 이론으로 매일 싸웠다고 하니 참 한심했다고 여깁니다.

그런데 가만히 들여다보면 요즘 정치인들과는 싸우는 주제가 격이 다릅니다. **주제가 <자연의 존재법칙>**입니다. 정치인들이 이권 다툼도 아니고, 땅 투기를 누가 했느냐의 책임을 가지고 싸우는 것도 아닙니다. **우주가 어떻게 돌아가는지**를 가지고 피 터지게 싸웠다 하니 요즘 정치인에 비해 희한하긴 합니다.

이기론은 이학(理學), 기학(氣學)으로도 부릅니다. 그런데 막상 뚜껑을 열어보면 서양과학과 같은 <우주론>보다 <심성론>에 치중했기 때문에 심학(心學)이라고도 부릅니다.

어라? 이상하지 않습니까? 분명히 우주와 자연의 존재 법칙을 다룬다고 했는데, 심리학도 아니고 갑자기 심성이 어쩌고 하는 이야기는 왜 나올까요? 그건 조금 있다가 말하겠습니다. 어쨌든 이기론의 핵심은 아래와 같습니다.

이(理)는 우주 법칙, 기(氣)는 만물의 재료. 이런 개념입니다.

우주 법칙과 만물의 재료를 연구한다니 뭔가 깊이 있고 멋있지 않습니까? 게다가 현대 양자역학과 연구하는 주제가 동일합니다. 그 시대에 이런 주제라니 웅장하기까지 합니다.

하지만 이기론 학자들은 초점을 엉뚱한 곳에 맞춥니다.

"<이>가 먼저냐? <기>가 먼저냐?"

과학 측정도구가 없으니, 이런 공상 같은 논쟁만 열심히 하게 되었습니다.

<닭이 먼저냐? 달걀이 먼저냐?>라는 것과 비슷하죠? 만물의 재료가 있어야 그 움직임의 원리인 우주 법칙도 생길 것이고, 우주 법칙이 있어야 만물의 재료가 탄생했을 것 같으니까요.

어쨌든 그 당시 학자들이 이(理)가 중심인가 기(氣)가 중심인가를 두고 싸웁니다.

그러다가 난데없이 등장하는 놈이 또 있습니다.

<사단칠정>입니다.

"네? 선생님? 사단? 칠정? 그게 뭐죠? 제가 태권도 4단에 제 동생이 태권도 7급이긴 한데요."

현대인에게 완전히 낯선 단어인데, **하늘의 이치와 사람의 심성(心性)이 일치한다**는 철학 아래에 탄생한 단어입니다. 별로 중요하지 않으니 아래의 두

줄 정리로 대충 넘어갑시다.

사단(四端)은 4가지 착한 본성을 말합니다. 즉 '이성'이라 할 수 있습니다.

칠정(七情)은 7가지 욕망, 감정을 말합니다. 즉 '동물적 감정'이라 할 수 있습니다.

어라? 좀 엉뚱하지 않습니까? 우주 법칙과 재료를 말하다가 갑자기 사람의 이성과 감정이 왜 나올까요?

게다가 이성은 우주의 법칙인 <이(理)>에서 나왔고, 동물적 감정은 만물의 재료인 <기>에서 나왔다고 주장합니다.

이걸 풀면, **당신의 이성은 우주의 법칙에서 나왔고 당신의 감정은 기에서 나왔다**는 얘기입니다.

축하합니다. 이제 당신은 <이기론>을 필요한 만큼 알았습니다.

당신이 눈치가 빠르다면 이기론에, 이 책의 익숙한 내용들이 그대로 있다는 느낌이 들었을 겁니다. 밑의 그림은 제 책 앞부분에서 봤을 겁니다.

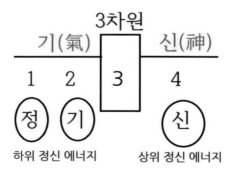

인간의 정신 에너지는 3차원으로 아래의 차원에서 올라오는 <하위 정신 에너지>인 '기'와 위의 차원에서 내려오는 <상위 정신 에너지>인 '신'을 받아들인다고 했습니다.

그리고 기는 1차원 존재 소자 (만물의 재료), 2차원 기 (감정 에너지, 감각 에너지)로 이루어진다고 했습니다. 신은 상위 정신 에너지로 내면의 지혜와 이성이 여기로부터 비롯됩니다.

앞부분의 내용을 다시 보여드리겠습니다.

> 정(精)을 포함한 '기(氣)'는 정신의 하위 차원에서 올라오는 에너지이며, 신(神)은 정신의 상위 차원에서 내려오는 에너지입니다.
> 정이라는 존재 소자는 **<법칙을 물질로 발현하게 하는 힘>**입니다.
> 또한 **<무형의 에너지를 유형화 하는 힘>**이기도 합니다. 이것을 줄여서 저는 <물질화 힘>이라고 부르겠습니다.
> 그리고 **<'법칙'을 물질로 발현하게 하는 힘>에서 '법칙'은 바로 '신(神)'**입니다.

제 설명과 이기론의 주장이 흡사하지 않습니까?

그들이 왜 법칙 이야기를 하다가 이성 같은 정신을 말했는지, 기 이야기를 하다가 갑자기 칠정을 말했는지 이제는 나름 이해가 갈 겁니다. 그러나 그 시대에는 그 개념들이 제대로 정리되지 않고 뒤죽박죽이었기 때문에 그들이 서로 싸웠던 것입니다.

결국 동양철학자들은 우리 우주의 물질세계 에너지를 움직이는 그 배후에는 정신세계 에너지가 어떤 시스템을 이루며 힘을 발휘하고 있다고 본 겁니다.

"선생님. 그런데 법칙이 왜 신입니까? 그건 이해가 안 갑니다."

예리한 질문입니다. 예를 들어 중력의 법칙으로 당신의 볼펜이 땅에 떨어집니다. 그런데 그 중력의 법칙 그 자체가 신이라 말일까요? 아니면 신이 당신의 볼펜을 움직이도록 힘을 발휘했다는 걸까요? 얼핏 이해가 되지 않을 겁니다.

그 해답은 아래의 문구에 있습니다.

<생각의 창조성>.

앞에도 몇 번 나왔지만 생각은 창조하는 능력이 있습니다. 이것은 의식의 레벨이 올라갈수록 그 힘은 더 강력해집니다. 만약 우리 우주에서 의식의 레벨이 정점에 있는 절대자 또는 어떤 시스템이 있다면 그 힘은 얼마나 강력할까요? 어쩌면 **우리 우주의 물리법칙들은 그 절대자의 의지가 창조한 현상**일 수도 있습니다.

예를 들어 당신에게 염력이 있다고 칩시다. 그리고 당신은 먼 과거에 있다 칩니다.

당신은 공 무게 정도를 자유자재로 움직일 수 있습니다.

이때 당신 눈앞에 피사의 사탑에서 갈릴레이가 실험을 하고 있습니다. 일명 <낙하실험>.

그 당시까지는 무거운 물건이 가벼운 물건보다 빨리 떨어진다고 알려져 있었습니다. 그래서 갈릴레이는 무거운 공과 가벼운 공을 함께 떨어뜨리는 낙체 실험을 통해 **무거운 물체와 가벼운 물체가 같은 속도로 떨어진다**는 것을 증명하려고 합니다.

역사 속 그 장면에서는 갈릴레이의 예상대로 무거운 공과 가벼운 공이 같이 떨어집니다.

하지만 이번에는 당신이 개입합니다. 염력으로 무거운 공을 빨리 확 떨어트립니다.

"어?"

갈릴레이가 당황하며 자신의 가설이 틀렸다고 여깁니다. 갈릴레이는 여러 차례 실험 끝에 중력 법칙은 무거울수록 더 빨리 떨어진다고 물리 공식까지 작성합니다.

자. 갈릴레이 눈에는 당신의 염력 속임수가 마치 자연 법칙으로 보이게 된

겁니다.

관점을 바꿔서 생각하면 당신이 염력을 발휘하는 순간, 그 공들의 움직임에는 순간적으로 새로운 당신만의 자연법칙이 적용되었다고 볼 수 있습니다.

"에이. 선생님. 그거야 초능력자가 보고 있는, 갈릴레이 실험 장면만 속일 수 있는 거죠. 그 뒤로 전 세계에서 일어나는 무수한 과학 실험을 다 속일 수는 없는 것 아닙니까?"

맞습니다.

이번에는 당신이 아니라, 인간의 **<집단 무의식>**이 나선다면 어떨까요?

차원 이야기를 하면서 단 한 개의 세포는 1cm도 안 되는 공간을 꿈틀거리는 정도지만, 수많은 세포의 시스템인 인체는 산도 오르고 차도 만들 정도로 엄청난 격차가 생긴다고 했습니다.

마찬가지로 집단 무의식은 시스템 규모 자체가 다릅니다. 실험하는 사람도 <집단 무의식>의 구성원이므로 실험자가 보는 모든 것은 집단 무의식도 같이 봅니다. 그러니 누가 몰래 실험을 하더라도 <집단 무의식>은 염력을 써서 속일 겁니다.

물론 맹점이 있습니다. 실험뿐만 아니라 인간이 관측 가능한 지구의 현상을 <조작된 법칙>에 맞게 바꿔야 하니까요. <집단 무의식>이 그것까지도 염력으로 조작했다고 칩시다. 그래도 논리적으로 문제가 남지만 모르는 척 넘어갑시다. 하하.

아무튼 지구상에 인간이 존재하는 한 <조작된 법칙>이 늘 적용되어서 인간은 자연법칙이 원래 그러하다고 믿게 됩니다.

그러다가 우주를 관찰하는 과학자가 당혹스러운 결과를 얻습니다. "멀리 있는 별들은 지구와는 다른 중력의 법칙이 적용되고 있는 것 같다."

과학자들이 별빛을 분석할 때, 그 빛은 현재의 빛이 아닙니다. 가령 200광

년의 별이라면 우리가 보는 별빛은 이미 200년 전의 사건입니다. 과거를 거슬러 올라가서 그 사건까지 바꿀 수는 없습니다.

그러니 만약 집단 무의식이 자연 법칙을 일정 형태로 마음대로 조작한다고 하더라도 저 멀리 우주에서 일어나는 모든 사건까지 바꿀 수 없습니다.

이번에는 염력을 사용하는 것이 인간의 <집단 무의식>이 아니라, <우주 존재의 집단 무의식>이라면 어떨까요?

이 경우 우주에 어느 곳이든 항상 존재의 무의식이 염력을 써서 자기가 원하는 의지대로 모든 물질을 일정하게 움직입니다. 이렇게 되면 그것이 사실 우주의 자연 법칙 그 자체가 됩니다.

즉 법칙이 신이라는 말은, 우주 **법칙은 신(神)으로부터 나온 뜻(의지)이 표현되는 것**이란 의미입니다.

여기에서 **신(神)은** 창조주, 하나님일 수도 있지만, 애초에 제가 말하는 신은 <정신>영역 다시 말해 **모든 <의식>의 시스템을 광범위하게 포함한 것**입니다.

현실에서는 우주 물질세계 어디에도 염력이란 것이 없을 지도 모릅니다.

하지만 <의식의 최고 상위 레벨의 신>이나 <우주의 창조주>가 진짜로 존재한다면, 염력 정도의 능력조차 없겠습니까?

아무튼 <이기론> 학자들이 우주 법칙은 정신의 영역에서부터 비롯된다고 느꼈다는 겁니다. 그들은 현대 과학을 몰랐기 때문에 중구난방으로 떠들었지만 그래도 쓰레기 학문은 아닌 셈입니다. 여기까지가 <이기론>의 좋은 점만 부각한 겁나다. 나머지는 추상적인 말장난이 많습니다. 이기론 이야기는 이쯤에서 마무리하겠습니다.

이왕 정신 이야기가 나왔으니 책 앞부분에서 못했던 이야기를 마저 할까 합니다.

인간의 정신 에너지는 3차원으로 <하위 정신 에너지>인 '기'와 <상위 정신 에너지>인 '신'을 받아들인다고 했습니다.

우리의 **영혼은 <하위 정신 에너지>인 '기'와 <상위 정신 에너지>인 '신'** **이 결합**해서 이뤄진 <구조화된 파동>입니다.

영혼 = <하위 정신 에너지>인 '기' + <상위 정신 에너지>인 '신'

그런데 두 가지 정신 에너지는 마이너스와 플러스 형태로 결합합니다. 기는 마이너스이며 신은 플러스 에너지입니다. 동양적으로 말하면 기는 음, 신은 양이라는 뜻입니다.

음양 이론에서 음은 유형, 양은 무형을 상징합니다. 풀어서 다시 설명하면, **정신에너지의 음은 물질로부터 뻗어 나오는 기이며, 양은 신계에서 내려오** **는 상위 의식의 에너지로 신입니다.**

그리고 인간이 자연의 흐름으로 인해 저절로 받는 기의 대부분은 지구로부터 받는 1차원 기입니다. 아래 그림 생각나시죠?

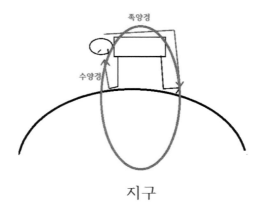

지구

지구에 사는 모든 생명체는 **거의 모든 1차원 기의 에너지**를 **지구로부터** 받습니다.

제가 <우주와 생명>에 대한 연구를 하다가, 동양철학의 혼백에 대한 개념을 보고 깜짝 놀랐습니다. 제가 얻은 결론과 너무나 흡사했기 때문입니다.

혼백(魂魄)

요즘 세대는 생활 중에 이 단어를 잘 쓰지 않습니다. 죽은 이의 혼백을 달랜다는 표현을 하긴 합니다. **혼비백산(魂飛魄散)**이라는 단어는 **<혼이 날아가고 백이 흩어져 죽을 지경>**으로 놀랐다는 뜻입니다.

옛날 설화인 <장화홍련전>을 보면 '홍련'이 죽은 혼백으로 그 지역 수장인 '부사'에게 나타나는 장면이 있습니다. 이 때 '영혼'이라 말하지 않고 '혼백'이란 표현을 씁니다. 조선시대에는 혼백이라는 단어를 귀신과 비슷한 뜻으로 많이 썼습니다.

동양철학에서는 인간의 영혼을, 혼과 백이 결합한 <혼백>으로 이뤄졌다고 봤습니다.

혼은 양으로써 정신을 지배하는 신령이며, 하늘에서 신(神=영혼)이 내려온 것으로 죽으면 다시 하늘로 돌아가 신(神)이 된다고 합니다. 혼은 우리가 말하는 영혼의 개념이기 때문에 바로 이해가 되실 겁니다.

그렇다면 백은 무엇일까요? 인터넷에는 육체에 가까운 것이라고 잘못 설명하기도 하지만 그건 아닙니다. **백은 음으로써 육체를 지배하는 신령이며, 기(氣)가 뭉쳐 백이 된다**고 했습니다. 그리고 이것은 땅에서 왔기 때문에 죽으면 땅으로 돌아간다고 합니다.

그런데 혼백에 대한 설명을 보다보니 **백은 마치 혼을 육체에 붙여두는 아교**나 본드 같다는 느낌이 듭니다. 좀 더 학술적으로 말하면, 온 몸에 스며든

기가 혼을 붙들고 결합해 있기 때문에 기가 흩어져 없어지면 혼은 육체를 떠난다고 해석할 수 있습니다.

다른 이야기가 너무 길어지는 바람에, 사상체질을 이야기 중인 것을 잊은 것은 아니겠지요?

"타고 나는 **장부의 기운이 다르다**?", 이 구절부터 이야기를 잇겠습니다.

이제마가 말하는 '장부의 기운'의 기의 출발점은 전통 한의학의 기가 아닌 <이기론> 관점의 기라고 했습니다.

<이기론>의 기는 현재 물질세계가 드러나기 이전 단계의 기입니다. 쉽게 표현하면 인간의 감정인 **'칠정'이 요동치는 정신 에너지**를 말합니다. 이러한 관점은 앞에서 제가 설명했던 **2차원 기의 개념과 어느 정도 비슷**합니다. (다만 제가 말하는 2차원 기는 더 폭 넓습니다. 감정 에너지뿐만 아니라, 감각 에너지도 있었고 제가 언급하지 않았던 특별히 구조화된 기 에너지도 있습니다.)

기는 칠정의 정신 에너지로 보기 때문에, 이제마는 **사상의학 이론서를 마음과 성격 설명에서부터 시작**합니다. 심지어 '사단론'까지 나옵니다.

만약 당신이 사상체질 책을 보면 추상적인 설명 때문에 공감하기 힘들 겁니다.

예를 들어 이제마는 **<턱에는 추리하고 계산하는 능력이 있고 가슴에는 경험과 연륜이 있으며 배꼽에는 절제가 있고, 배에는 포용하는 도량이 있다.>** 라고 말합니다.

이해가 되십니까?

추리하고 계산하는 능력은 뇌에 있지, 왜 턱에 있을까요?

그리고 배도 마찬가지입니다.

당신이 모임에서 처음 만난, 뱃살로 배가 **빵빵**한 사람에게, "오! 당신은 남을 포용하는 마음이 넓은 분이군요. 음식을 계속 엄청 드셔서 더 많은 포용력을 지니시길 빕니다."라고 말해야 할 노릇입니다. 또는 당신이 오늘 저울에 올라보니 뱃살이 더 쪘을 때 건강의 적신호가 아니라 '밤새 나의 인간성이 더 좋아졌군.'라고 여길 지도 모르겠습니다.

하하. 농담입니다. 어쨌든 이제마의 숨은 뜻이 무엇이든, 저도 공감이 가지 않는 것은 마찬가지입니다.

물론 제가 깊이 사상체질을 연구하지 못한 탓일 수도 있지만 다른 생각도 듭니다. 이제마가 4가지 종류의 체질이 나뉜다는 사실을 발견했다고 해서 그의 나머지 이론도 모두 정답이라 할 수는 없다고 봅니다. 그 말은 인간의 체질을 4가지로 나눠 볼 수는 있겠지만 그 배경 이론의 일부는 잘못되었을 수도 있다는 겁니다.

특히 "타고 나는 **장부의 기운이 다르다?**"는 원인을 보는 견해도 엉뚱합니다.

장부의 기운은 칠정의 감정 중에 '희로애락' 이 4가지로 인해 결정된다고 합니다.

그래서 이 세상 사람들은 단순하게 4가지 성격으로 나뉜다는 겁니다.

<크게 기뻐하는 사람>, <크게 화내는 사람>, <크게 슬퍼하는 사람>, <크게 즐기는 사람>, 이렇게 말입니다. 정말 사람을 나누는 기준이 단순하지 않습니까?

예를 들어 소양인은 크게 화내는 기운으로 인해 소화기의 기운이 강대하고, 급히 슬퍼하는 기운 때문에 신장의 기운이 작다고 말합니다.

크게 화를 내는 것이 왜 소화기의 기운을 강하게 하는지, 급히 슬퍼하는 기운이 왜 신장의 기운을 작게 만드는지 그 이유도 공감이 가질 않습니다.

전통 한의학 이론에 의하면 크게 화를 내면 간의 기운이 상하고 이것은 소화기를 억제합니다. 쉽게 말해 **크게 화를 내면 소화기능이 떨어지는 것이 일반적**입니다. 게다가 슬퍼하는 기운은 폐를 상하며, 콩팥의 기운을 깎는 것은 공포라고 앞에서 말씀드렸습니다.

현대 의학적으로도 분노하면 교감신경이 항진되어서 소화기능이 떨어지는 것이 정석입니다.

만약 당신이 체질의학에 대해 관심 있다면 어떤 설명이 더 공감이 가는지 알아서 판단하시길 바랍니다.

게다가 사람의 성격을 딱 희로애락 4가지로 나뉘는 것도 석연치 않습니다. 현대에 사는 누군가가 당신에게 "사람은 딱 4종류의 성격으로 나뉜다."라고 말하면 아마 "풋!"하고 웃을 겁니다. 그리고 당신은 그 사람에게 시대에 뒤떨어진 생각이라며 자랑스럽게 16가지 성격 유형인 MBTI에 대해서 말해줄 지도 모릅니다.

이것은 그 시대의 이제마가 빠져있던 <이기론>의 <사단론(四端論)>이 4가지라서 그렇게 도출된 겁니다. 그래서 이제마의 사상체질 책에 **장부의 기운의 강약에 대한 설명**이 나온 파트도 제2장 **<사단론>**입니다.

이제마가 현대에 태어났다면 MBTI를 보고서 탁하고 무릎을 치며 16가지 성격과 체질로 나눴을 지도 모릅니다. 그러면 제목이 <16단론>이 되었겠죠?

제가 앞에서 <이기론>과 <사단칠정>을 좋게 말씀드렸던 것은 큰 틀에서 우주의 법칙이나 기운이 정신 에너지에서 나온다는 것을 알아차렸다는 점을 칭찬한 겁니다. 그 세세한 주장이 다 옳다고 한 것은 결코 아닙니다. 오히려 지금 시대의 관점으로 봐서는 케케묵은 구시대적인 발상도 참 많습니다.

사단론은 유교철학자인 '맹자'가 만든 겁니다. 그의 말에 의하면 인간의 마음은 하늘을 닮아 하늘의 기운인 '인의예지(仁義禮智)'에서 비롯된다 합니다.

인의예지는 **'어질고, 의롭고, 예의 바르고, 지혜로움'**을 말하는데 이 4가지가 왜 우주 법칙이 되는지 저는 이해가 안 갑니다. 상위 정신 에너지나 신의 의식이 이렇게 단순하다고 보는 것 자체가 난센스입니다. 주역에서 현재는 8괘이고 그 이전 단계는 4가지이기 때문에 그 틀에 끼워 맞춘 <그 당시의 백성을 다스리는 정치 철학>에 가까운 결론입니다. 쉽게 말해 정치인들이 백성들을 세뇌해서 **보다 다스리기 편하게 만들려는 의도**가 숨어 있었다는 겁니다.

<집단 무의식>이나 <신>의 의식이 이렇게 **'어질고, 의롭고, 예의 바르고, 지혜로움'**으로만 되어있다면 우리 현실 세상은 왜 이렇게 개판일까요? 하하.

물론 개판 운운한 것은 농담입니다. 우리보다 높은 차원의 실상을 우리가 정확하게 알 수는 없습니다. 그러나 이렇게 단순할 리는 없습니다.

쉽게 생각해봅시다. 우리보다 한 차원 아래 의식 시스템인 세포 하나가 생각합니다. '우리보다 높은 상위 레벨인 인간은 **어질고, 의롭고, 예의 바르고, 지혜로울** 거야.' 이 생각이 얼마나 어리석다는 것은 우리 인간은 잘 압니다. 마찬가지로 우리가 상위 레벨 차원의 의식이나 신에 대해서 추측하는 것 또한 그리 간단한 것이 아닙니다.

예를 들어서 동물적이고 본능적인 감정이나 감각 에너지가 하위 정신 차원이고 이성적이고 논리적이며 창조적인 에너지가 상위 정신 차원입니다. 인간이 수학을 푸는 것은 상위의 이성적이며 논리적인 측면입니다. 그렇다면 어떤 사람이 수학을 잘 푼다고 해서 그 사람은 좀 더 **어질고, 의롭고, 예의 바르고, 지혜로울**까요?

어쨌든 우주 법칙이 상위 레벨의 의식이라면 **어질고, 의롭고, 예의 바르고,**

지혜로움으로 단순하게만 이루어진 것은 결코 아니라고 단언합니다.

이 말은 결론적으로 <이기론>의 <사단론>이 잘못된 이론이라는 것이며, 그걸 따라 만든 이제마의 '사단론' 역시 발상부터 잘못된 출발점입니다.

"선생님. 그렇다면 사상 체질 의학이 엉터리라는 말씀인가요? 혹시 아예 체질이 없나요?"

그러나 사상체질 자체가 아예 엉터리라는 뜻은 아닙니다. 배경 이론 자체가 잘못되었다는 것이지 실제 치료 성과가 없다는 말도 아닙니다. 종종 기존 한의학으로 치료되지 않던 증세가 체질 의학으로 놀라운 결과를 얻기도 하니까요.

아무튼 아직은 완성되지 않았고, 계속 발전 과정에 있는 분야여서 사상 의학을 치열하게 연구하는 한의사도 많습니다. 다만 이제마가 제시해 준 단서들을 모두 진짜라고 믿고 연구하다간 계속 벽에 막힐 수밖에 없는 한계점이 있을 수 있다는 겁니다.

그래서 저는 이제마의 <사단론>과는 상관없이, <사상 체질> 그 자체가 어떻게 발생할 수 있는지 다른 관점에서 설명해보려 합니다.

"타고 나는 **장부의 기운이 다르다?**"

이것부터 먼저 짚어보겠습니다.

태어날 때 **어떤 장부의 기운이 강하고 어떤 것은 약하다**는 점은 일반인도 그럴 것 같다고 여깁니다. 아까 말했듯이 인체는 공장에서 찍어내는 제품이 아니니까요.

그런데 장부의 '기운'이 어떠한 개념의 에너지든 일단 에너지라면 힘과 동일한 뜻입니다.

기운 = 힘

즉, 현대식 표현으로 바꾸면, **<타고나는 장부의 힘이 다르다>**는 말입니다.

우리 우주에서, **힘은 과학적으로 분석하면 무조건 '위치'와 '운동량'**을 지닙니다.

(원래 힘은 <질량 곱하기 가속도>라는 물리 공식에서부터 시작하는데, 질량은 <장부의 크기>로 생각할 수 있는데 복잡하니 일단 넘어가고 **가속도라는 <움직임>을 우선 말하는 것임**)

예를 들어 당신이 세탁기를 들려고 힘을 줍니다. 힘이 작용하는 '지점'은 당신의 손이고 '운동량'은 얼마나 힘줘서 드는지 그 수치가 나옵니다.

양자역학 중에 현대과학의 새로운 전환점이 된 이론이 '불확정성의 원리'입니다. 원래 어떤 물체든지 움직이면 위치와 운동량을 갖고 있는데, 불확정성의 원리는 입자의 위치와 운동량을 동시에 정확하게는 알 수 없다는 원리입니다. 동시에 알 수 없다는 것이지만, 어쨌든 전자 같은 아주 작은 입자도 위치나 운동량을 모두 갖고 있기 때문에 각각 측정은 가능합니다.

"선생님. 갑자기 또 양자역학이나 물리 공식이 나오니까 머리가 아픕니다."

하하. 혹시 뭔지 모르겠더라도, 힘의 좌표인 **<위치>**와 힘의 양인, **<얼마나>**의 두 개념만 기억하세요.

예를 들어, "당신이 어떤 장부의 기운이 세다."라고 하면 구체적으로 기운이 강한 **위치**는? 간. 그렇다면 간이 **얼마나** 강한가?

이러한 두 가지 개념을 가져야 한다는 겁니다.

그리고 또 한 가지 핵심 사항이 있습니다.

만약 간이 강하게 태어난 사람이 있다 칩시다. 그렇다면 나머지 장기는 평균 그대로일까요? 아니면 간의 기운이 강해지는 만큼 어떤 특정한 장기가 약해질까요? 그리고 약해지는 장기는 랜덤 뽑기로 정해질까요, 상대방이 지정되어 정해지는 원리가 따로 있을까요?

풀어서 말하면, 아래 보기에서 무엇이 정답이라 생각합니까?

1. 간이 강한 체질이라고 해도 다른 장기는 약해지지 않는다.

2. 간이 강한 체질이면 그 대신 특정 장기가 지정되어 약해진다.

3. 간이 강한 체질에는 랜덤 뽑기로 어떤 장기가 약해진다.

정답은 2번입니다. 시험 볼 때 습관적으로 모르는 문제는 무조건 3번 찍는 분은 이번에는 틀렸습니다. 하하. 왜 정답이 2번이 되는지 설명 드리겠습니다.

저는 앞에서 주역의 '1차원인 직선은 음양, 2차원인 평면은 사상'이라 했습니다.

장부의 강약에서 힘의 '위치'와 '얼마나'를 여기에 적용해보겠습니다.

평면적인 '위치'에서는 위, 아래, 좌, 우. 이렇게 4가지 방향으로 4가지 힘의 패턴이 생기는데 이것을 '사상'으로 해석합니다. 즉 몸통의 **오장육부를 평면에 놓고 힘의 강약을 분석**하면 사상 체질의 관점이 쉽게 보입니다. 한번 보시죠.

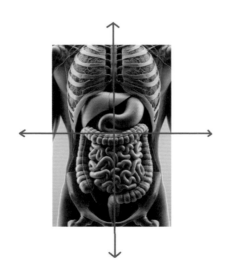

위의 그림과 같은 평면 좌표로 흔히 우리가 보는 엑스레이 개념입니다. 의학 상식이 있는 분은 오장이 어디 있는지 바로 알겠지만, 모르는 분을 위해 상세히 설명 드립니다.

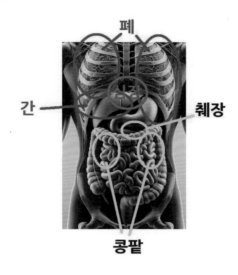

오장은 <간, 심, 비(췌장), 폐, 신>이라고 배웠습니다.

2차원 평면 좌표 관점에서 보면 **몸통은 위쪽 가슴(흉곽)과 아래쪽 배(복강)** 로 2구역으로 나나뉩니다.

명치가 가슴과 배의 중간으로 보고, 중간인 명치에는 심장이 자리 잡고 있습니다.

명치를 기준으로 위쪽 구역인 가슴에는 <폐와 간>, 아래 구역인 복강에는 <췌장(소화기 포함)과 콩팥>이 위치합니다.

흔히 체질이라고 하면 '알러지 체질'이 많이 사용되는 단어입니다. 또는 "나는 몸이 뜨거운 체질이야. 나는 몸이 냉한 체질이야. 나는 어떤 음식이 맞는 체질이야. 나는 금방 피로를 느끼는 체질이야."등등 다양한 표현을 사용합니다.

그러나 사상 체질은 "당신의 오장 중에 강한 장기가 있고 약한 장기가 있다."라는 개념에서 출발한다 했습니다. 장기의 강약에서 유독 심장은 제외합니다. 오장 중에 명치에 있는 심장은 위치의 기준점 0이 됩니다. 그래서 장부 강약의 순서에서 제외하는 것으로 보입니다. (사상 의학 이론서에서는 심장은 〈중앙 태극(중심점)의 장기〉이기 때문에 〈중심〉으로 삼는다고 설명하는데 제가 말하는 개념과 유사합니다.)

그런데 "저 사람이 간이 세냐? 약하냐?" 이것을 어떻게 알겠습니까? 게다가 요즘 같은 최신 진단기기도 없는 옛날의 기준에서는 더 막막합니다.

물론 술을 먹여보고 술이 세면 "저 사람 간이 강하다."라고 말하는 것처럼 어느 정도 유추할 수도 있습니다. 하지만 그것은 참고용이지 딱 들어맞지는 않습니다.

여기에서 순진한 발상 하나가 시작됩니다.

장부의 강하고 약함은 그 장부의 크기를 통해 알 수 있다는 겁니다.

앞에서 언급한 힘의 '**얼마나**'가 여기에서 등장합니다.

예를 들어 간이 원래 크기보다 크다고 칩시다. 크기가 크다는 것은 세포 숫자가 더 많다는 것으로 그만큼 발달했다는 뜻이기도 합니다. 마치 근육이 발달해서 굵어지면 힘을 더 낼 수 있듯이, 해당 장기의 세포가 많아지면 더 강한 능력을 지녔다고 볼 수 있지 않을까요. (그런데 과연 사상체질의 관점이 딱 이런 형태로 진행되는지는 끝까지 지켜보세요.)

간이 원래보다 커진다면 몸통은 어떻게 될까요? 간이 커진 만큼 몸통도 커져서 간이 자유롭게 커질까요? 아니면 몸통은 그대로인데 간이 커지면 상대적으로 공간이 좁아지니, 다른 장기가 작아질까요? 그렇다면 그 작아지는 장기의 선발 기준은 뭘까요?

그에 대해서 오장육부의 공간부터 살펴봅시다.

우선 **몸통의 상위 구역인 '흉곽'**을 보겠습니다.

갈비뼈로 감싸진 **흉곽**은 **<갈비뼈 공간>**을 말하며, 간과 폐 두 개의 장기가 좌우로 양분하고 있습니다.

흉곽 오른쪽엔 간이 크게 자리 잡고 있습니다. 오른쪽 폐는 간이 자리를 차지하는 만큼 줄어듭니다. 그에 비해 왼쪽 폐는 간과는 무관해 보입니다. (만약 갈비뼈 기준이 아니라, 횡격막을 기준으로 보면 간은 아래인 복강에 속하지만 여기서는 갈비뼈 공간을 중심으로 봅니다.)

이제 폐를 집중적으로 보겠습니다.

엑스레이 사진을 얼핏 보면 폐는 좌우가 동일한 것 같지만, 실제로는 좌우가 비대칭입니다. 오른쪽은 간 때문에 길이가 짧은 대신 옆으로 넓고, 왼쪽은 심장 때문에 옆으로 밀려서 좁고 길이가 깁니다. 구조적으로도 비대칭인 것이 오른쪽 폐는 3개의 엽, 왼쪽 폐는 2개의 엽으로 되어 있습니다.

오장 중에서 유독 **폐와 간은 몸통의 좌우로 위치가 비대칭**인 특징을 지닙니다.

간은 오른쪽에만 있고 왼쪽은 없기에 비대칭입니다.

폐는 간이 자리 잡고 있음에도 불구하고 오른쪽이 왼쪽보다 더 큰 비대칭입니다.

가장 중요한 점은 흉곽의 영역을 간과 폐가 서로 나누어 가진다는 점입니다.

마치 흉곽의 영역을 서로 뺏는 형국입니다.

간이 커지면 폐는 상대적으로 작아집니다.

폐가 커지면 간이 상대적으로 작아집니다.

그래서 **<간 ↔ 폐>**의 관계가 생깁니다.

실제로 사상 체질에서는 **<간대 폐소(肝大 肺小=간이 크고 폐가 작음)>체질을** 태음인이라 부릅니다.

<폐대 간소(肺大 肝小=폐가 크고 간이 작음)>체질을 태양인이라 부릅니다.

몸통 상부인 흉곽의 영역에서 에너지 대립이 일어나는 체질이 태음인, 태양인입니다.

"아! 선생님. 이제 어디에서 태양인, 태음인이라는 단어를 들으면 바로 기억날 것 같습니다. 폐가 큰 사람이 태양인이고 간이 큰 사람이 태음인이란 것이 딱 기억날 거예요. 그럼 사기 잘 치는 간 큰 사람들은 거의 태음인이겠네요?"

하하. 그럴 리가 있습니까? 흔히 간이 크다고 표현하는 것과 이것은 다릅니다.

이제 아래쪽을 보겠습니다.

가슴 아래에는 배, 즉 복강이 있습니다. 그리고 복강 내에서는 <콩팥>과 <소화기>가 자리다툼을 하는 형국입니다.

췌장은 몸통 가운데에 있어서, 몸통의 위치상 비대칭은 아닙니다.

신장은 몸통 양쪽으로 두개가 나뉘어 있는데 폐와 달리 거의 대칭적입니다.

그래서 **췌장과 콩팥은 좌우 비대칭의 개념이 아니라, 상하 비대칭의 개념**입니다. 즉 복강 안의 공간이 한정적일 때 콩팥이 커질수록 소화기의 공간은 줄어듭니다. 반대로 소화기가 커질 때 콩팥의 공간이 줄어듭니다.

상하 비대칭은 췌장은 보다 위에 있고, 콩팥은 아래에 위치하고 있는 걸로 보입니다.

"어? 선생님. 제가 의학을 좀 아는데요. 콩팥이나 췌장이나 높이가 거의 비슷한 걸로 압니다."

맞습니다. 일반인들은 콩팥이 하복부에 있는 걸로 생각하지만 콩팥의 위치는 의외로 위에 있습니다. 그래서 췌장의 높이보다 살짝 낮다고 볼 수 있습니다.

그런데 옛날 한의학에서는 조금 더 낮게 봤습니다.

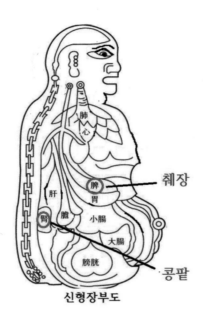

신형장부도

동의보감에 나오는 인체 해부학 그림입니다. 콩팥은 췌장보다 확연히 밑에 있습니다. 사실 아래위로 위치가 얼마나 차이가 나느냐 하는 점은 별로 중요하지 않습니다. 그 이유는 조금 있다가 나옵니다.

어쨌든 복강 내에서는 췌장과 콩팥이 공간을 두고 영역 다툼을 하는 형국이라고 했습니다.

여기에서 **<비장 ↔ 신장>**의 관계가 생깁니다.

실제로 사상 체질에서는 **<비대 신소(脾大 腎小=췌장이 크고 콩팥 작음)>체질을 소양인**이라 부릅니다.

<신대 비소(腎大 脾小=콩팥이 크고 췌장이 작음)>체질을 소음인이라 부릅니다.

몸통 하부인 복강의 영역에서 에너지 대립이 일어나는 체질이 소양인과 소음인입니다.

"와! 신기합니다. 그러면 장기의 실제 사이즈를 검사해 보면 체질 감별이 바로 되겠네요?"

그렇다면 얼마나 좋겠습니까? MRI나 CT만 찍어보면 장기의 크기는 금방 알 수 있으니까요. 그러나 그게 아무런 소용이 없습니다.

장기 크기는 장부 간의 위치 관계를 직관적으로 이해하도록 예를 든 것이며, 실제로는 장기의 크기가 아니라 기운이기 때문에 딱 맞아떨어지진 않습니다. **간대(肝大)**라고 하면 **간의 기운이 크다**는 뜻이므로, 그 기운은 현대과학으로도 측정할 수 없습니다.

여기에서 우리는 '얼마나'를 알고자하는 시도가 다시 오리무중에 빠집니다.

"앗. 선생님. 장부 크기를 읽으면서 신선한 지식을 얻었다고 생각했는데 여태까지 헛발질한 겁니까? 흥!"

물론 장기 크기와 아예 상관이 없는 것은 아닙니다. 물질세계는 정신세계와 서로의 거울이기 때문입니다. 이는 정신에너지인 기운이 강력할수록 실제로도 장기 크기가 더 클 수 있다는 뜻입니다. (아까 말한 세포 숫자 원리를 떠올려보세요.)

가령 어떤 비밀의 집에 사람들이 은둔 중입니다. 당신이 그 비밀의 집에 몇 사람이 은둔 중인지 아는 방법은 직접 들어가서 수를 세어보지 않더라도 배달되는 음식과 배출되는 음식 쓰레기를 보면 알 수 있습니다. 마찬가지로 어떤 장기의 기운을 직접 측정할 수는 없더라도 그 주변의 영향력을 측정해서 아는 방법이 있습니다.

그래서 기존의 사상의학에서는 체형도 측정해보고, 외모도 보고 성격도 보며, 또 좋아하는 식생활이나 그에 따른 반응, 질병이 어떻게 있었는지 등등을 다방면으로 **영향력을 살펴서 각각 장부의 기운을 추측합니다.**

아무튼 앞에서 살펴본 장기 크기의 예는 장부가 위치한 구역에서 힘이 대립되는 관계를 보기 위한 예라고 말씀드렸습니다. 이번에는 좀 더 전통적인 학문의 시각으로 보겠습니다.

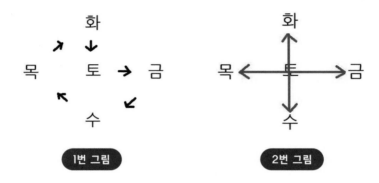

1번 그림이 흔히 볼 수 있는 <오행 상생도>입니다. 목→화→토→금→수의 변화를 그린 그림입니다. 이것을 2차원의 평면 좌표로 보면 2번 그림과 같습니다.

<목>과 <금>은 동서로, <화>와 <수>는 남북으로 대립되는 축입니다.

또는 그림을 세워서 보면 아까처럼 같습니다.

<목>과 <금>은 좌우로, <화>와 <수>는 상하로 대립되는 축입니다.

좌표상 <토>는 항상 중앙의 중심지로 0입니다.

그런데 이것을 사상 의학에 적용해봅시다. 아까 인체의 그림으로 적용해 보면 이렇게 바뀌어 있습니다. 기존의 그림에서 상하 축이 아래로 확 내려와서 화가 가운데로 옵니다.

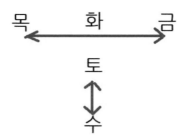

<화>에 속하는 심장이 명치 가운데에 자리 잡으면서 좌표의 중심이 되었고, <토>가 아래로 밀려서 아래쪽에서 <수>와 짧게 대립되는 축을 형성하고 있습니다. 기존 좌표 그림에서 <변형>이 생긴 셈입니다. 아래쪽에서 **짧게** 대립되는 축에서 <소음(少陰)>, <소양(少陽)>의 체질이 구현되었고, 위쪽에서 좌우로 **크게** 대립되는 축에서 <태음(太陰)>, <태양(太陽)>의 체질이 구현된 셈입니다.

오행에서 <목>과 <금>은 '금극목(金尅木)'으로 원래부터 에너지가 대립되는 상극 관계입니다. <토>와 <수>도 '토극수(土尅水)'로 원래부터 에너지가 대립되는 상극 관계입니다.

여기에서 중요한 핵심이 하나 있습니다.

이것은 장부의 <위치>에 따른 에너지의 대립에 대한 이야기입니다. <위치>는 타고날 때 정해지는 것이지, 태어난 뒤에 생활 습관에 따라 이동하는 것은 아닙니다.

그래서 **체질은 태어날 때 정해지며, 살면서 변화하는 것이 아닙니다.**

다시 말해, 사상 체질은 평면 좌표 중 당신은 <**어느 구역 출신**>인가를 보는 관점입니다.

"나는 태양인 출신이다."

당신은 앞으로 이렇게 말하고 다닐지도 모릅니다. 그러면 옆에 있던 당신 친구는 영문도 모르고 이렇게 대답할지도 모릅니다.

"흥. 웃기네. 그럼 나는 목성인 출신이다. 야. 정신 차려."

당신이 한국에서 태어났으면, 이 한국인이라는 출신 개념은 태어나는 순간 정해지는 것이며 절대로 바뀌지 않습니다. 그 뒤로 미국에서 훨씬 오래 살았다고 해서 출신이 미국으로 바뀌지 않는 것처럼 사상 체질도 그런 개념입니다. 만약 그냥 장부의 기운이라면 간이 강한 사람도 후천적으로 술 먹고 간에 무리가 가는 행위를 해서 간이 약해지는 변화가 올 수 있습니다. 그 순간 장부의 강약에 대한 개념을 혼동할 수 있습니다.

"지금 내가 간이 너무 약한데, 간이 강한 체질이라고?"

그래서 단순히 혈액검사로 지금의 간 기능을 측정해보니 현재 간 기능이 강한 사람이라고 나왔다고 해서, 간이 강한 체질인 태음인으로 해석하지는 않습니다.

마찬가지로 폐활량을 측정해서, 폐활량이 평균보다 강하게 나온 사람을 폐가 강한 태양인으로 분류하지 않습니다. 또한 당신이 평소에 엄청 많이 먹는다고 해서 소화기가 강한 소양인으로 분류하지 않고 오줌의 양이 콸콸 나온다고 해서 콩팥이 강한 소음인으로 분류하지도 않습니다. 그래서 사상 체질 분류를 할 때 여러 가지 영향력의 요인을 다 적용해보는 겁니다.

그런데 한 가지 더 중요한 사실이 있습니다.

2차원 정신 에너지가 3차원 공간에 **재현되는 과정에는 변형이 생기기 때문에 실제와 이론은 차이**가 있을 수밖에 없습니다. 즉 어떤 사람은 그 변형이 크지 않아서 이론과 거의 흡사한 유형이 되고 어떤 사람은 원형에서 다른 변화가 생기기 때문에 실제 증상이나 특징의 두드러짐은 이론과 차이가 날 수 있는 겁니다.

여기에다 <얼마나>라는 변수가 하나 더 나타납니다.

가령 예를 들어서 태음인 체질로 태어난 사람이 있다고 칩시다. 태음인은 간이 강하고 폐가 약한 체질입니다. 그렇다면 모든 태음인은 그 강약의 세기가 동일할까요?

어떤 태음인은 **7대3**으로 비유될 만큼 간이 강할 수도 있고 어떤 태음인은 간과 폐의 기운의 강약이 **51% 대 49%**로 비유될 만큼 차이가 아주 미미할 수도 있지 않습니까?

출신 구역은 다 같이 태음인 구역이지만 타고나는 기운의 강약의 차이는 각각 다를 수 있다고 생각하는 것이 더 합리적이지 않겠습니까?

어차피 똑같은 인간이지만 타고나는 장부의 강약이 다를 수 있다고 해서 생긴 것이 사상 의학입니다. 그런데 그 장부의 강약이 다를 수 있다고 해놓고, 만약 같은 체질에서 장부의 강약은 다를 수 없다고 말한다면 그것은 억지 주장일 겁니다.

이것을 좀 더 직관적으로 느낄 수 있도록 그림으로 보여 드리겠습니다.

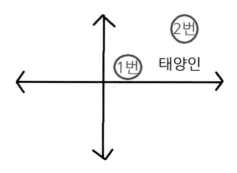

같은 태양인 체질 구역에 있는 1번과 2번, 사람 중에 누가 더 태양인 체질이 강하게 나타날까요? 1번 찍은 분은 "땡~!" 틀렸습니다. 아마 똑똑한 당신은 2번을 찍었을 거라 생각합니다.

예를 들어 2번은 아까 말한 간과 폐의 기운 강약이 7대3의 케이스라면, 1번은 간과 폐의 기운의 강약이 51% 대 49%로 미미한 차이의 케이스를 말하는 겁니다.

아! 그런데 어쩌면 저 수직선이 의미하는 바가 뭔지 모르는 분도 계시겠네요. 제가 아까 구역이라는 말씀을 드렸습니다. 구역에서 중심 쪽으로 가까울수록 강한 정도가 0이라는 말입니다. 친절하게 표시해서 그림을 다시 보여드리죠.

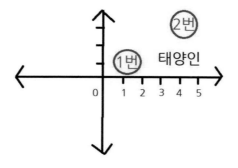

만약 당신 친구가 2번 태양인이고 당신은 1번 태양인이면 어떤 상황이 벌어질까요?

"와우! 사상 체질. 진짜 신통하다. 태양인이라는 특징이 나한테 다 맞아. 나한테 안 맞는 음식이라고 나온 것은 여태 먹고 진짜로 안 좋았던 것 밖이야."

친구는 그렇게 말을 하겠지만 당신의 대답은 이럴 지도 모릅니다.

"글쎄. 잘 모르겠는데. 전문가가 나는 태양인이라는데 사상 체질에 나오는 말들이 별로 안 맞아. 잘못 진단 받았나?"

충분히 일리 있는 의심입니다. 기계가 하는 혈액 검사처럼 정확하게 수치가 나오는 검사도 아니니까요.

게다가 2차원 정신 에너지가 3차원 공간에 **재현되는 과정에는 변형까지 생깁니다.** 안 그래도 장부의 강약 차이가 미약한데 변형까지 생기면 더 혼란이 옵니다.

자. 두 가지 유형을 제가 제시했습니다.

2번처럼 장부의 강약의 <차이가 확연한 유형>과 1번처럼 <차이가 미약한 유형>.

저는 이것의 표현을 **<전형적인 태양인>**과 **<애매한 태양인>**으로 부르겠습니다.

만약 왜 전문가가 당신을 태음인이라고 말했는데 특징이 일치하는 것은 얼마 없는지 의문을 가졌다면 십중팔구 그 해답은 이것이라 생각합니다. **<애매한** 태음인>.

물론 전문가의 눈에는 그 애매한 차이도 확연히 보일 수 있습니다.

하지만 비전문가일수록 애매한 체질의 사람은 진단하기 어렵습니다. 또한 숙련된 전문가도 애매한 체질은 오진의 가능성이 높아집니다. 예를 들어 예전에 방송국에서 방송을 한 적이 있었는데요. 같은 사람을 여러 체질 전문가에게 보낸 결과, 태음인, 소양인, 소음인 등 3개 체질을 진단받았다고 합니다. 심지어 임상에서 어떤 사람은 4개 체질을 모두 들었다는 사람도 있습니다. 한 사람이 4개 체질 모두일 리는 없으니 누군가는 잘못 분석한 겁니다.

그렇다면 당신은 전형적인 체질일까요? 애매한 체질일까요? 그에 대한 대답은 저 대신 다른 사람이 하겠습니다.

"당신은 전형적인 화성인입니다. 화성 가즈~~야." - '일론 머스크'가.

아! 사람이 잘못 나왔습니다. 일론 머스크는 전기 차 팔러 들어가시고, 진짜 대답은 '가우스'가 나와서 해 드립니다.

"선생님. 가우스가 누구죠?"

가우스(1777~1855)는 독일의 천재 수학자로 수학의 역사에서 아인슈타인 같은 사람입니다. 19세기의 가장 위대한 수학자로 불리니까요.

어느 정도의 천재인지 말씀드리면 그가 불과 5살쯤의 일입니다. 아버지가 직원들 월급을 계산하여 겨우 끝마쳤을 때 옆에서 이런 말을 합니다. "아버지는 틀렸어요. 얼마 얼마니까요. 제 대답이 맞아요." 그런데 다시 확인해보니 꼬마의 답이 정확했습니다.

또한 초등학교 때 선생님이 1부터 100까지의 숫자를 모두 더하라는 문제를 듣고 1+100, 2+99, 3+98... 등의 <등차수열의 합>이라는 공식을 개발해서 순식간에 풀어냈다고 합니다.

과연 답은 얼마일까요?

5050입니다. 1+100=101, 2+99=101, 3+98=101... 이렇게 101이 50개 나오기 때문입니다. 이걸 초등학생 꼬맹이가 공식을 스스로 만들어 해결할 정도라니 정말 천재는 어릴 때부터 뭔가 달라도 다릅니다.

"기대되는군요. 그렇다면 가우스 선생님. 제 체질을 예측할 수 있나요? 혹시 특별한 수학 공식으로 계산하면 사상 체질까지 나오는 건가요? 설마?" - 독자

"당신은 <애매한 체질>입니다. 확률적으로 계산하면." - '가우스'가

가상이지만, 과연 가우스는 무슨 근거로 이렇게 대답할까요?

이것은 그가 깨달은 수학 공식과 관련이 있습니다. 바로 아래의 공식입니다.

$$f(x) = \frac{1}{\sigma\sqrt{2\pi}} e^{-\frac{(x-\mu)^2}{2\sigma^2}}$$

(평균 μ와 분산 σ2를 갖는 정규분포 랜덤 변수 X의 확률 밀도함수- 골치 아프니 읽지 말라고 적게 씀)

"헉! 선생님. 이제 하다하다 이렇게 어려운 수학 공식까지 제가 배워야 하나요? 제가 수학이 싫어서 이과를 안 간 사람인데요. 안 됩니다! 젠장! 건강법 알려고 하다가 박사 논문까지 써야겠네요."

설마 그럴 리가 있습니까? 하하. 안심하세요. 이 공식은 당신을 놀리려고 보여준 겁니다. 하지만 결코 가짜는 아닙니다. 가우스는 이 수학 공식을 근거로 대답할 거니까요.

만약 어떤 독자 분이 수학에 박식하다면 저 공식을 보는 순간, 바로 한 단어를 떠올릴 겁니다.

<정규 분포>.

네. 정규 분포라는 단어가 익숙하지 않은 분도 계실 겁니다. 하지만 정규 분포 그림을 보면 아마 어디선가 봤다고 생각할 겁니다.

정규 분포 그래프는 아래와 같습니다.

정규 분포

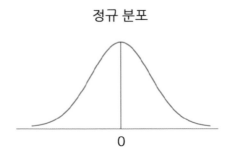

0

종을 엎어놓은 저 모양! 저 그래프는 당신이 현대인이라면 어디선가 한번쯤은 꼭 봤을 겁니다. 왜냐하면 저 그래프는 **인간과 우주의 자연에서 일어나는 무수한 일을 설명할 때 쓰는 핵심 개념**이며, 현대 통계학에서도 가장 중요한 확률 분포로 널리 쓰이기 때문입니다.

<정규 분포 그래프>라고 하면 딱딱하니 쉽게 <만능의 종>이라고 부르겠습니다.

이 <만능의 종>은 가우스가 <태양 주위를 운동하는 천체들의 움직임에 대한 이론>을 만들면서 나온 이론입니다. 다시 말해 태양 주위를 도는 지구나 화성 같은 행성들이 움직일 때 일어나는 자연 법칙을 이야기한 겁니다.

우주의 대부분의 현상에는 <이론적인 수치>와 <실제 수치>에는 차이가 있는데 그것은 위의 <만능의 종> 형태로 나타난다는 겁니다.

이 그래프의 의미를 모르는 분을 위해서 간단히 설명을 붙이겠습니다.

예를 들어 로봇이 양궁을 쏩니다. 컴퓨터로 정밀하게 계산하고 레이저로 정중앙을 겨눠서 쏩니다. 과연 로봇은 모든 화살을 정중앙의 과녁에 맞힐 수 있을까요? 이론적으로는 100%가 명중되어야 하지만 실제로는 그렇지 않습니다.

이럴 때 목표지점인 중앙을 0으로 표시하면, 딱 <만능의 종> 모양의 그래프가 나옵니다. 많은 화살이 높은 확률로 중앙에 맞고, 그 옆으로 벗어날수록 빈도가 점점 떨어지는 모양입니다.

그렇다면 우리 실생활에서 <만능의 종>은 언제 "댕댕댕!" 울릴까요?

핸드폰, 자동차, 반도체 등등 모든 산업 공장에서 물건 만들 때 이것이 쓰입니다. 만약 당신이 주식을 하신다면 이 <만능의 종>은 당신에게 부를 갖다 줄 지도 모릅니다. 예를 들어 주식의 차트에서 유용하게 쓰이는 '볼린저 밴드'라는 녀석이 이 <만능의 종>을 기반으로 만들어진 지표입니다. 그래서 주가 예측에서도 널리 쓰이는 이론입니다. 그 뿐 아니라 일일이 열거하면 이 책한 권을 더 채우고도 남겠지만 중요한 몇 가지만 지적하겠습니다.

일단 심리학에도 널리 쓰입니다. **정신적인 요소, 지능이나 성격 분석, 다양**한 심리와 **사회적 속성**을 형상화할 때 사용됩니다.

또한 의학이나 생물학 같은 분야에서, **몸무게, 키, 체형,** 혈압, 약의 효과 등등 생리학적인 측정의 이론 도구로 사용됩니다.

불규칙하게 보이는 자연의 비나 구름, 날씨 패턴, 우주의 모든 물질의 움직임도 이 <만능의 종>의 이론이 적용된다고 합니다. 그래서 이 이론으로 예측 분야에 사용되고 있습니다.

사상의학이 하늘의 선천적인 정신 기운에서 비롯되고 성격, 체형 외모로 분석되는 것이라 했습니다. 왠지 <만능의 종> 이론과 무관하게 보이지는 않습니다.

우리 인간의 장기는 원래 평균값을 지닙니다.

장기의 강약도 마찬가지입니다. 가령 태양인과 태음인은 간과 폐의 기운이 강약으로 나뉩니다. 그렇다면 태양인과 태음인의 비장과 신장은 어떨까요? 아마 일반 평균의 '세기'이겠지요. 그 기운을 세기로 표시하면 **평균값을 중심으로 <만능의 종> 이론과 같은 분포를 보일** 겁니다.

마찬가지로 소양인과 소음인의 간과 폐는 어떨까요? 아마 일반 평균값을 중심으로 <만능의 종> 이론과 같은 분포를 보일 겁니다. 결론적으로는 체질의 특징적으로 강한 장기를 제외하면 나머지 장기는 <정규 분포>의 모양에 들어있을 거라는 말입니다. 그리고 그 체질의 강한 장기의 기운이 세어지는 변화율도 역시 예외는 아닐 겁니다.

결국 화살로 과녁을 맞히듯이 정중앙 평균값으로 가까이 갈수록 밀도가 확 높아질 겁니다.

직관적으로 이해하기 쉽게, 아까처럼 장기의 기운을 장기의 크기로 바꿔서 설명해보겠습니다.

만약 성인의 간의 크기를, 직경 10cm~20cm라고 칩시다. 그 평균은 15cm로 대다수가 이 평균 크기 구역 근처일 겁니다. 이 때 간의 직경 15~20cm인 사람은 태음인, 10~15cm사람이 태양인으로 분류가 될 겁니다. 이 때 태음인의 간의 직경은 평균인 15cm 근처에 많이 밀집되며 크기의 극단인 20cm인 사람은 매우 드물게 나타날 겁니다.

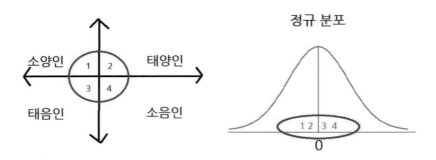

체질의 중심점 0이 장부 기운의 평균값이며, 이 값을 기준으로 파란 원의 1, 2, 3, 4 구역에 사람들이 확 몰리게 됩니다. 참고로 1, 2, 3, 4는 **<애매한 체질>**입니다. 파란 원 바깥은 <전형적인 체질>이며 중심점에서 멀어질수록 그 특성은 강하게 나타나지만 그런 사람의 빈도는 드물게 됩니다.

그래서 높은 확률로 당신은 <애매한 체질>이라고 가우스가 예측할 거라 말했습니다.

이제마는 **<전형적인>** 태양인이었기 때문에 그 특성을 쉽게 발견하고 사상의학을 만든 겁니다. 하지만 대다수는 <애매한> 체질 구역에 있기 때문에 '사상의학 특유의 기준'을 갖고 보지 않으면 체질 개념이 아예 보이지 않습니다.

만약 그렇지 않았다면 수 천 년 간 한의학이 내려오는 동안 왜 아무도 사상 체질의 개념을 발견하지 못했을까요?

더 합리적으로 말하겠습니다. 만약 사상 체질의 특성이 대다수의 사람들에게 강하게 나타났다면 왜 현대과학이나 현대 의학은 그에 대해 눈뜨지 못했을까요? 세계의 식품영양학 학자들은 왜 같은 식품이더라도 인체 반응은 4가지 유형으로 다르게 나타난다고 발견하지 못했을까요? 대다수의 체질 반응이 그만큼 규칙적이거나 확연하지 않았기 때문입니다.

애매한 체질은 특성이 약하게 나타나는데다 후천적인 변형까지 오게 되면 완전 헷갈립니다. 이런 사람들이 수 천, 수 만 명이 섞이면 어지럽고 체질 규칙이 없는 집단처럼 보입니다. 체질의 관점을 갖고 보지 않으면 그냥 비슷한 범위 내의 약간씩 다른 반응들로 보이니까요.

그러니 당신이 무슨 체질인지 알 수 없다고 여긴다면 지극히 정상적입니다. 대다수 사람은 **'사상 체질 전문가'의 진단으로만 나뉠 수 있는** <애매한> 체질 영역에 있기 때문입니다.

"선생님. 대다수가 애매한 체질이라서 체질 특성이 약하다면 그들은 굳이 전문가 진단을 받아 체질을 알 필요가 있습니까? 저도 애매한 체질 같은데 앞으로 음식은 어떻게 먹어야 하나요? 전문가 이야기를 따르자니 못 먹는 것이 많고 무시하고 먹자니 찜찜한데요."

제 대답은 "일단 **음식은 골고루 드세요.**"입니다.

대다수의 사람들이 <애매한 체질>의 영역에 있다면, 체질 개념 자체가 별 쓸모가 없는 걸까요?

애매한 체질은 체질의 특성이 두드러지지는 않지만 결국 출신 구역은 정해져 있으며 그 특성까지 완전히 없는 건 아닙니다.

그러나 음식을 두고서 고민하신다면 **일단** 골고루 드시라고 말하겠습니다.

어떤 음식이 체질에 맞건 안 맞건, 몸이 건강할 때에는 몸이 알아서 최대한 균형을 잡기 때문입니다. 현대의 식품영양학은 어차피 1, 2, 3, 4의 집단을 토대로 거의 완성된 학문입니다.

아프리카나 유럽이나 이런 외국에 사는 사람들도 분명히 체질이 있을 텐데, 그런 개념 없이도 골고루 먹고 건강하게 삽니다.

단, 여기에는 중요한 두 가지 문제가 발생합니다.

<편식>과 <질병>.

사람들을 관찰해보면 <골고루> 먹는 사람은 거의 없습니다.

저마다 좋아하는 음식을 더 먹는 경향이 있습니다. 또는 주어진 환경에서 허락된 음식을 먹는 경향이 있습니다.

예를 들어서 그 지역에 나는 음식이 해산물이 주로인 어촌 사람들은 해산물을 많이 먹는 경향이 있습니다. 반면에 교통이 좋지 않던 옛날에는 내륙 지방 사람들은 해산물 구경하기도 힘들었습니다.

또는 너무 가난해서 1년 내내 라면만 먹었다는 사람도 있습니다. 또는 어떤 불교 신자들은 육식을 아예 안 먹습니다. 또는 다이어트 때문에 1년 내내 바나나와 방울토마토만 먹는 사람도 있습니다. 또는 철문 안으로 군만두만 넣어줘서 15년 동안 군만두만 먹었다는 올드 보이 최민식 선생도 있습니다... 하하. 이건 농담입니다.

아무튼 여러 가지 이유로 대다수는 치우친 식사 패턴이 생깁니다.

음식은 약에 비해 효과가 매우 약합니다. 그러나 집중적으로 먹으면 결과

가 달라집니다. 만약 자기 체질에 맞지 않는 음식을 집중적으로 먹는 습관이 있다면 아무리 애매한 체질이라도 마이너스가 드러납니다. 특히 운동선수가 어떤 기간 동안 컨디션이 매우 좋지 않다면 그 기간 동안 즐겨먹은 음식과 관계있을 가능성이 있습니다.

특히 질병에 걸렸을 경우에는 문제점이 더 부각됩니다. 인체의 균형을 잡는 힘이 떨어졌기 때문에 체질에 맞지 않는 음식은 더 민감하게 몸에 마이너스를 드러냅니다. 이 경우 질병에서 회복하는 것을 더욱 힘들게 만듭니다.

사상체질에 대해서는 여기까지 하겠습니다. 지금까지 당신의 이해를 돕기 위해서 정통 사상의학과는 다른 관점으로 설명 드렸지만, 그 외의 체질 특징이나 음식 궁합은 기존 사상의학과 대동소이합니다. 그러니 더 궁금한 점은 사상체질 전문가들의 말을 참고하세요.
이 책에서 주장한 사상의학의 정리 핵심을 아래 박스로 묶었으니 참고하시길.

---

1. 체질은 있다.

2. 체질 진단을 방구석 전문가인 친구에게 맡겨도 될까?

외모를 보면 태음인 같고, 성격을 보면 소양인 같고 좋아하는 음식 보면 태양인 같더라도 당신은 정상이다. 대부분은 애매한 체질 특성을 보이므로 일반인이 체질을 나누기란 매우 어렵다. 그러니 자칭 방구석 전문가의 이야기에 속지 말라. 그래서 한의사 같이 공인된 전문가의 진단이 더욱 중요한 것이 체질 분야이다.

3. 체질 음식은 어떻게 먹나?

잘 모르면 차라리 골고루 음식을 먹는 것이 좋다. 체질을 모르고 그렇게 먹고 살아도 100세까지 사는 사람이 많은 것이 사실이니까. 하지만 자기 체질에 도움이 되는 음식을 제대로 안다면 이것은 인생 게임의 치트키가 될 것이다. 당신을 좀 더 높은 확률로 편하고 건강하게 100세까지 데려다 줄 것이기 때문이다.

참고로 이제마는 동의수세보원(東醫壽世保元)이란 사상의학 이론서를 지었는데, '수세'는 <세상 인류의 수명을 연장시킴>을 뜻한다.

현재까지 한의학에서 잘 활용되는 대표적인 체질의학은 두 가지가 있습니다. 하나는 사상의학이고 나머지 하나는 아래에 소개해 드릴 또 다른 체질 의학입니다.

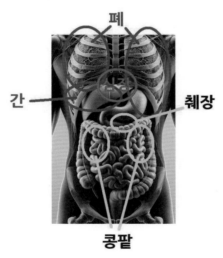

이 그림 기억하실 겁니다. 벌써 까먹었으면 당신은 치매 환자일거니까요. 하하.

제가 사상 체질을 설명하면서 오장을 평면에 놓고 설명한 그림입니다. 그런데 이 그림에서 고려하지 못한 매우 중요한 사항이 더 있습니다.

<인체는 평면이 아니라 입체입니다.>

너무 당연한 사실이라, 어이가 없을 겁니다.

그럼에도 불구하고 우리는 사상 체질 때 평면의 엑스레이 관점으로 장기의 위치를 분석했습니다. 그런데 왜 그때는 평면으로 분석했는지 기억나십니까? 그것은 주역의 이론이 우리 현실인 3차원 이전의 단계는 **평면 2차원인 사상, 즉 4가지 방향으로 에너지가 변화**한다고 보기 때문에 이제마가 그것에다 초점을 맞춘 겁니다.

2차원 정신 에너지 (기) → 3차원 물질 에너지 변화에 발현

딱 이 관점이었습니다.

이것도 맞습니다만 현실에는 중간에 변화의 축이 하나 더 붙어서 변화가 한 번 더 옵니다. 뭐가 하면 3차원 물질 공간에는 거울처럼 정신도 3차원이기 때문입니다.

3차원 정신 에너지 (기+의식) → 3차원 물질 에너지 변화에 발현

2차원 기의 변화에 <의식(또는 이성)>이라는 상위 정신 에너지 한 축이 더 붙어서 3차원의 정신세계가 구성됩니다. 3차원 입체에서는 변화의 방향이 8가지입니다.

어쨌든 이번에는 인체를 본래대로 입체적으로 분석하고자 합니다.

입체로 보는 순간, 장부의 위치는 느낌이 달라집니다.

소양인과 소음인은 <췌장과 콩팥>이 대립된다 했습니다.

췌장과 콩팥은 **아래, 위의 차이**가 있다고 했었습니다. 그런데 입체로 보면 앞뒤의 차이가 추가로 생깁니다. 쵀장보다 콩팥이 더 뒤에 있습니다. 그래서 기존 비대칭에 **<앞뒤 비대칭>**이 추가로 생겼습니다.

태양인과 태음인은 <폐와 간>이 대립된다 했습니다.

사상에서는 폐와 간의 좌우 차이 특징이 더 컸기 때문에 말하지 않았지만 폐와 간은 아래위로도 차이가 납니다. 폐가 간보다 위쪽에 있습니다. <아래위 비대칭>이 추가됩니다.

게다가 입체로 보면, 간은 앞쪽에 있고 폐는 뒤쪽에 있어서, **<앞뒤 비대칭>**입니다.

하나의 축이 더 생겨 3차원이 되는 순간, 이처럼 장기의 위치 특징이 복잡해집니다.

폐와 간= 좌우 비대칭, 상하 비대칭, 전후 비대칭.
쵀장과 콩팥 = 상하 비대칭, **전후 비대칭**, 좌우도 약간 비대칭.

입체로 보는 순간, 장부의 위치 영역은 입체인 8가지 방향으로 변화가 생깁니다.

요즘 젊은 세대에게 익숙한 용어가 2D와 3D라고 합니다.

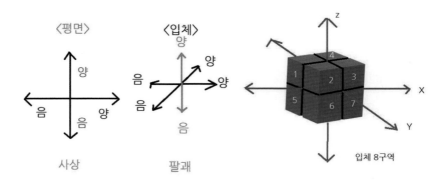

왼쪽 그림은 앞에 주역을 설명하면서 나왔던 겁니다. 평면 2D는 4개가 대립된다면, 입체 3D는 8개가 대립되어야 합니다. 그런데 입체는 저 그림으로는 와 닿지 않아서 오른쪽 그림으로 더 시각화했습니다.

이걸 체질로 풀면 사상에서는 간 ↔ 폐, 췌장 ↔ 콩팥, 이렇게 4개의 장기가 대립되었는데 입체가 되면 8개가 대립되어야 한다는 이야기입니다. 그래서 등장하는 것이 **8체질** 입니다.

그런데 오장 중에 심장을 제외하고 남은 4개의 장기가 이미 모두 대립되었는데 어떻게 8개가 대립될 수 있을까요?

하지만 우리의 인체 장기는 오장만 있는 것이 아닙니다. 오장육부의 육부가 있습니다. 육부는 각각 오장과 서로 짝이 있다고 했습니다. 그것은 아래와 같습니다.

간 – 쓸개 <목(木)에 속함>
심 – 소장 <화(火)에 속함>
췌장 – 위 <토(土)에 속함>
폐 – 대장 <금(金)에 속함>
콩팥 – 방광 <수(水)에 속함>

간과 폐는 대립을 하는데, 그들의 짝인 **<쓸개>와 <대장>은 대립합니다.**
췌장과 콩팥은 대립을 하는데, 그들의 짝인 **<위장>과 <방광>은 대립합니다.**
이런 구도로 각각 8개의 장부 에너지가 대립을 하는 것이 8체질입니다. 사상체질에서 심장이 중심점에 자리 잡아 장부의 강약에서 빠진 것처럼, 이번에는 심장과 그의 짝인 소장은 장기의 강약의 중심점을 이루면서 제외됩니다.

그래서 위의 표는 오른쪽 체질로 다시 정리가 됩니다.

간 – 쓸개 <목(木) 체질> → 목양(간), 목음(쓸개)

췌장 – 위 <토(土) 체질> → 토양(췌장), 토음(위)

폐 – 대장 <금(金) 체질> → 금양(폐), 금음(대장)

콩팥 – 방광 <수(水) 체질> → 수양(콩팥), 수음(방광)

<오장>은 <양>이고 <육부>는 <음>. 그래서 간이 강하면 목양, 쓸개가 강하면 목음 체질입니다. (이 두 목 체질의 선조는 목성에서 왔습니다. 하하. 물론 농담입니다.)

나머지도 같은 원리로 금양, 금음, 토양, 토음, 수양, 수음 체질이 정해집니다. (각각의 체질 선조들은 금성, 토성, 수성에서 왔습니다. 하하. 또 농담입니다.)

"근데 왜 화성에서 온 사람은 없습니까? 제발 화성 가~즈아." - 진지한 '일론 머스크'가

당신의 기억을 자극하기 위한 농담이기에 재미없다고 욕하지는 마시길.

이제 당신의 두뇌 테스트를 해보겠습니다. 방광이 강한 8체질은?

방광이 수(水)에 속하고 육부는 음이니까, 수음 체질입니다.

8체질 의학은 현대에 만들어진 한의학입니다. 권도원이라는 한의사가 창안한 이론으로 1965년에 발표되었습니다. 참고로 권도원은 2022년에 101세의 나이로 사망했는데 안타깝게도 그 역시 8체질 의학을 완성하지 못하고 죽었습니다. 이제마가 64세에 사망한 것에 비해 더 오래 장수한 덕분으로, 많은 환자들을 진료하며 훨씬 많은 데이터를 축적했습니다. 그럼에도 완성하지 못했습니다. 하나의 의학을 완성하는 것은 일개 개인이 하기엔 너무 방대합니다. 이제마나 권도원의 역량이 부족해서가 아닙니다. 오히려 두 사람은 역사에 남을 천재로 평가되어야 합니다.

"선생님. 8체질이란 것이 사상 체질을 더 세분화해서 8개로 나눈 게 아닐까요? 예를 들어 태양인을 둘로 나눠 양(陽)-태양인, 음(陰)-태양인 이렇게 말입니다."

체질 한의학에 관심을 가진 일반인들이 제일 궁금하게 여기는 질문입니다. 심지어 한의사들도 의견이 엇갈리는 주제이기도 합니다. 그러나 체질 진료 한의사들의 대다수는 사상 체질과 8체질은 단순히 둘로 나눠서 일치하는 개념이 아니라는 것에 동의합니다.

<사상체질 × 2 = 8체질>은 결코 아니라는 겁니다.

이것을 일반인들도 쉽게 알기 위해서 장부 에너지의 위치 영역 특징을 비유해 보겠습니다.

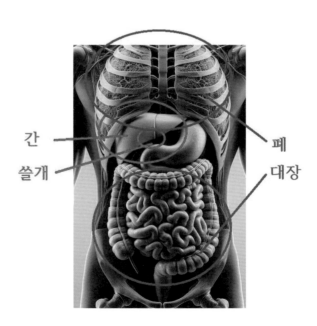

익숙한 그림이죠?

<간>과 **<폐>**는 **좌우 비대칭**이라는 큰 특징을 지닌다며 보여드린 그림입니다.

이번엔, 간의 짝인 **<쓸개>**와 폐의 짝인 **<대장>** 역시 **좌우 비대칭**의 특징을 보입니다. (쓸개는 오른쪽에 치우쳐 있고, 대장은 항문으로 연결되는 왼쪽 부분이 더 길어 좌우가 다릅니다.)

그런데 중요한 사항이 하나 생깁니다.

간 ↔ 폐,

쓸개 ↔ 대장

같은 성질의 장부가 위치 영역상 비슷하다면 <사상체질 × 2 = 8체질>의 형태라고 생각할 수도 있겠습니다.

그림을 보시면 간과 쓸개는 위치상 비슷한 영역에 있습니다.

"오. 역시 사상체질을 나눈 개념이 맞네요. 하하."

아닙니다. 간, 쓸개는 그랬지만, 폐와 대장은 극과 극입니다. 폐는 가장 위에, 대장은 가장 아래에 있습니다.

*

또 다른 파트를 보시죠.

췌장 ↔ 콩팥,

위 ↔ 방광

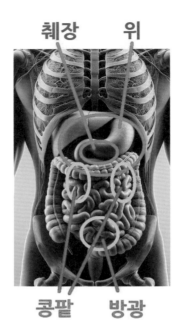

췌장　위

콩팥　방광

그림을 보시면 췌장과 위는 위치상 비슷한 영역에 있습니다.

반면에 콩팥과 방광은 중앙과 제일 아래입니다. 그런데 입체로 보면 콩팥과 방광은 극과 극입니다. 방광은 가장 앞에, 콩팥은 가장 뒤에 있습니다.

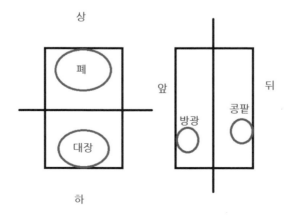

그림처럼 사상체질에서 <췌장 ↔ 콩팥>의 특성이 <췌장2 ↔ 콩팥2>처럼 그대로 반복되는 형태가 아니라 또 다른 영역의 변화가 왔기 때문에 8체질은 사상체질을 단순히 둘로 세분화하는 개념이 아닙니다.

3D공간에서는 음양오행의 변화가 다 일어나므로, 2D의 사상체질과 달리 8체질은 음양 오행론을 적용하여 이론을 전개합니다. 8체질의 특징 몇 가지만 박스로 묶고 끝내겠습니다.

---

1. 체질 진단

"선생님. 제 8체질이 궁금한데 저도 8체질 책을 열심히 공부하면 제 체질을 알 수 있을까요?"

정답은 "절대로 알 수 없다."입니다.

"앗! 알겠습니다! 8체질도 <애매한 체질>의 영역이 많아서 일반인이 맞추기가 힘들다는 뜻이죠?"

그런 측면도 있습니다. 하지만 8체질은 탄생부터 <진단 이론>이 사상체질과 다릅니다.

8체질의 체질 구분은 오로지 <진맥>으로 판가름합니다. 다른 요소, 즉 성격이나 외모, 체형, 좋아하는 음식이나 증세 등등은 참고에 불과하며 최종 판단은 진맥으로 합니다.

그런데 진맥이 특이합니다. 전통 한의학에서는 혈관을 타고 오는 맥박을 진맥하는데, 8체질은 **혈관을 깊숙이 눌러서 뼈에 부딪히는 반사파를** 진맥합니다.

8체질 역시 현재의 장부의 기운을 보는 것이 아닙니다. 그 때문에 권도원은 전통 한의학의 진맥법을 버리고, 타고난 골격에 저장된 장부의 에너지를 보려고 한 것 같습니다. 일반 한의사도 기존의 진맥을 통해서는 8체질 진단을 할 수 없는 실정입니다. 그러니 숙련된 8체질 전문가가 아닌 일반인이 직

접 8체질 진단을 하는 것은 거의 불가능합니다. 만약 당신 주위에 방구석 전문가가 8체질 진단을 해준다고 하면 차라리 당신 스스로 동전을 던져서 당신 체질을 정하겠다고 말씀하십시오.

2. 체질 치료

체질에 관심을 가지는 대부분은 맞은 음식을 알고 싶어서입니다. 그런데 질병에 걸리면 음식 조절로는 약합니다. 체질을 제대로 아는 경우에는 체질 치료로 상당한 효과를 거둘 수 있습니다.

사상체질은 한약 처방 위주로 발달했습니다. 이제마가 체질 침법을 만들지 않고 체질 처방법을 만든 것에 기인합니다.

반면에 8체질은 침법 위주로 발달했습니다. 권도원이 체질 처방법을 만들지 않고 체질 침법을 만든 것에 기인합니다.

그런데 8체질 침법은 특이합니다.

오로지 손발에만 침을 놓습니다. 정확히 말하면 손은 팔꿈치 아래, 발은 무릎 아래로 침을 놓습니다. 몸통이나 머리에는 침을 놓지 않습니다.

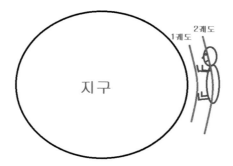

이 그림 기억나세요? 앞에서 1차원 기에 대한 이야기할 때 나온 그림입니다. 1궤도가 더 강력한 에너지 레벨입니다. 게다가 더 중요한 사항이 있습니다.

2궤도는 몸통과 머리로 <인체 내부 에너지의 세계>라면, **1궤도는 인체 외부 에너지와 인체 내부 에너지가 만나는 접점**입니다.

그래서 여기에서 <음양오행의 변화>가 극대화되어서 일어납니다. 쉽게 표현하면 강한 에너지끼리의 충돌입니다. 전통 한의학에서는 이 구역 안에서 음양오행의 변화에 반응하는 혈자리들을 찾았는데 이것을 <오수혈(五腧穴)>이라고 부릅니다.

권도원은 이 혈자리를 절묘하게 이용하여 체질의 기운을 조절하는 침법을 개발했습니다.

권도원은 8체질에 눈 뜨기 전부터 침술의 명의였습니다. 그런 그가 8체질을 발견하고 가장 효과적인 치료법으로 선택한 것이 제1궤도의 오수혈(五腧穴) 침법입니다.

가벼운 사례를 들겠습니다. 제가 8체질 치료를 하는 후배 한의사를 만나는 날, 목감기가 걸렸습니다. 목이 따끔거린다고 하자 후배 한의사가 간단히 체질 침을 놓아주더군요. 10분 정도 뒤에 목이 전혀 아프지 않아서, 빠른 효과에 같은 한의사인 저도 감탄을 했습니다.

물론 목 감기 정도는 다른 침법이나 한약으로도 얼마든지 나을 수 있습니다. 하지만 이처럼 **빠른** 치료 효과는 저도 처음 경험해보는 것이라 8체질 침법에 대한 인식이 바뀌는 계기가 되었습니다.

3. 체질 탄생 원리

이제마는 사상 체질이 하늘의 법칙인 '인의예지(仁義禮智)'의 기운으로부터 비롯되었다고 봤습니다. 그렇다면 권도원은 8체질이 어디서 왔다고 생각했을까요?

"성경에서 노아의 방주에 탄 사람이 8명입니다. 8체질은 그 여덟 명에서 나왔습니다.”

하하. 농담이라고 생각하면 오산입니다.

저 대답은 권도원이 직접 주장한 이론입니다.

노아의 방주가 실존했는지, 방주에 탄 8인 이외에는 세상의 인류가 모두 멸종했는지는 기독교 학자와 과학자들의 논쟁에 맡기고, 이 책에서는 생략하겠습니다.

개인적인 의견으로는 권도원이 독실한 기독교 신자로서 갖는 편견이 체질이론에 들어갔다고 봅니다. 이제마가 독실한 유교 철학자로서 갖는 편견으로 ‘인의예지(仁義禮智)’가 사상체질의 기원으로 생각한 것과 같은 맥락이라고 생각합니다.

하지만 권도원의 기독교적인 발상이 꼭 과학적 균형감각을 벗어난 것은 아니었습니다.

대표적인 것이 그가 생각하는 생명의 열쇠입니다.

그는 모든 생명체의 생명력은 <창조주의 불>에서 오며, 인간의 내부는 그 불의 복사본이라 할 수 있는 생명의 불이 있다고 봤습니다.

여기까지는 전형적인 기독교의 시각과 별 차이가 없어 보입니다. 창조주로부터 생명력이 온다고 하는 말 같으니까요. 하지만 가만히 생각해보면 제가 앞서 주장하는 상위 레벨의 의식 에너지로부터 우리 생명력이 온다는 이론과 비슷한 맥락입니다.

(제 이론은 상위 정신 에너지 + 하위 정신 에너지가 합친 것이라 조금 차이는 납니다.)

한국의 두 천재가 체질 의학을 창안해서 한 명은 약 위주로 한 명은 침 위주로 발전을 시킨 점은 매우 고무적입니다. 두 사람의 이론은 세계 어디에 내

놓아도 독창적입니다. 그런데 왜 이들 체질 의학이 세계화되지 못했을까요?

"치료 효과가 별로 없는 엉터리라서?"

절대로 아닙니다. 단지 플라시보 효과로 치부하기엔 놀라운 효과를 거두는 사례가 정말 많습니다. 그게 아니라면 생명력의 본질을 다루는 이 책에서 결코 언급하지 않았을 겁니다.

가장 큰 문제는 체질 진단의 **<객관성>**과 **<재현성>**입니다.

이 말은 아직 체질 진단을 하는 기준이 들쭉날쭉한 면이 있고, 진단을 하는 전문가에 따라서 다른 체질이 나오는 현상을 말하는 겁니다.

이런 것은 이제마나 권도원이 체질 의학을 완성하지 못하고 죽는 바람에 아직 완전히 정립되지 못한 면도 있습니다.

그러나 근본적으로는 제가 생각하는 원인은 두 가지입니다.

<애매함>과 **<변형>**입니다.

<애매함>은 앞서 제가 말한 정규 분포의 원리에 의해, <전형적인 체질>보다 <애매한 체질> 영역이 빈도가 높을 수밖에 없는 문제를 말하는 것입니다.

이것은 체질 학문이 정교하지 못해서 그런 것이 아니라 본질적인 자연의 법칙입니다.

두 번째는 체질의 <변형>입니다.

"변형이라뇨? 체질은 태어날 때 정해지면 안 변한다면서요? 그런데 체질이 중간에 바뀌나요?"

그건 아닙니다. 애초부터 타고날 때의 변형을 말합니다.

혹시 **<양자 터널 효과>**라고 아십니까?

양자 터널효과(tunnel effect)는 양자역학의 입자나 파동이, 고전적으로 통과할 수 없는 물체를 통과하는 현상입니다. 이는 마치 통과를 막는 장애물에다 순간 이동 터널을 뚫어서 통과하는 것처럼 나타납니다.

양자 물리학의 놀라운 발견 중에 하나인 양자 터널효과는 마치 마법 같은 현상을 불러일으킵니다. 쉽게 비유하자면 당신이 문을 여는 것을 깜빡하고 앞으로 나갔는데 현관문을 통과해서 복도로 나가는 현상이 일어난 것에 견줄 수 있습니다.

자연의 미시적인 영역, 즉 우리가 보기엔 감춰진 것 같은 영역에서는 **불가능은 없습니다**.

우리가 태어나기 이전의 어떤 에너지를 받는 것도 양자 영역과 비슷합니다. 특히 미세한 영역인 정신 에너지 또는 기의 영역이라면 더욱 그러합니다. **선을 긋듯이 정해진 구역 안에서만 존재하는 것은 일어나지 않습니다.**

만약 사상체질에서 힘이 4가지 종류가 존재해서 4가지의 특성만 나타나야 하더라도, 그 규칙을 벗어나는 사례는 얼마든지 일어날 수 있다는 말입니다.

다시 말해, 체질의 전형적인 패턴에서 벗어나는 <희귀 체질>도 있을 수 있다는 말입니다.

예를 들어 간과 폐가 서로 대립되는 것이 체질의 원리이지만 만약 간과 췌장의 기운이 대립되는 체질은 결코 없을까요? (오행 이론에서는 <목극토>의 힘이 있어서, 간이 췌장과 대립하는 것도 가능하지만, 체질 이론에서는 이런 유형은 없습니다.)

거의 99.99%는 기존 체질 이론 안의 케이스만 보이겠지만 파고들면 들수록 아닌 사례도 있을 수 있기 때문에 어쩌면 이제마나 권도원도 당혹스러워했을 수도 있습니다.

그러나 이것도 자연의 법칙입니다.

이 주장은 당신에게 와 닿지 않을 수 있습니다. 당신이 체질 전문가가 아니니 무슨 소리인지 모를 수 있으니까요. 그렇다면 실생활의 예를 들겠습니다.

당신은 혈액형 종류가 몇 가지인지 아십니까?

"참. 제 수준을 무시하는 겁니까? 당연히 4가지죠. A형, B형, AB형, O형."

거의 모든 분은 이렇게 대답할 겁니다. 초등학생 상식으로 여길 겁니다. 그러나 틀렸습니다.

"아! 맞다. 8가지입니다. A형, B형, AB형, O형에 각각 Rh+, Rh-가 있으니까 8개가 맞습니다."

이렇게 대답하는 사람은 나름 생각을 한 사람입니다. 하지만 이것도 틀렸습니다.

정답은 저도 모릅니다.

"예? 그게 무슨 말도 안 되는 소리를..."

혈액형은 거의 대부분 8가지 중에 하나입니다. 하지만 현대의학이 발달하여 혈액형을 조사할수록 이상한 혈액형이 계속해서 발견되고 있습니다.

예를 들어 OH형이라는 혈액형도 발견되었는데 혈액 검사로는 O형처럼 나오지만 O형의 혈액을 수혈 받으면 죽는다고 합니다.

이것을 체질과 비교해보면 참으로 흥미롭습니다. 체질의 종류처럼, 대표적으로 4가지. 8가지로 혈액형이 나뉘는 점도 그렇습니다. 더구나 검사로는 O형으로 나와서 치료를 O형으로 하면 잘못되는 OH형 경우처럼, 사상 체질 검사로는 태양인이 나와서 태양인 약을 처방했더니 잘못되는 것으로 되는 희귀 체질이 존재하지 않는다고 누가 장담하겠습니까?

그런데 최근에는 중국에서 P형 혈액형도 발견되었다고 합니다. 이 말고도 희귀 혈액형을 검색해보면 더 많은 혈액형을 알게 되실 겁니다. 2021년 6월 기준으로 보면, 국제수혈학회가 인정하고 있는 혈액형의 종류는 무려 43가지라고 합니다.

그러니 <불규칙> 현상을 인정하지 않고 체질을 검사한다면 언제든 오진할 수 있습니다.

저는 이런 체질을 체질 법칙을 벗어나는 <불규칙 체질>로 부르고자 합니다. 하지만 이런 <불규칙 체질>의 존재 가능성은 이론적으로 예견된다는 것일 뿐 제가 희귀 체질을 직접 발견했다는 뜻은 아닙니다. 나머지 연구 과정은 체질 전문가들에게 맡깁니다. 감히 말하지만, 사상 체질과 8체질을 좀 더 발전시키면 인류의 건강 증진에도 매우 도움이 될 것이라 생각합니다.

마지막으로 팁 하나를 드리겠습니다.

<저주 받은 체질을 찾아라.>

사상 체질이나 8체질 중에 저주받은 체질이 있습니다.

"네? 저... 저주요? 설마 빨리 죽는 체질인가요?"

그럴 리가요. 저주 받았다는 말은 궁합이 맞는 음식 식단을 보면 흔히 나오는 말이 "내 체질은 저주를 받았네."여서 그러합니다.

과연 무슨 체질이 그럴까요?

흥미로운 상상을 해보겠습니다. 어느 과학자가 체질 검사를 위해, 24시간

동안 체질을 상상을 초월할 만큼 극대화하는 약을 개발 성공합니다. 그는 팀 동료와 검사를 해보니 1초 만에 체질을 명확하게 알게 되었습니다. 그들 8명은 각각 다른 8체질입니다.

그들은 축하파티를 열고 피자를 시켰습니다. 소시지와 불고기가 토핑 된 맛있는 피자입니다. 이 피자를 먹고 2체질의 사람들이 그 자리에서 죽습니다. 과연 무슨 체질일까요?

정답은 **금** 체질입니다. 이 금 체질은 고기나 밀가루가 해로운 음식입니다. 피자가 밀가루로 만들어졌고 토핑이 육류로 되어 있으니 상극인 음식인 셈입니다.

금 체질에는 소, 돼지, 치킨, 계란, 햄, 소시지 등 모든 육식이 해롭습니다. 우유나 요구르트, 치즈, 버터 등도 안 좋습니다. 게다가 밀가루가 좋지 않아서 모든 빵과 라면, 자장면, 과자 등도 안 맞습니다.

그래서 금 체질이 <저주 받은 체질>이라고 불립니다. 이 체질의 식단표를 들여다보시면 당신도 한숨을 쉴 겁니다. 먹을 음식이 거의 없으니까요. 다행히 해산물은 좋습니다. 그러니 외식 시에 일식집을 갑니다. 식단은 생선과 해산물, 그리고 채소류가 주로 맞습니다.

폐가 강하면 금양, 대장이 강하면 금음 체질이라 했습니다. 8체질 중에 금 체질은 사상체질의 태양인과 비슷합니다.

팀에서 사람이 갑자기 죽자, 놀란 사람들이 얼음냉수를 벌컥벌컥 마십니다. 그러자 또 2명이 바로 죽습니다. 이들은 어떤 체질일까요?

정답은 **수** 체질입니다. 수 체질은 **찬 음식이 좋지 않습니다. 찬 물 같이 기온이 차거나 보리 같이 기운의 성질이 냉한 음식은 좋지 않아 피해야 하는 체질입니다.** 목 체질도 그런 경향이 약간 있습니다. 수 체질은 사상체질의 소음인과 비슷합니다.

얼음냉수를 먹고 사람이 죽어나가는 것을 본 나머지 4명은 반대로 뜨거운 물을 마십니다. 그러자 또 2명이 죽습니다. 이들은 어떤 체질일까요?

정답은 **토 체질**입니다. 토 체질은 뜨거운 음식이 좋지 않습니다. 또한 고추나 마늘 같이 매운 음식이 좋지 않고, 인삼이나 녹용, 꿀 등도 안 맞습니다. 토 체질은 사상체질의 소양인과 비슷합니다.

8명 중 마지막 남은 2명은 불안에 떨며 숙소로 돌아갑니다. 저녁 식사로 초밥을 먹고 그들 2명도 죽습니다.

남은 2명은 **목 체질**입니다 목 체질은 **생선이나 조개, 갑각류 같은 해산물이 좋지 않습니다.** 일식집은 피해야 하는 체질입니다. 목 체질은 사상체질의 태음인과 비슷합니다.

물론 이 이야기는 당신의 기억에 남도록 과장되게 꾸몄습니다.

체질 식단표를 보면 평소 먹는 음식 중에 자신이 못 먹는 것이 생깁니다. 그런데 금 체질만큼 일반 식사 중에 금해야 하는 것이 극단적인 체질은 없습니다. 그래서 체질을 모르고 살더라도 다른 체질은 그나마 그 영향력을 실감하지 못하는 경우가 많지만 금 체질은 아닙니다. 이제마는 태양인, 권도원은 금 체질이었기 때문에 평소에 이상하게 괴로웠고 그래서 체질 의학을 발견하게 되었습니다. 그러니 혹시 평소 원인 불명의 질병이나 컨디션 저하를 겪고 있는 사람이라면 금 체질일 확률이 높습니다.

여기까지가 주역과 체질 의학이었습니다.

제11장

주역과 우주의 법칙

· 경락 ·

제11장

주역과 우주의 법칙
경락

혹시 당신은 인체의 주요 경락이 왜 12개인지 아십니까?

"선생님. 이젠 하나도 안 궁금합니다."

하하. 아마 일반인은 경락이 1개든 100만개든 전혀 관심이 없을 겁니다. 그렇다면 질문을 바꿔보겠습니다. 당신은 왜 1년이 12달로 구성되어 있고 하루에 시간이 오전, 오후 12시간인 24시간으로 구성되어 있는지는 아십니까?

"그건 좀 궁금합니다. 그냥 계산하기 편하게 1년을 10개월로 나누고, 하루도 20시간이나 30시간으로 딱 떨어지게 나눠도 될 것 같은데요. 화폐나 길이 단위처럼 10진법으로 안하고 유독 **시간 개념**은 12진법으로 되어있는지 궁금합니다."

유독 시간 개념이 들어가면 12진법으로 구성된 것은 결코 우연이 아닙니다. 이 모든 것은 우주의 운동과 관련되어 나온 숫자입니다.

한마디로 태양, 지구, 달의 운동 리듬 때문입니다.

지구는 하루 한 바퀴 자전하고 1년에 태양을 한 바퀴 공전하는 것은 알 겁니다.

1년 동안 태양을 한번 도는 것은 우리가 임의로 정하는 것이 아니라 딱 정해진 현상입니다. 이 때 1년 동안 달은 지구를 12바퀴 돕니다. 그래서 1년이 12월로 이뤄진 겁니다. 쉽게 말해 달이 지구를 한 번 도는 것이 1개월(月)이며, 1개월은 달의 주기 리듬을 말하는 겁니다. (정확한 달의 주기는 30일이 아니라 29.5일입니다. 그래서 달의 운행 리듬을 기준으로 하는 음력은 29일, 30일을 번갈아 배치하고는 합니다.)

그러면 왜 시계는 12시간, 하루는 24시간일까요?

이것은 원이 360도이기 때문입니다. 이것을 만약 10으로 나눠 시간을 삼으면 1시간이 36도라서 그 이하의 계산을 할 때 수학적으로 불편합니다. 360도 원을 나눌 때 딱 떨어지는 숫자가 60도, 30도, 15도 정도라고 합니다. 그래서 30도, 15도 나눈 것이 지금의 하루 24시간, 시계는 12시간인 이유입니다.

이렇게 정해놓고 보니 시계의 12시간 원은 1년에 달이 12번 회전하는 것과 딱 맞아 떨어집니다.

"선생님 이론이 그럴 듯하지만 어폐가 있습니다. 애초에 원을 360도로 정한 것은 인간이지 자연에서 원이 360도로 정해져야 하는 법칙이 있는 것도 아니잖아요? 만약 원을 100도로 정했으면 시간도 하루 20시간, 시계도 10시간으로 바뀌었을 것 아닙니까?"

네. 그런데 애초에 원이 360도로 정해진 이유도 태양과 지구의 리듬에서 비롯된 겁니다.

지금으로부터 4천 년 전 옛날 사람들이 관찰해보니 지구가 태양을 도는데 대략 360일이 걸리는 것 같았습니다. 그래서 1년을 360일로 정하고 원의 각도도 360도로 정한 겁니다.

그런데 이 360은 우연의 일치치고는 수학적으로도 중요합니다.

360은 대부분의 정수를 약수로 갖는데 2, 3, 4, 5, 6, 8, 9, 10의 정수로 나뉘지는 특별한 숫자에 속합니다.

그런데 1년이 365일이니까 360일은 잘못 정한 것이라 생각할 수도 있습니다.

앞서 제가 말한 것처럼 자연의 힘의 법칙이 딱 자로 잰 듯 이뤄지지 않습니다. 불규칙 현상이 따르기도 하는 법입니다. 그러니 큰 틀에서 보면 대략 360도가 수학적으로나 1년의 근사치로 합리적인 선택이었다고 봅니다.

그럼 제가 왜 이 질문을 던졌을까요? 처음에 경락이 왜 12개인지 묻다가? 그에 대해서 이제 주역을 말할 차례입니다.

우리는 3차원 공간에 살고 있지만 실제로는 4차원에 살고 있습니다.

아인슈타인의 특수 상대성 이론으로 우리 우주는 공간 3차원에 시간 1차원을 더한 4차원이라는 것이 과학적으로 밝혀졌습니다.

앞서 말한 주역 이론에 따르면 3차원은 8가지 힘의 방향 변화였으니, 4차원은 16가지 변화로 갈 차례입니다.

"1(혼돈), 2(음양), 2×2(사상), 2×2×2(팔괘), 2×2×2×2(16)... 의 형태로, ×2가 계속 생기는데 2라는 음양 두 개를 계속 가지치기 하듯이 뻗어나갑니다"라고 했었습니다.

그러나 여기에 중요한 문제점이 있습니다. **시간은 뒤로 가지 않습니다.**

앞에서는 한 차원의 축이 더해질 때마다 음양의 두 가지 방향 때문에 ×2를 했었는데 이번에는 양에 속하는 한 방향으로만 흐르니 ×2를 할 수가 없는 상황입니다.

그렇다면 4차원도 시간 축이 하나 더 늘었지만 여전히 8괘여야 할까요?

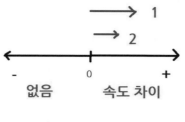

〈시간의 음양〉

 그러나 시간은 동일하게 가지 않습니다. 상대성 이론에서 말하듯, 빠른 속도로 움직일수록 시간은 느리게 간다는 것이 증명되었습니다.

 실제로도 지구의 평야에 사는 개미와 지구의 가장 높은 산에 사는 개미의 시간은 다르게 갑니다. 왜냐하면 지구의 평야는 지구가 자전하는 1도마다 움직이는 거리가 1이라면 고도가 높아질수록 지구의 원운동을 따라가려면 자전하는 1도마다 움직이는 거리가 더 길어져서 1.001일 수도 있습니다. 이를 '각속도'라고 하는데 어려우면 그냥 넘어가셔도 됩니다.

 어쨌든 <평야에 사는 개미>의 시간이 1번, <높은 산에 사는 개미>의 시간이 2번입니다. 1번의 시간이 2번의 시간보다 상대적으로 빨리 가니 1번은 양, 2번은 음이 됩니다. 물론 둘 다 시간이 앞으로만 흐르기 때문에 전체적으로는 양인데 그 중에 이렇게 상대적인 음과 양으로 나뉘게 됩니다.

 이것을 앞에 그림에 다시 적용해보겠습니다.

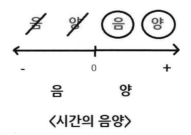

〈시간의 음양〉

한 마디로 시간의 축은 절반의 음양입니다.

그래서 3차원은 2×2×2=8이었고 시간이 들어간 4차원은 2×2×2×2가 아니라 2×2×2×1.5이어서 12가 나옵니다.

혹시 왜 1.5인지 모르시는 분을 위해 다시 설명합니다.

×2의 절반은 ×1을 해야 하는 것이 아닌가 생각하실 수도 있는데, 곱하기 1은 하나마나 아닙니까? 즉 시간 차원이 생기지도 않은 것과 같습니다.

원래 시간이 뒤로도 흐른다면 <3차원의 8>×2 해서 16가지. 즉 8이 더 증가해야 하는데, 시간이 양의 방향으로만 흘러서 8의 절반인 4만 증가한 셈입니다.

수학을 아는 분은 **50%의 증가는 숫자로 ×1.5**로 표시하는 것을 바로 알 겁니다.

그런데 이러한 원리는 주역과 우주 법칙을 생각하다 제가 깨달은 것이어서, 기존의 주역에서는 없는 해석일 수도 있습니다. 그러니 이 주장의 합리성은 책을 읽는 당신이 판단하길 바랍니다.

어쨌든 시간을 포함한 4차원에서 힘의 변화는 12가지 영역으로 나타날 수 있습니다.

주역에다 시간의 **×1.5**를 적용해봅시다.

1차원은 음양으로 2가지 패턴이지만, 시간이 흐르게 되면 ×1.5하여 **3이 기본 변화**

1차원에서 음양이 아닌 천지인(天地人) 3의 기본 단위로 우주를 보는 개념이 출현하는 것도 자연스러운 현상입니다.

2차원은 4상이지만 시간이 흐르게 되면 ×1.5하여 **6이 기본 변화**

> 2차원의 감각 에너지가 6가지 (온도, 습도, 압력의 + −) 즉 육기(六氣)가 출현
> 하는 것은 자연스러운 현상입니다.

이 원리는 인체에도 그대로 적용됩니다.

인체에서 주요 경락은 12개로 12정경으로 부른다고 했습니다. 원래 한의
학적인 관점인 5장6부라면 총 11개의 경락이 있어야 하고, 현대 의학적 관점
으로 보면 5장5부이기 때문에 10개의 경락이 있어야 하지만 이러한 원리로
시간성이 들어가면서 총12개의 경락이 주요 경락을 형성하게 됩니다.

또한 인체는 시간의 성질이 들어가면 12개 노선을 따라 에너지가 순환을
합니다. 다시 말해, 하루에 2시간씩 경맥 하나가 활성화되어 총 12개의 경맥
이 차례로 활성화됩니다. 예를 들어 폐의 경락은 새벽3~5시, 대장 경락은 새
벽 5~7시에 활성화됩니다.

이렇게 12개의 경락은 하루 종일 큰 원을 그리며 순환을 합니다.

시간성이 몸에 적용되어 나타나는 좋은 예입니다.

소립자에도 이러한 우주 원리가 적용됩니다.

우주의 만물을 이루는 소립자에는 기본적인 3개의 힘이 작용합니다.

<강한 상호작용>, <약한 상호작용>, <전자기적 상호작용>

그리고 **물질을 이루는 기본 입자**는 3가지 종류인데, <쿼크>, <렙톤>, <보
손>입니다.

각각의 소립자 종류도 신기합니다.

2023년 기준으로 **<쿼크>**는 up, down, strange, charm, top, bottom
6가지로 반 쿼크까지 해서 총 **12가지**입니다.

<렙톤>도 12가지. <보손>은 6가지.

제가 말씀드린 차원의 시간성이 더해지면 나오는 힘의 영역 숫자와 일치하는 것은 우연일까요?

여기에서 오해하지 말아야 할 것은 4차원은 무조건 12개의 변화로만 나온다는 것은 아닙니다. 이것은 기본 힘의 패턴이 12가 나올 확률이 높다는 뜻으로 받아들이면 됩니다.

실제로는 음양오행도 출현하여 2, 5. 사상도 출현하여 4, 팔괘도 출현하여 8.

그리고 1차원의 시간성 3, 2차원의 시간성 6, 3차원의 시간성 12...

등등 다양한 힘의 변화가 섞여서 돌아가는 것이 정상입니다.

그것에다 기본적인 힘의 법칙 그대로 모든 것이 일어나는 것이 아니라, 양자 터널 현상처럼 모든 실제 현상에는 불규칙이 추가됩니다. 그렇기 때문에 삼라만상을 분석하면 분석할수록 모든 것을 계산대로 다 알 수가 없게 됩니다.

이 원리를 앞에 파트인 체질에다 대입하면, 주요 체질로는 사상 체질, 8체질도 모두 정답일 수도 있습니다. 게다가 단순하게 몸에 열이 많은 체질, 몸이 냉한 체질로 나누는 음양 체질도 있을 수 있고, 오행 체질, 3체질, 6체질, 12체질, 16체질도 모두 오답은 아닐 겁니다.

다만 우리가 실생활에 필요한 관점을 어디에다 맞추고 보느냐, 또한 치료에 효율성이 얼마나 좋은가에 따라서 그러한 체질적인 관점이 더 주목받을 것입니다.

제12장

생명력의 스위치

· 마지막 물질 스위치 ·

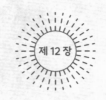

생명력의 스위치

마지막 물질 스위치

당신은 지금까지 두 가지 생명력 스위치를 얻었습니다. 그것들은 신비한 힘을 가졌습니다. 그것만으로 과연 기대대로 당신의 수명이 연장되고 병을 치료될까요?

그것만으로는 절대 불가능합니다.

음식을 제대로 챙겨 먹지 못하면, 두 가지 방법은 있으나마나 입니다. 너무나 당연한 말이지만 자신도 모르게 오염된 물을 계속해서 먹고 있다면 어떤 비법의 건강법을 실천해도 오래 살 수 없습니다.

또한 당신이 사는 곳의 공기에 미세 먼지가 가득하다면 당신은 장수를 꿈꿀 수 없습니다.

당신은 물질세계를 기반으로 사는 생물이기 때문에, 사실 **세 번째 생명력 열쇠인 물질 스위치가 가장 강력한 열쇠**입니다.

생명력의 물질 스위치는 당신이 익숙한 건강 정보와 건강법들의 영역에 있습니다.

어쩌면 건강 정보의 홍수 속에서 당신은 갈팡질팡 할 지도 모릅니다. 어떤 사람은 몸을 따뜻하게 하는 찜질방을 권하고 어떤 사람은 냉수욕을 권하기도 합니다.

이렇게 상반되는 건강법과 다양한 건강식품들. 과연 무엇이 당신에게 맞는 것일까요?

그 **선택의 기준을 알려주는 것**이 이번 **물질 생명력 열쇠의 정체**입니다.

당근이 어디에 좋다. 이 말을 들으면 A씨는 그날부터 당근을 먹습니다. 다음날 건강 프로그램에서 오메가3가 좋다고 합니다. TV에 인삼이 좋다하고, 신문에 종합 비타민이 강조됩니다.

"와! 시바! 이젠 책상 위의 약이 너무 많잖아! 한 손에 다 쥘 수도 없어. 이러다가 밥 대신 알약으로 배 채우겠어." A씨는 이제 챙겨먹어야 할 게 너무 많다고 여깁니다.

정보의 홍수 속에서 건강법, 건강식품을 우연히 선택하는 경우가 비일비재합니다. 그 뒤로 습관처럼 먹습니다. 그러나 전문 지식 없이 선택한 것은 오히려 독이 될 수 있습니다.

이쯤에서 제가 성인병 예방에 쓰는, 간편한 마법의 약 한 알을 소개하겠습니다.

"와! 선생님. 기대됩니다. 비싸지는 않겠죠? 무슨 약인가요?"

마법의 약은 바로 '아스피린'입니다.

진통 해열제로 많이 쓰였고, 최근에는 성인병 예방약으로 인기가 있습니다.

제
12
장

마법의 약은 농담이고 왜 그리 풍자했나 하면, 심장병과 암 예방에 게임의 치트키 수준으로 가성비가 좋은 약이기 때문입니다.

아스피린의 이 장점은 한 마디로 **피를 안 뭉치게 하는 것**에 있습니다. 피가 뭉쳐 덩어리가 되는 것을 혈전이라고 합니다. 그런데 아스피린은 피가 안 뭉치고 계속 흐르게 만듭니다.

구체적인 임상 결과를 보겠습니다.

5년 동안 복용 시, 심근 경색을 비롯한 **심장병 발생률이 44%**나 줄었다고 합니다.

암 발병률은 **대장암이 40%이상, 전립선암이 50%이상, 유방암과 폐암도 많이 줄었습니다.**

중풍 사망률은 31% 줄고, 뇌혈관 손상의 치매 발생률도 감소합니다.

당뇨 혈당도 줄여주고 눈의 망막 변증과 합병증도 낮춘다고 합니다.

실로 어마어마한 효능이지 않습니까? 중년 이후 5대 사망 원인이 암, 중풍, 심장병, 폐렴, 자살인데요. 폐렴은 주로 노인의 면역력 저하, 자살은 건강 외의 문제이니 실제로는 암, 중풍, 심장병으로 다들 죽습니다. 그런데 이 3대 사망률 모두를 대폭 감소시키는 겁니다.

이 정도면, 중년이 되어서 아스피린을 먹지 않으면 바보가 아닐까요?

비싼 약도 아니고 하루 한 알로 이렇게 위대한 효능을 주는 약은 없습니다.

그렇다면 당신도 아스피린을 먹어야 할까요?

"와! 진짜 마법의 약 맞네요. 저도 당장 내일부터 먹을래요. 그런데 제가 10대인데 먹어도 되나요?'

하하. 이런 질문을 할 10대는 없을 겁니다. 물론 꼭 먹고 싶다면 의사와 상의해야 합니다.

아무튼 이런 신기한 장점이 다른 증상에는 오히려 위험한 폭탄이 되기도 합니다.

피가 덩어리가 안 생기는 것을 반대로 생각해보면, 지혈이 안 되고 계속 피가 흐를 수 있다는 겁니다.

그러니 만약 당신이 술을 좋아하시면, 아스피린은 치명적인 폭탄이 될 수 있습니다.

일단 위장 출혈이 조금 생겼다간 쾅하고 상처가 터질 지도 모르니까요. 평범한 위장 출혈이 대량 출혈로 바뀝니다.

비슷한 예로, 미세한 뇌출혈은 저절로 치유 되는데 아스피린을 장복하면 뇌출혈이 멎지 않아서 응급 상황이 됩니다. 지혈이 안 되고 계속 줄줄 흐르는 거죠.

그 외에도 당신이 간이나 신장이 안 좋거나, 심장 부전, 소화성 궤양이 있다면 장복하다간 큰일 납니다.

이런 건 아스피린 설명서에 나오지만 대부분의 사람은 **부작용**은 안 보고, **효능만 기억**합니다.

그리고 가장 위험한 것은 아스피린에 과민 반응이 있는 사람입니다. 그런 사람은 알러지 반응 쇼크로 즉사할 수도 있습니다.

즉사한다니 섬뜩하시죠?

아스피린만 그런 게 아닙니다.

그렇기 때문에 누가 어떤 약으로 효험을 봤다고 해도, 무작정 따라하면 안 됩니다.

건강법은 모두 상대적이기 때문에, 100명, 1000명, 심지어 1000만 명이 효험을 본 건강법도 오직 당신에게만 독이 될 수도 있습니다.

심지어 당신 자신이 작년까지 효과를 본 건강법이 올해의 당신에게는 독이 될 수도 있습니다.

예를 들어 건강에 좋다는 현미를 볼까요?

현미는 콜레스테롤을 낮추고 당뇨에도 좋다고 친구가 자랑하자, 당신 이웃집 노인 '무작정'씨가 도전을 합니다. 집에 있는 쌀을 몽땅 남을 주고 현미로 매일 밥을 먹습니다. 그런데 그 이후부터 계속 속이 더부룩하고 컨디션이 좋지 않아 집에만 있습니다. 현미는 소화가 잘 안 되기 때문입니다.

앞에서 체질 이야기를 했습니다. 태양인은 육류가 맞지 않고 해산물이 맞는 체질이라 합니다.

노인 '무작정'씨가 집에만 누워 있으니 힘이 없어서 식단을 육류 위주로 바꿉니다.

"으음. 힘내는 데는 고기가 최고야. 암."

자기 체질이 태양인이라는 진단을 듣긴 했지만 작년까지는 자주 먹어도 아무 탈이 없었습니다. 그래서 이번에도 고기 위주로 계속 먹었더니 아침에 화장실 가는데 어질어질 합니다.

"왜 이리 몸이 더 안 좋아지지. 이상해. 억! 내 뒤통수!"

'무작정' 노인은 그렇게 갑자기 뇌출혈이 생겨서 사망하고 맙니다.

이것은 흥미를 돋우기 위해 만든 가상의 상황입니다. 그러나 중요한 원리가 있습니다.

몸이 건강할 때는 완충 작용으로 체질과 맞지 않는 음식을 먹어도 부작용은 괜찮고 그 음식의 영양소나 항산화 성분의 효과는 체험할 수 있었을 겁니다. 하지만, 몸의 조절력이 떨어졌을 때는 그렇지 않을 수 있다는 겁니다. 실제로 사상 체질 전문가들은 건강이 나쁠 때 태양인에게 육류는 안 좋은 영향을 준다고 합니다.

이런 관점에서 작년까지 효과를 본 건강법이 올해는 독이 될 수도 있습니다.

그래서 세상에 **'절대적인 건강법'**은 절대 없습니다.

남에게는 괜찮아도, 과거의 나에게는 괜찮아도 지금은 아닐 확률은 항상 존재합니다.

그러면 어떻게 해야 할까요?

이때 필요한 판단의 기준이 드디어 나오는데, 세 번째 생명력의 열쇠인, **'항상성'**입니다.

"아. 선생님. 한국 역사 최고의 영웅 이순신 장군도 전쟁을 앞두고 항상성을 강조하셨어요."

"어? 그러셨나요? (뭔가 이상한데???)"

"네. 이런 시조를 읊었죠. 항상성 달 밝은 밤에. 수루에 혼자 앉아, 큰 칼 옆에 차고"

하하. 재미를 위한 대화입니다. 이순신 장군은 한산성을 말했죠. 항상성이 아니라.

먼저 항상성의 사전적 의미를 볼까요?

<항상성은 살아 있는 **생명체가 생존에 필요한 안정적인 상태를** 능동적으로 **유지**하는 과정을 말한다.>

뭐가 뭔지 모르겠다고요? 그러면 좀 더 쉽게 표현해보겠습니다.

<항상 유지하려는 성질> 이것을 줄여서 **항상성**이라고 합니다.

그렇다면 뭘 유지하려고 할까요?

바로 **생존에 적합한 내부 환경과 운동(흐름)**입니다.

모든 생물에게는 생존에 적합한 범위 영역이 있습니다.

우리의 항상성은 **<내부 환경>과 <흐름>이 <생존에 적합한 범위 영역>에 있도록 항상 움직입니다.**

혹시 내부 환경과 운동이라 하니, 너무 추상적이라고 생각됩니까?

이건 아주 쉬운 겁니다. 굳이 생물학이나 의학을 공부하지 않아도 기본적인 항상성 요소는 당신이 이미 알고 있는 겁니다.

당신이 병원에 가서 측정하는 모든 것이 일단 항상성이 지켜지고 있는지 보는 거니까요.

1차 기본으로 <혈압>, <체온>, <맥박>을 잽니다.

자세히 보려면 혈액, 소변 검사로 혈당이나 혈액이 알칼리인지 산성인지 등등을 봅니다.

"에이~! 이게 무슨 건강법의 선택 기준입니까? 그냥 병원의 기본 검사를 받고 진단받아서 건강 관리하라는 그런 빤한 말을 하는 건 아니겠죠?'

물론 아닙니다. 하지만 한편으로는 의사가 저런 검사로 치료의 기준을 삼듯이, 당신도 저 검사의 요소로 건강관리의 기준을 삼는 것은 기본 중의 기본입니다.

너무 기본 상식이라서 이런 것을 언급할 마음은 없습니다.

그러니 수준을 좀 올려볼까요?

항상성은 생존에 적합한 영역이므로, **중심점**과 **영역 한계**가 있습니다.

중심점에 있으면 균형이 가장 잘 맞아서 인체가 가장 편안합니다.

영역 한계를 벗어나면 생존 환경을 벗어나기 때문에 생명이 위험해집니다.

예를 들어 체온은 성인이 평균 36.5도인데 그때가 가장 편안합니다. 만약 40도가 넘어가면 위쪽의 영역 한계가 근처인 셈입니다. 30도 이하가 되면 아래쪽 영역 한계가 근처입니다.

당연히 인체는 늘 중심점으로 향하고자 합니다. 생존에 유리할 뿐만 아니라, 균형이 잘 잡혀 가장 편안하니까요.

그런데 여기에서 **<균형>**과 **<흐름>**이라는 딜레마가 등장합니다.

흐름이 적을수록 균형이 오래 갑니다.

흐름이 적을수록 생명은 쇠퇴합니다.

두 가지 상반되는 현상이 충돌하는 딜레마에 빠지는 겁니다.

흐름 = 변화 = 변동성 = 운동 = 움직임, 다 동일한 개념으로 씁니다. 예를 들어 혈액이 돌고, 근육이 움직이고 호르몬이 쏟아져 나오고 몸의 상태와 자세가 이리 저리 바뀌는 모든 변화를 말합니다.

예를 들어서 운동을 하면 할수록 인체에는 노화의 주범인 활성산소가 발생하여 늙고 병들 수 있습니다.

그렇다고 운동을 하지 않고 가만히 있을수록 인체의 흐름은 정체되어서 늙고 병들게 됩니다.

"앗! 운동은 해도 늙고 병들고, 안 해도 늙고 병들면, 편하게 안하는 게 낫겠네요?" – 안 그래도 운동하기 싫은 독자, 뚱뚱이.

하하. 좋은 생각입니다. 흐름이 많을수록 인체는 닳기 때문에, 뚱뚱이님은 평생 누워서 숨만 쉬고 영양분은 링거액으로 주사만 맞고 있는 겁니다. 과연 가장 오래 살 수 있을까요?

얼마 못 삽니다.

근육은 쓰지 않아서 점점 줄어들어 위축되고, 등에 욕창도 생기고 혈액의 흐름이 약해져서 질병에 걸리기 쉬운 상태가 되기 때문입니다.

단적인 예로 식물인간의 상태에서 장수하지 못하는 것과 동일합니다.

생물은 흐름이 있어야 생명력이 생깁니다.

그래서 항상성이 주는 정답은 <계속 흐르게 하며, 균형을 잡아라.>입니다.

결코 흐름도 포기하면 안 되고, 균형도 포기하면 안 됩니다.

그 두 가지가 충돌하지만, 흐름과 균형의 외줄 타기를 해야 합니다.

건강법은 이것을 항상 고려해서 살피세요.

운동이 좋다고 해서 운동을 시작하면 보통은 근력 강화로 얼마만큼의 무게를 움직이는가, 얼마나 뛸 수 있는가에 관심을 둡니다. 또는 거울에 비친 내 몸매가 어떻게 바뀌었는지에 관심을 둡니다. 그러나 그건 2차적인 관점입니다.

운동을 시작함과 동시에 인체는 그동안 적응했던 균형이 바뀌기 시작합니다. 그러니 운동할 때 당신 **인체의 균형을 가장 신경 써야 합니다.** 특히 척추 균형이 어떤지 전문가에게 조언을 받는 것이 좋습니다. 힘을 받는 부위에 따라 경추나 요추가 좌우로 틀어지거나 무리가 갈 수도 있습니다.

그리고 식사 균형, 교감 신경과 부교감 신경의 균형, 자세의 균형 모두가 중요합니다.

운동을 하면서 예전과 똑같은 식단을 먹을 게 아니라, 평소보다 항산화 식품을 더 챙겨 먹어야 합니다. 그리고 인체의 영양소가 소모되면서 어떤 것이 점차 표 안 나게 부족해질 수도 있습니다.

교감 신경과 부교감 신경은 인체의 가장 중요한 균형 요소입니다.

운동처럼, 활동과 흐름이 늘어나는 상황은 교감 신경을 자극하는 행동입니다. 자신도 모르게 교감 신경 우위로 바뀌고 있을 수 있습니다. 만약 그렇다면 부교감 신경을 도와주는 행동을 해야 합니다. 이를테면 명상이나 앞서 경락에서 말했듯이 심장 경락과 소장 경락을 도와주거나 건드려 주면 좋습니다. 부교감에 좋은 식품도 고려해볼만 합니다.

자세. 특정 근육을 많이 사용하게 되면, 약간 틀어진 자세가 편하게 인식되는 경우가 있습니다. 그렇게 되면 결국 <두 번째 생명력 열쇠>인 뇌척추 시스템에 악영향을 주는 셈입니다.

자. 운동 하나를 예로 들었지만 운동 자체보다 반대급부를 더 신경 써야 하는 걸, 알겠죠?

마찬가지로 **당신이 어떤 건강법을 선택한다면 반드시 반대 측면에는 뭐가 있는지 고려해보란** 말입니다.

이번에는 항상성에서 체온의 관점을 보겠습니다.

체온 1도가 올라가면 면역력이 5배 강화된다고 하는 주장이 있습니다. 체온이 오르면 암 발생률도 떨어지고, 신진대사도 좋아진다고 합니다.

과연 이 말을 믿고 당신도 열심히 실천하면 건강에 좋을까요?

한의학 역사에 보면 비슷한 관점으로 '**부양론(扶陽論)**'이란 것이 있습니다.

양을 북돋는 이론으로, 말 그대로 양기를 보강하는 약으로 질병을 치료하는 학파입니다. 조선 시대 말에 크게 명성을 떨친 학자가 강조한 이론이기도 합니다. 이 학파는 생명력의 대표는 양이라 생각했습니다. 그래서 **양기(陽氣)가 부족한 것이 모든 병을 일으킨다**고 여겼습니다.

여기에는 사형수에게 내리는 사약에 주로 쓰이던 <부자>라는 극약을 많이 사용했습니다. 사약은 원래 열을 많이 올려서 고열로 사형수를 죽게 하는 방법이었습니다. 그러니 부자를 쓰는 처방은 **환자의 체온을 올리는 것이 치료방향**입니다. 실제로도 몸이 따뜻하거나 뜨거워집니다.

요즘 체온을 올리면 면역력이 올라간다는 이론과 일맥상통하지 않습니까?

그렇다면 이것이 한의학이 가진 주된 관점일까요?

그건 아닙니다.

중국 의학사를 통틀어 손에 꼽을 명의가 몇 명 있는데, 그 중 한 명이 원나라의 '주단계'입니다.

그는 "양기는 항상 남고 음기는 항상 부족하다"는 이론을 주장했습니다.

그래서 **양기가 넘치는 것이 모든 병을 일으킨다**고 여겨, 반대로 음을 보강해야 된다고 여겼습니다. 이런 그의 학파를 **자음학파(滋陰學派)**로 부릅니다.

전혀 반대되는 관점을 가진 이 사람은 치료율이 좋지 않은 돌팔이였을까요? 아닙니다. 중국 의학사에서 손에 꼽는다고 말했지 않습니까? 그런 그의 관점으로 수많은 환자들이 효험을 봤습니다. 여기에는 대부분 차고 서늘한 약이 들어가는데, 환자의 체온은 내려가는 방향입니다. 그때 그가 즐겨 쓴 처방인 <경옥고>는 오늘날에도 널리 쓰입니다.

요즘 유행하는 **많은 병이 체액이 부족해서 온다**는 주장과 일맥상통합니다.

이렇게 상반되는 관점의 처방이 어떻게 둘 다 시대를 풍미하는 명의의 처방이 될 수 있는지 신기하지 않습니까? 상반되지만, 둘 다 틀린 게 아니라는 뜻이기도 합니다.

하지만 엄밀히 말하면, 둘 중 하나가 정답이었다면 한의학은 그 하나로 정리되었을 겁니다. 즉 따뜻한 약을 쓰는 학파나 찬 약을 쓰는 학파 모두 어떤 경우에는 신묘하지만 어떤 경우에는 부작용을 낳습니다. 아까 말했듯이 **사람마다 다르고**, 같은 사람이라도 **시기에 따라 달라져서** 처방 방향이 **극과 극으로 바뀔 수 있는 것**입니다.

그러니 이제 당신은 건강법을 실천할 때 고민해야 합니다. 과연 내게 맞는 건강법인지.

체온의 경우도 그렇습니다. 만약 당신이 체온을 올리게 되면 이제는 반대의 측면에서 당신의 체액이 부족해지지는 않았는지 살펴야 합니다.

지금까지 이야기에서 어떤 깨달음을 얻었다면 당신은 똑똑한 사람일 겁니다.

특정 시절에 너도 나도 실천하는 건강법이 있기 마련입니다.

예를 들어 중국 원나라 시대에 최고의 명의가 차고 서늘한 약을 권하는데, 당신이 그 시대에 살았다면 그것을 안 믿겠습니까?

그러니 그 건강법과 나는 조금 안 맞는 것 같다 여겨도 무작정 따라 하기 일쑤라는 겁니다.

현대로 치면 노벨상을 탄 의학자가 새로 연구 발표한 주장을 일반인인 당신이 안 믿는다고 하면, 주위에서 어리석다고 할 겁니다.

예를 들어 '코로나 mRNA백신 개발'에 배경 연구를 한 최고의 석학들은 2023년에 노벨 생리의학상을 탔습니다.

이게 전문적인 내용은 빼고 요점만 말하면, 기존의 백신 개발 방법은 너무 시간이 많이 걸립니다. 그걸 피해서 변칙적으로 속성 개발하는 방법이 mRNA백신이라는 겁니다.

1980년대부터 mRNA 백신이란 개념이 나왔지만 이것이 체내에 심각한 염증 반응을 일으키기 때문에 사용되지 않았습니다. 그런데 변형된 염기라는 것이 mRNA에 포함될 경우에는 염증 반응이 일어나지 않는다고 그 박사들은 결론을 내립니다.

이걸 근거로 mRNA 기술이 코로나19 백신에 활용되어서 총 130억회 이상 접종하게 되었습니다.

쉽게 말해 전 세계인 대다수가 맞은 겁니다. 노벨 생리학상을 탈 정도의 권위자의 이론이라면 얼마나 믿을 만 하겠습니까?

그러나 2023년 말에 영국 케임브리지대학 연구진의 논문이 세계적 학술지인 '네이처'에 올라오면서 엄청난 충격을 줍니다.

이 논문의 발표에 따르면 **mRNA 백신이 잘못된 독성 단백질을 만들어 낼 수 있다**고 합니다. 그리고 그 독성 단백질 일부가 인체에 **치명적인 면역반응을 일으킬 수 있다**고 밝혀냈습니다.

물론 세계적으로 코로나를 종식시키는 데에 코로나 백신이 기여했지만 어느 누군가에게는 그 백신이 독약이었던 셈입니다.

이걸 보면, 노벨상을 타는 최고의 권위자의 말도 무조건 100% 믿을 수는 없지 않습니까?

그러나 변칙적인 방법이 아닌 기존의 독감 백신 같은 정통적인 방법의 백신은 다릅니다. **오랫동안 연구와 임상 실험 과정을 거쳐서 서서히 실생활에 도입된 것으로, 충분히 검증**을 했기 때문에 그 연구 결과가 어느 날 뒤바뀔 경우는 매우 희박합니다. 물론 기존의 정통 백신도 부작용은 존재하지만 대체로 드물고 가볍습니다.

그래서 당신이 어떤 건강법이나 건강식품을 선택하려 한다면, **오랫동안 검증된 건강법, 건강 이론을 따라하는 것이 최선입니다.**

어떤 건강법을 도전하려면 그것의 역사를 먼저 알아보세요. 그리고 얼마나 많은 전문가가 동조했는지 또 얼마나 많은 사람이 실천하고 효과를 봤는지, 그걸 검토한 뒤에도 최종적으로 자신과는 맞는지를 고려해야 합니다.

그런 면에서 한의학은 건강법이나 건강식품으로써도 매우 괜찮은 선택입니다. 적어도 몇 천 년 동안 동양권의 엄청난 인구들을 대상으로 검증하면서 발전해 온 임상 데이터가 반영되어 있기 때문입니다. 그것도 그 당시에는 이런 서양의학이 없었기에, 주류 의학으로 그 시대의 최고 천재 의사들이 머리를 맞대고 만들어 온 것이 한의학입니다.

"에이. 선생님도 한의사잖아요? 결국 목적은 한의학 선전?"

하하. 제가 한의학 홍보를 위한 사명감으로 이 책을 쓰기 시작한 것도 아니고, 제가 무슨 한의사 대표도 아닌데 굳이 그러고 싶지는 않습니다. 오해 받을까봐 이 정도만 이야기하겠습니다. 그러나 어쨌든 제가 환생으로 오늘 날 다시 태어났는데 한의사가 아니라고 칩시다. 그래도 지금의 지식을 제 머리에 다시 가지게 된다면 건강법이나 건강식품 중에서 한의학을 선택할 것은 분명합니다.

본론으로 돌아가겠습니다.

당신이 살아가는 동안에도 어느 날, 어디선가 새로운 건강법이 튀어나올지도 모릅니다.

그것도 돌팔이가 아닌, 세계적인 석학이 노벨상을 타면서 주장하는 것이라면 당신은 매우 신뢰가 갈 것입니다.

그리고 그 이론은 여러 가지 증거 자료들을 보여주며, 당신에게 따라 오라 할 것입니다.

그렇게 큰 유행을 일으켜도 새 건강법에 열광하지 말고 한 걸음 물러서서 한 동안 지켜보세요.

"새로운 기적의 <회춘> 약이 나왔습니다. 한 알만 복용하면 즉시 얼굴이 젊어져 20대로 돌아가는 기적의 약이 나왔는데 상용화 되려면 앞으로 3년의 임상 시험을..."

9시 뉴스에 난리 나는 뉴스를 보고 당신은 쓱 웃습니다. 아직은 시판되지 않는 그 기적의 약을 만든 박사가 노벨상을 탄 당신 친구이기 때문입니다. 그래서 그 친구의 만류를 뿌리치고 손에서 뺏어서 한 알을 꿀꺽 삼켜버립니다. 그러자 정말 얼굴이 스물스물 움직이더니 20대로 바뀝니다.

"아. 이건 절대 꿈이 아니야. 만세!"

당신은 그날 행복에 젖어 잠이 듭니다. 내일부터 20대로 살아갈 꿈을 꿉니다. 그리고 그 다음날 일어나서 뉴스를 보니...

"속보입니다. 어제 발표된 기적의 약을 최초로 먹었던 첫 임상 실험자가 사망했습니다. 불과 1주일 전에 복용했던 그 남자는 1주일이 되는 날 갑자기 펑하는 연기를 뿜으며, 온 몸이 축소되더니 하나의 난자와 정자 상태로 변해 버렸습니다. 어떻게 인체가 수정란 이전으로 돌아가는지는 개발한 박사도 미스터리라고... 그나마 다행인 것은 그 약을 복용한 이가 딱 2명뿐이라고 합니다."

아. 딱 2명. 당신은 6일 뒤면 난자와 정자로 바뀌어 사라질 운명입니다.

너무 후회스럽지만 이미 먹은 행위를 되돌릴 방법은 없습니다.

웃자고 지어낸 이야기이지만, 이번엔 먹는 것과 관련된 이야기를 하고자 합니다.

항상성에서 운동, 체온, 다음 주제가 먹는 것입니다.

그 전에 항상성을 관리해야 하는 축을 말씀드리겠습니다.

<**건강관리의 3대 축**>

1. **마음 - 스트레스 및 감정 치료**, 호르몬 요법, 명상, 기공 등등
2. **장부 - 음식 관리**, 약 관리, 경락 조절
3. **골격 - 운동, 자세 관리, 척추 교정**, 침 요법

인체 건강에서 당신이 관심을 기울여야 하는 것은 크게 3개 영역이 있습니다.

마음, 장부, 골격.

이 영역에 대해 당신 스스로 가능한 대표적인 방법은 표에 나온 것과 같습니다.

마음의 항상성은 주로 스트레스 조절 및 감정.

장부는 음식 관리, 그 다음은 앞에서 제가 말한 <경락 조절>입니다.

골격은 운동 및 자세 관리를 하며 스스로 할 수 있는 척추 교정도 해야 합니다.

항상성 관점에서 마음은 균형만큼 활력도 중요합니다. 그래서 기쁨의 엔돌핀이 나올 일을 만들어야 합니다. 장부 역시 활력과 균형, 골격도 활력과 균형이 너무 중요합니다.

그런데 사람마다 건강에 가장 큰 차이를 주는 것은 음식과 약입니다. 극단적인 경우를 제외하면, 운동과 마음의 상태 차이는 대동소이하기 때문입니다.

식물은 광합성을 하지만, 당신은 아무리 햇볕을 쬐어도 안 먹은 영양소를 창조할 수 없습니다. **인체는 <집중적으로 먹는 것>의 작용에서 벗어날 수 없고, <부족하게 먹는 것>의 결핍증에서 벗어날 수 없습니다.** 인체 내부 환경은 아무리 노력해도, 투입한 음식이 좌우합니다. 당신이 얼마나 튼튼한 유전자를 지녔든 평소 맨발걷기를 하든, 불가항력입니다.

그래서 대부분의 건강법은 먹는 것에 초점을 맞춥니다.

이 말은 **식습관이 곧 당신의 평생 건강을 좌우한다**는 뜻이기도 합니다.

당신이 오래 살 수 있는가를 보려면 평소 당신이 무얼 먹는가를 보면 압니다.

그런데 최근에 열광적인 반응을 얻고 있는 음식 건강법이 하나 있습니다.

뭘 하나 더 먹거나 먹지말자 정도가 아니라, 아예 음식의 전체 판도를 통째로 바꾸는 건강법입니다. 그러니 일생 수명에 매우 크나큰 변수가 될 수 있는데 만약 당신이라면 어디에 베팅하시겠습니까? 실천했다가 이론이 사실이 아니면 단명, 사실이면 장수하게 된다면 베팅해야 할까요?

그 화제의 건강법은 **<저탄고지>** 식사법입니다.

당신도 알 정도로 이 식사법이 유행입니다.

고기를 실컷 먹어도 살이 쫙 빠진다고 해서, 너도 나도 실천해 효과를 봤다고 합니다.

고기를 실컷 먹어서 <황제 다이어트>라고 불리는 식사법은 1990년대에 세계적인 인기를 끌었던, 미국의 '에킨스' 박사가 주장한 식사법입니다.

원래 **다이어트의 <황금 룰>**은 오직 한 가지였습니다. **<수입과 지출의 통제>**. 수입(음식)이 줄어, 칼로리를 월등하게 모자라게 공급하면 살이 쫙 빠집니다. 지출(운동)이 늘어, 칼로리를 월등하게 소비하면 살이 쫙 빠집니다.

그런데 반칙처럼 고기를 잘 먹어도, 칼로리가 월등하게 공급이 되는데도 살이 쫙 빠진다는 겁니다.

얼마나 신기합니까?

그러나 이렇게 황제 다이어트를 아시는 분은 엉터리로 아는 겁니다.
애초에 **고기를 먹는다 뿐이지 전체 칼로리를 줄여서, 다이어트**를 해야 합니다. 역시 다이어트의 황금 룰을 벗어나지는 않습니다.

어쨌든 이것이 발전한 형태가 요즘의 <u>저탄고지</u> 식사법입니다.

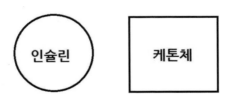

저탄고지 식사법의 핵심은 저 두 녀석입니다. <인슐린>과 <케톤체>
여기에서 핵심은 인슐린이 많이 분비되면 남아도는 **당분을 체지방으로 저장한**다는 겁니다.

우리가 밥이나 빵, 면을 많이 먹으면 인슐린이 과도하게 분비되고 인슐린은 당분을 뱃살로 저장합니다. 반면에 지방은 인슐린을 분비하게 만들지 않으니, 지방 위주로 먹으면 뱃살 생성을 억제할 수 있다는 논리입니다.

인체가 에너지를 사용해야 하는데 당분이 없습니다. 비상사태입니다.

인체는 급하게 지방을 분해해서 에너지로 사용하기 시작합니다. 이때 생기는 놈이 <케톤체>입니다.

<케톤체>가 어려우면, 매니큐어를 지울 때 쓰는 아세톤의 일종이라고 아시면 쉽습니다.

케톤체는 간에서 만들어지며, 간을 제외한 모든 조직에서 사용되는 연료입니다.

일단 몸에서 지방을 분해해서 <케톤체>를 만드는 시스템이 작동하기 시작하면, 이제는 몸에 불필요한 뱃살도 녹여서 에너지로 쓰기 시작합니다.

오. 얼마나 좋습니까?

인슐린이 적게 나와서 당분이 체지방으로 저장되지 않고, <케톤체> 생성 작용으로 뱃살까지 분해해서 쓴다니 그야말로 일거양득이고 다이어트의 지름길 같지 않습니까?

그러나 앞에서 제가 말했던 것을 떠올려보세요.

당신이 살아가는 동안에도 어느 날, 어디선가 새로운 건강법이 튀어나올 지도 모릅니다.

그것도 세계적인 석학이... 여러 가지 증거 자료... 큰 유행을 일으켜도... 한동안 지켜보세요.

아니나 다를까, 워낙 많은 사람들에게 유행이 되니 의학학회와 식품영양학회가 모두 나서서 심각한 경고를 하며 상반된 의견을 냅니다.

2016년에 대한내분비학회, 대한당뇨병학회, 대한비만학회, 한국영양학회, 한국지질동맥경화학회 등 의학·건강 관련 5개 전문학회는 **<저탄고지> 식사가 장기적으로 체중감량 효과를 보기 어렵고 건강과 영양학적 문제를 일으킬 수 있다는 공동 성명서를 발표**하기에 이릅니다.

일개 개인이 아니라 전문가 집단인 학회 중에서도 가장 관련된 전문가들은 모두 나선 겁니다.

내분비학회는 인슐린과 호르몬, 인체의 생리 대사를 전문적으로 연구하는 의학 중심지입니다. 게다가 당뇨병 학회나 비만 학회는 <저탄고지가 당뇨와 비만을 개선한다는 주장>과 가장 연관된 학회입니다. 그뿐만 아니라 오랜 세월을 거쳐 거의 완성된 학문인 식품영양학에서도 조심해야 한다고 같이 경고를 했습니다.

얼마나 심각하게 보면 관련 전문가 집단들이 총연합해서 공동 성명서까지 냈을까요?

성명서 내용을 요약하면 크게 두 가지입니다.

1. 다이어트 효과

일단 단기 다이어트 효과는 매우 큼. 그 이유는 다른 다이어트 식단에 비해, 조금만 먹어도 포만감이 가능해 식욕 억제가 되는 것이 주 요인. 하지만 **저탄고지 식단을 장기간 지속하는 것은 매우 어렵기 때문에, 실제 연구에서도 중단율이 상당히 높음.**

2. 장기간 지속 시 건강 문제와 영양학적 문제

지방 중에서도 특히 포화지방을 과다 섭취하면 LDL콜레스테롤(나쁜 콜레스테롤) 수치가 증가해서 **심혈관질환의 발생 위험**이 높아짐. 또한 다양한 음식 섭취가 어려워져 **미량 영양소의 불균형과 섬유소 섭취 감소를 초래**하게 됨. 이로 인해 장내 미생물의 변화와 함께 산화 스트레스를 일으켜서 **인체의 염증 반응을 증가.**

케톤산이 증가하면 **인체의 산성화를 막기 위해 근육과 뼈에 나쁜 영향**을 줄 가능성 높음.

뭔가 복잡한가요? 제가 아주 쉽게 설명해드릴 테니, 책을 덮지는 마세요. 일단 다이어트의 관점부터 보겠습니다.

옹호파 : "그래도 살은 잘 빠진다잖아요?"

맞습니다. 단기적으로는 일단 다이어트 성적이 쉽게 납니다. 이것이 공전의 히트를 친 가장 큰 핵심 매력입니다.

문제는 요요입니다. 아무리 단기 다이어트 성적이 좋아도 끝나고 나서 요요가 오면 무슨 소용이 있겠습니까?

옹호파 : "그러니 <저탄고지> 식단을 계속 유지해야죠."

그러나 실제로 실험에 참가한 참가자들도 대부분이 중도에 탈락할 정도로 장기간 이 식단을 유지하는 것이 결코 쉽지 않습니다. 고기만 먹고 날씬하게 지낸다면 행복할 것 같은데 왜 유지하지 못하는지는 직접 해 본 사람들이 더 잘 알 겁니다.

이 식단을 유지해도 점차 식사량이 늘어서 감량 수준을 유지 못 하는 경우도 종종 있고, 같은 종류의 식단에 지치는 사람도 있다고 합니다.

문제는 이 식단을 종결한 뒤에 탄수화물을 폭식하는 경향이 있는 것이 더 문제입니다. 결과적으론 몸을 혹사하는 도전이 되고 만 셈인데, 애초에 이런 감량을 안 했으면 안 생겼을 부작용이 추가로 생깁니다.

옹호파 : "그래도 지방을 불태우는 케톤체가 생성되기 시작하면, 뱃살과 나쁜 콜레스테롤이 다 없어집니다."

물론입니다. 이건 아주 좋은 효과입니다.

그러나 여기에서 중요한 점은 칼로리를 적게 먹었을 경우에 작동하는 시스템입니다.

일반인들이 많이 착각하는 것이 이 시스템만 가동되면, 온 몸의 뱃살과 혈중 지방들이 다 제거될 거라는 생각입니다. 그 결과 뱃살도 빠지고 피도 맑아질 거란 기대를 하니까요.

하지만 케톤체를 만들어 체중 감량이 되는 과정은 원래 모든 다이어트에 있는 과정입니다.

칼로리를 모자라게 먹는 <음식 절제 다이어트>나 칼로리를 과하게 소모하는 <운동 다이어트>나 모두 똑같이 적용되는 시스템입니다.

일단 몸의 칼로리가 모자라게 되면, 인체는 쓰러지지 않으려고 몸에 있는 지방을 불태우는 과정으로 넘어갑니다. 즉 체중 감량이 된다는 말은 칼로리가 모자란다는 말이고, 이럴 때는 몸에서는 지방을 찾아내서 순서대로 불태웁니다.

즉 <저탄고지>든 <고탄저지>든 단식이든 모든 다이어트는 동일하게 케톤체를 만들어서 지방을 불태우는 시스템이 작동합니다. (이 시스템을 전문 용어로 <케토시스>라 함)

그리고 이 시스템은 마법의 시스템이 아닙니다. 작동 버튼을 누르는 순간, 온 몸의 지방과 콜레스테롤이 연쇄반응처럼 번져가면서 모두 깨끗해지는 일은 결코 없습니다.

당신 몸에서 모자라는 만큼만 딱 그 정도를 불태웁니다.

생각해보십시오.

<저탄고지>를 대충 하는 사람, 열심히 하는 사람, 아예 단식을 하는 사람이 몸에서 뱃살이 없어지는 성적이 동일할 리가 없지 않습니까? 칼로리가 모자라는 만큼 더 성적이 좋습니다.

몸에서 모자라는 열량 = 감량 체중

이건 물리법칙이라 말해도 될 정도입니다. **인체가 병들지 않는 이상, 항상성을 유지하는 힘이 있기 때문에 결코 저절로 살이 빠지는 경우는 없습니다.**

저탄고지는 탄수화물을 적게 먹어서 혈당이 부족하기 때문에 **초기부터 케톤체 시스템을 일찍 가동**해서 지방을 연료로 쓴다는 점만 다를 뿐입니다.

만약 고기를 많이 먹는다면, 음식으로 들어온 지방만 분해해도 충분히 칼로리가 되는데, 이 시스템이 뱃살까지 연쇄반응처럼 자동으로 불태워서 청소하지는 않습니다.

그러니 고기만 먹으면 피가 맑아진다? 양을 적게 먹었을 때의 이야기입니다. 심지어 배부르게 먹는 경우에는 뱃살이 아예 안 빠질 뿐만 아니라 오히려 더 찝니다.

옹호파 : "아니? 음식으로 먹은 지방을 이용하려면 인슐린이 있어야 하는데, 인슐린 분비가 없으니 뱃살의 지방세포를 먼저 이용합니다. 그래서 뱃살이 찔 리가 없습니다."

음식으로 들어온 고기의 지방 에너지는 전부 버려진다고 생각하면 착각입니다.

지방세포의 지방을 **분해해서 사용**하지만, 이 기간 동안 혈액 중에 음식으로 들어온 지방 에너지를 지방세포가 **흡수하는 과정**도 동시에 일어난다고 합니다. 즉 음식으로 고기만 많이 들어오면 지방 세포의 지방을 2개를 불태우면서 3개를 저장할 수도 있습니다. 그러니 고기를 많이 먹으면 점차 뱃살이 찐다고 의학 전문가들은 말합니다.

*

성명문의 두 번째 문제.

이 식단을 꾸준히 장기적으로 하는 사람은 건강에 적신호가 생긴다고 합니다. 성명서와 같은 주장을 하는 의학자들의 경고는 너무나 많아서 표로 묶습니다.

- 일단 간과 콩팥에 무리를 줄 수 있다고 합니다. **지방간, 신부전, 신장결석, 담석증**.
- 몸에 혈당이 없어서, 드물지만 **저혈당 쇼크**가 올 수 있다고 합니다.
- **고지혈증, 동맥경화, 협심증, 부정맥, 심근경색, 심혈관질환 위험성 등으로 조기 사망**.
- 체내 칼슘의 소실을 초래하여 **골다공증**.
- **우울증**, 당분을 먹으면 세로토닌 생성해서 기분을 좋게 만드는데 없으니 우울해집니다.
- **미량 영양소의 불균형**.
- 과도한 지방 섭취와 섬유소 섭취 감소는 장내 미생물의 변화와 함께 산

화 스트레스를 일으켜 **인체 염증 반응 증가**.
- 지방은 분해되면서 '케톤'이라는 산성 물질이 나와 몸에 부담을 주고, 단백질은 독성물질 암모니아가 나와 몸에 해로움.

위의 부작용이 왜 생긴다고 의학학회에서 그러는지 제가 설명하지는 않겠습니다. 저건 의학 전문지식이 상당히 필요한 영역이라 일반인인 당신이 굳이 이해할 필요가 없습니다. 그러니 옹호파와 의사 전문집단끼리 서로 논쟁하도록 그냥 둡시다.

그 대신, 당신께는 제가 보는 관점에서 직관적으로 설명하겠습니다.

저탄고지 = 인슐린 결핍 → 케톤체 에너지를 사용

저탄고지의 핵심 기전은 이것이라 했습니다. 그런데 묘하게도 이것과 똑같은 게 있습니다.

당뇨병 = 인슐린 결핍 → 케톤체 에너지를 사용

당뇨병과 정확하게 일치합니다.

그리고 **의학 학회에서 주장하는 부작용도 모두 당뇨병의 만성 증상과 정확하게 일치**합니다.

즉 저탄고지를 장기적으로 시행하면, 당뇨병이 장기적으로 이어졌을 때 생기는 부작용과 동일하다는 겁니다.

왜일까요? 인체에서 일어나는 현상이 동일하기 때문입니다. 기전도 똑같습니다.

당뇨병도 초기에 체중이 쉽게 빠집니다. 특별히 노력하지 않아도 살이 술

술 빠집니다. 저탄고지 식단도 초기에 체중이 쉽게 빠집니다. 마치 마법처럼 빠집니다.

물론 차이점이 있습니다. **당뇨병은 문제가 있어서 인슐린이 부족해지는** 것이고 **저탄고지는 인위적으로 인슐린을 부족해지도록 만들었기** 때문에 언제든지 그만두면 복귀 가능합니다.

또한 당뇨병은 혈액에 혈당이 남아돌아 버려지고, 저탄고지는 버릴 혈당이 없다는 것뿐. 핵심 시스템의 작용은 똑같습니다.

그런데 왜 당뇨병은 장기간 이어지면 합병증이 오고, 저탄고지는 장기간 이어져도 합병증이 없을 거라고 여기는 걸까요? 몸에서 일어나는 대사 현상이나 시스템은 똑같은데요?

그래서 저는 의학학회들과 식품영양학회의 주장이 타당하다고 봅니다.

저탄고지 = 인공 당뇨병 체험 식단.

그것도 1형 당뇨병과 매우 흡사합니다.
일반인인 당신은 당뇨병은 알아도 1형과 2형은 구분하지 못 할 수 있습니다.
쉽게 생각해, **인슐린 절대적 결핍은 1형, 상대적 결핍은 2형**으로 생각하면 됩니다.
당뇨병 1형은 인슐린 분비 자체가 절대적으로 부족해서 결핍되는 병입니다.
당뇨병 2형은 인슐린이 분비되지만 이것을 이용하는 시스템에 문제가 생겨서 제대로 이용하지 못하는 병입니다. 이것을 **<인슐린 저항성>**이라고 하

는데, 인슐린의 반응에 저항이 생겨서 이용 효율이 떨어진 겁니다. 즉 인슐린이 정상적으로 10이 나와도 2밖에 이용하지 못하게 변하면, **상대적으로 부족**한 결과가 되는 셈입니다.

참고로 대부분의 당뇨병 환자는 2형입니다. 보통 영화에서 인슐린 주사가 없어서 생명이 위독해지는 장면은 1형 당뇨병에 해당하는 장면입니다.

그런데 이번에는 위의 관점보다 더욱 본질적인 문제점을 이야기하겠습니다.

<저탄고지>는 한의학 관점에 보면 <극단적인 편식>입니다.

애초에 우리가 먹는 음식의 기능은 단순하게 탄수화물, 단백질, 지방만으로 분석할 수 없습니다.

당신이 음식을 먹는 행위는 단순히 칼로리 덩어리를 먹는 것이 아니라, 음식의 정보를 같이 먹는 것입니다. 이것을 한의학에서는 <음식의 기미(氣味)> 라고 말합니다.

음식이 갖고 있는 맛과 기운.

이것은 인체로 들어오면 참으로 다양한 작용을 합니다. 음식의 기운을 칼로리로만 평가할 수 없습니다.

예를 들어 인삼은 영양성분으로 분석하면 탄수화물과 수분 덩어리입니다. 물론 다른 성분도 있지만 주 성분은 이렇습니다. 사포닌과 같은 기타 미량 영양소들을 모두 분석해서 같이 준비했다고 합시다. 이렇게 탄수화물과 수분에 기타 영양소 알약들을 구성 비율에 맞춰 섞어 먹는다고 해서, 인삼의 효능을 그대로 흉내 낼 수 있겠습니까?

흔히 식품 포장지에 영양 성분표가 있습니다. 탄수화물, 단백질, 지방, 칼로리, 소금 등이 표시되어 있는데 모든 식품군들이 그 함유 비율만 달라지지,

주 성분표 내용은 대동소이합니다.

이걸로 따지면 당신이 먹는 과자나 삼계탕이, 건강에 좋고 나쁨이 본질적으로 뭐가 다릅니까? 단지 칼로리가 더 높고 낮음과 성분에 탄수화물이 얼마나 많고 적게 들었는가만 판단해서는 큰 오류를 범합니다.

한 알만 먹으면 암이 싹 다 낫는 기적의 항암제가 나왔다고 칩시다. 기적의 항암제를 만들었는데 기존의 항암제와 영양성분표의 차이로만 효능을 판단할까요?

영양성분과 칼로리는 식품 효능이 시작되는 기본 단위에 불과할 뿐입니다.

당신도 알다시피, 물질은 조합에 따라 새로운 작용이 추가로 생깁니다.

한약도 마찬가지입니다. 허준 같은 명의와 평범한 의사의 실력이 나뉘는 것은 어떤 약재를 배합하는가에 달려 있습니다. 같은 약재들의 처방이더라도, 한 두 가지만 잘 가감하면 약효는 극과 극으로 바뀔 수도 있습니다.

그런데 한약뿐만 아니라, 우리가 평소에 먹어왔던 모든 음식들이 식물이나 곡류 위주입니다. 그리고 그것들은 탄수화물 위주의 식품입니다. 식이섬유는 아닐 거라고요? 식이섬유도 탄수화물입니다.

탄수화물을 최대한 줄이는 순간, 이 다양한 조합은 사라집니다. 생각해보세요. 앞의 눈 건강에서 노화를 막기 위해 옥수수, 케일, 시금치, 당근 등 다양한 야채와 탄수화물을 챙겨먹는 노력은 어딜 가고 고기만 먹게 됩니까?

다양한 식품들이 지닌 다양한 효능을 고기가 대신할 수는 없습니다. 칼로리만 채워줄 뿐입니다.

제가 체질의학에서 말하길, 장부의 강약이 획일적이지 않고 사람마다 차이가 난다고 했습니다. 그 장부의 강약 편차가 있더라도 건강할 때는 몸의 항상성이라는 완충작용이 있기 때문에, 체질과 안 맞는 음식을 먹어도 크게 드러나지 않을 수 있다고 했습니다. 그러나 드러나지 않는 것이 그 작용이 아예 없다는 것은 아닙니다. 특히 병이 들거나 몸의 균형이 깨어졌을 때는 음식의 기미가 주는 차이가 인체의 장부 강약 편차에 더 영향을 미칠 수 있습니다.

당신의 장부가 갖는 에너지 차이를 무시하고 오로지 고기 편식으로만 식사를 하면, 장기적으로는 더욱 큰 편차를 생기게 할 가능성이 있습니다.

그렇다면 당신의 체질에 맞는 고기로 편식하는 것은 괜찮을까요?

사상 체질의학으로 보면, 인삼은 소음인에게 잘 맞는 약재입니다. 한의사가 소음인인 당신에게 인삼을 처방했는데, 소음인 식품군에 보니 닭고기가 있습니다. 그래서 당신은 인삼 대신 닭고기를 선택합니다. 어차피 같은 체질 식품군에 있으니 탄수화물 대신 고기를 선택하더라도 체질에 좋은 것은 매한가지가 아닐까 여긴 겁니다.

식품을 전쟁의 군인으로 표현하면, 같은 체질의 식품들 중에서도 어떤 식품은 군악대, 어떤 식품은 특전사, 저격병에 비유할 수 있습니다. 그런데 당신은 최전방의 전투에 군악대만으로 병력을 구성해서 보낸 꼴입니다. 적군이 우르르 몰려오는데 당신의 병력은 벙커에 숨어서 필사적으로 나팔만 불고 있습니다.

평소에는 당신이 먹는 음식에서 부족한 효능이나 영양소가 없나 싶어서 각종 건강식품 정보를 귀여겨듣다가 갑자기 채널을 다이어트로 바꾸는 순간, 극단적 편식을 아무렇지 않게 받아들이는 최면에 걸리곤 합니다.

*

"선생님. 그럼 다이어트는 어떻게 해야 됩니까?"

<저탄고지>가 장기적으로는 문제가 있다는 것이지만, 단기적으로는 괜찮

은 다이어트입니다. 제가 다이어트 환자들을 많이 진료하면서 느낀 것이 다이어트를 결심하는 사람들은 다이어트가 매우 힘든 사람들입니다. 그래서 대부분은 무한 반복 다이어트의 지옥에 빠져듭니다.

아이러니한 현상이지만 평소 식생활 습관을 보면 마른 사람과 완전히 다릅니다. 왕성한 식욕과 살이 찌기 좋은 음식에 길들여진 사람들이 다이어트를 결심하게 되어 있습니다.

이런 사람은 자신의 의지로 식욕을 이기기가 무척 힘듭니다. 그래서 약이나 침의 도움이 필요한 겁니다.

그런 관점에서 저탄고지는 초기에 효과적입니다. 다만 저탄고지도 장단점이 있으니, 어떤 방식의 다이어트가 맞을지는 본인의 취향이나 몸 상태에 따라 달라져야 합니다.

어떤 방식의 다이어트를 했든, 진짜 문제는 체중을 일정 수준 감량한 뒤에 생깁니다.

저탄고지로 뺀 경우에도 장기간 하면 문제가 될 수 있다고 했으니, 새로운 시도가 필요합니다. 과연 어떤 방법으로 유지하거나 추가 감량을 해야 할까요?

다이어트의 황금 룰을 앞에서 이야기했습니다.

언제나 다이어트의 왕도는 소식(小食)입니다. 엄밀히 말하면 아래 두 가지입니다.

적게 먹는 습관. 많이 움직이는 습관.

이중에 평소 운동을 하지 않는 사람이 접근할 수 있는 간편한 시도는 결국 소식입니다. 그런데 소식이 쉬울 리가 있습니까?

그래서 나온 것이 간헐적 단식입니다.

소식 = 간헐적 단식.

완벽하게 같지는 않지만 효과적으로는 거의 비슷합니다.

이 간헐적 단식은 단식과 유사한 효과를 얻을 수 있습니다. 가장 대표적인 것이 <오토파지>라는 아주 강력한 효과입니다.

"네? 오... 오토바이요? 그게 간헐적 단식과 무슨 상관이?"

하하. <u>**<오토 파지>**</u>는 우리말로 <u>**<자가 포식>**</u>이라고 번역합니다. 이것은 <u>**<자기 스스로를 먹는다>**</u>는 뜻이기도 합니다.

'오스미 요시노리'는 이걸로 2016년에 노벨상을 탔습니다.

"헉! 스스로를 먹어요? 좀비인가요? 좀비도 스스로는 안 먹던데요? 무서워라."

액면 그대로 보면, 자기 스스로를 먹으니 끔찍할 것 같지만 실제로는 반대입니다.

<낡고 필요 없는 세포의 부분>을 먹는 현상으로 **<오토 파지>는 쉽게 말해 <쓰레기 청소>**입니다.

과장하면, 당신의 몸에 기능도 못하고 자리만 차지하는 세포의 부분이 절반이나 차지한다? 당연히 병들고 죽지 않으면 이상한 것 아닙니까?

그러니 지방을 불태우듯이 쓸모없는 부분만 골라 불태워서, 부릉부릉 에너지를 얻는 시스템이 오토바이 현상, 아. <오토파지 현상>입니다. 하하.

그런데 원래 오토파지는 우리 몸에서 항상 일어나고 있는 현상입니다. 우리 몸이 얼마나 정교한 시스템인데 쓰레기 청소 시스템조차 없겠습니까?

다만 문제는 나이가 들면서 생깁니다.

세포가 항상성을 유지하는 과정에서 오토파지를 일으키는 단백질들도 함께 분해해 버리는 겁니다. 정작 오토파지를 해야 하는 단백질이 점차 모자라는 경우가 생기는 거죠.

그렇게 되면 몸에 여기저기 쓰레기가 청소되지 않고 자리를 차지하기 시작하여, 당뇨, 암, 신경성 퇴행 질환과 같은 질병이 쉽게 유발된다고 합니다.

이걸 거꾸로 생각해보면 부족해진 오토파지만 활성화시켜도 당뇨, 암, 치매 등을 예방하는 데에 도움이 된다는 뜻입니다.

그럼 어떻게 <오토파지 증폭 단추>를 누를 수 있을까요?

이때 그 단추가 바로 <소식(=칼로리 부족 상태)>입니다.

식사가 부족해서 인체의 영양분이 모자라면 우리 몸은 오토파지를 활성화시키기 때문입니다. 그 시스템을 통해 쓸모없는 세포를 태워 생존에 필요한 아미노산과 에너지를 얻습니다.

그러니 음식이 모자라면, 칼로리 창고의 지방만 불태우는 것이 아니라 구석구석 쓰레기도 찾아 난로에 넣고 태우는 셈입니다.

그래서 <소식>이 당신이 식생활 습관에서 가질 수 있는 <최고의 장수 아이템>입니다.

그런데 평소에 소식을 하기 힘드니, 쉬운 변칙적인 방법으로 작동 단추를 누르는 것이 <간헐적 단식>입니다.

알려진 바로는 단식 시간이 24시간이 넘어가는 무렵부터 본격적인 오토파지가 작동하기 시작한다고 합니다.

"아! 선생님. 하루를 어떻게 굶어요? 게다가 하루를 굶는 것이 겨우 시작이라니. 불가능합니다. 굶는 게 한 시간이라면 몰라도." - 어느 뚱뚱한 먹보가.

사실 단식을 해 보시면 알겠지만 하루도 힘듭니다. 이것을 3일째 하는 것이 보통 고비라고 말합니다. 그래서 이제 두 번째 변칙을 사용합니다.

단식 이전에 거의 단식과 비슷하게 인체를 속이는 겁니다.

그게 <저탄고지>입니다.

예를 들어 <저탄고지>를 최소 1일에서 3일 정도를 하고, 그 뒤 1일 <단식>을 하면 당신은 어느 정도는 오토파지의 효과를 얻을 수 있습니다.

그리고는 다시 <균형 잡힌 식사>를 1주일 이상 하는 겁니다.

이 한 세트의 간헐적 단식을 1년에 당신이 원하는 대로 하셔도 됩니다.

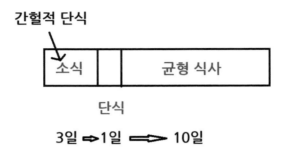

원래는 음식 양을 매우 줄이는 <소식> 3일을 하고, <단식> 1일을 한 뒤, <균형식>을 10일간 하여 2주에 완성되는 프로그램의 예를 든 겁니다.

정리하면 <소식 = 간헐적 단식 = 저탄고지> 3일 → <단식> 1일 → <균형식> 10일

<균형식>은 **<탄수화물을 포함한 음식의 영양소가 골고루 된 식단>**을 말합니다.

만약 체질 의학을 신뢰하는 분은 체질 의학에 맞는 음식을 드시는 기간이기도 합니다.

그리고 단식 이후에 바로 일반 식사를 하면 안 되지만 겨우 하루 단식 정도는 큰 문제가 없습니다. 다만 첫 하루 정도는 본인의 위장 상태를 고려해서 소화가 잘 되는 음식 위주로 구성되면 더 좋습니다.

그리고 <소식>의 자리에 고기를 먹어서 식욕의 저항을 피해가는 <저탄고지>의 장점을 이용하는 것도 괜찮습니다. 하지만 주의해야 할 것은 고기를 <**많이**> 먹는 날은 결코 아닙니다. 배부르게 먹는 대신 배가 안 고플 정도만 드시는 겁니다.

"선생님. 이렇게 하면 기껏 4일간 노력한 것이 균형식 할 때 다시 살이 찔 것 같습니다."

네. 이 프로그램은 다이어트 프로그램이 아닙니다. <오토파지>로 건강에 도움을 주고 체중을 유지하는 것이 목적입니다.

4일간 살이 빠진 것이 나머지 기간에 복구되어도 그건 정상입니다.

앞에서 말한 <저탄고지>나 <소식>, <운동> 같은 다른 다이어트를 통해서 1단계로 단 기간에 체중 감량을 하고, **그 다음 단계로 <오토파지>로 건강을 관리하면서 체중 유지**를 위한 프로그램의 예일 뿐입니다.

그리고 오토파지는 암이 생기기 전이나 초기에는 암 예방, 치료 효과가 있는 듯하지만, 암의 후기에는 오히려 암을 촉진하는 것으로 보인다는 연구 결과가 있으니 주의하시기 바랍니다.

자. 이제 제가 항상성의 주제에서 <저탄고지>와 <오토파지>를 꺼낸 본론을 말하겠습니다.

생물이 항상성을 유지하려면 주위 환경이 정말 중요합니다.

극단적인 예를 들면, 산불이 난 한 가운데에 서 있으면, 아무리 체력이 강한 사람도 항상성을 유지할 수 없습니다. 뜨거운 불길에 바로 닿지 않더라도 산소가 부족하고 연기에 질식하고 말 겁니다.

동물이 환경에 적합한 위치로 이동하는 것은 앞에서 말했듯, 외부 환경인 온도, 습도, 압력이 중요하다 했습니다. 사람도 마찬가지로 평소에 자신이 사는 집의 온도나 지역의 온도가 맞는지 안 맞는지가 장기간 이어지면 수명에 영향을 받습니다. 몸이 더운 체질의 사람이 더운 지방에 살면 체력이 빨리 고갈되는 건 당신도 알 겁니다. 비슷한 예로, 같이 사는 가족이 추위를 많이 타서 집안 온도를 덥게 하고 지내면 마찬가지로 체력이 떨어질 수 있습니다.

습도도 마찬가지이며, 압력도 마찬가지입니다.

그런데 이러한 환경은 사람들이 감각으로 좋고 나쁨을 느끼기 때문에, 알아서 쾌적한 환경으로 이동하거나 조절합니다. 이 중요한 외부 환경에 대해서는 감각이 민감하게 발달해 왔기 때문입니다.

그에 비해 **음식에 대한 감각은 건강을 위주로 발달하지 않았습니다.** 혀에서 당기거나 지식적으로 좋다는 것을 집중적으로 편식해도 그 장단점이 바로 드러나지 않는 경우가 많습니다.

그리고 그 단점이 드러났을 때는 이미 회복하기 힘든 경계선을 지나버리는 경우도 많기 때문에 이 주제를 말하고 있는 겁니다.

인류가 약 390만 년 전쯤 출현한 이후로, 현대에 이르기까지 웬만한 요소는 항상성을 이룰 수 있게 적응하며 문명 발달을 해왔습니다.

그러나 당신이 아무리 노력해도 주의 깊게 살피지 못하면 100세 건강에 결정적인 장애를 지니는 **<항상성의 불가항력 3대 요소>** 가 있습니다.

이것은 앞의 생명력의 열쇠 두 가지인 <경락>과 <뇌척추 시스템>을 잘 관리해도 넘어설 수 없는 **<물질적인 절대 장벽>** 입니다.

이 장벽을 이야기하기 위해서 <저탄고지>와 <오토파지> 이야기를 먼저 꺼낸 겁니다.

그 장벽은 먹고 마시고 숨 쉬는 것의 환경입니다.

<음식, 물, 공기.>

ⓒ 먹는 것

만약 어떤 채식주의자가 기르는 고양이에게, "육식은 나빠. 채소 먹고 오래 살렴."하면서 채소만 준다면 어떨까요? 고양이는 육식 동물인데요.

어떤 강한 유전자를 타고 난 고양이라도 얼마 살지 못하게 됩니다.

당신이 당신 몸에게 주는 대로, 몸의 내부 환경이 구성됩니다. 이는 언젠가는 항상성으로도 극복하기 힘든 불가항력의 장벽이 됩니다. 당연한 이야기지만 이것을 잊고 마음대로 먹고 사니 문제입니다.

앞에서 하던 음식 이야기를 또 다른 관점에서 잇겠습니다.

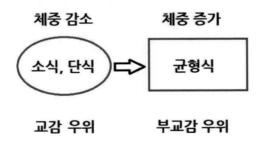

앞에 제가 보여준 <오토파지> 프로그램입니다.

소식이나 단식 등 **체중 감량이 일어나는 다이어트 시기에는 대체로 <교감신경>이 우위에 있는 상태**입니다. 그리고 평소대로 먹어서 빠졌던 **체중이 증가하는 시기에는 <부교감 신경>이 우위에 있는 상태**입니다.

교감신경은 호흡과 심장 박동을 촉진시켜 빠르게 만듭니다. 또한 식욕과 소화력이 떨어지게 됩니다. 다이어트가 제대로 될 때는 교감신경이 우위가 되어서 지방 분해와 신진대사가 빨라지게 됩니다.

부교감신경은 인체의 활동을 떨어트리고 쉽게 만들며 식욕과 소화력은 촉진됩니다. 체중증가가 일어날 때에는 부교감신경이 우위가 되어서 눕거나 앉아 있고 싶어서 운동량은 줄고 식욕도 증가합니다.

항상성 관점에서 보면 다이어트 할 때에는 교감 신경이 우위에 있어서 소화가 잘 안 되고 잠이 안 오거나 짜증이 나서 스트레스를 더 받을 수 있는 것을 보완해야 합니다. 마찬가지로 체중 증가 시에는 잠이 많아지는데다 몸이 무거워서 게을러지고 너무 먹는 것만 찾게 되는 것을 보완해야 합니다.

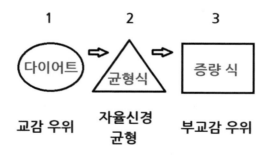

<다이어트 성공>이 <평생의 날씬함>으로 연결된다면 얼마나 좋겠습니까?

그러나 다이어트를 한번이라도 하는 사람은 보통 위의 그림과 같은 패턴으로 들어갑니다.

왜냐하면 살이 쪘다는 것은 대부분 그 사람의 **생활 습관이 체중 증가 성향**에 들어섰기 때문입니다. (설명의 편의를 위해서 운동 소모는 거의 비슷하다고 보고 식습관으로만 이야기하겠습니다.)

식습관 = 체중

식습관이 일반적으로 당신의 체중입니다.

요즘은 맛있는 음식이 너무 많습니다. 이것에 등 돌리고 살지 않는 이상 식습관은 당신 체중보다 위쪽의 세상으로 당신을 계속 끌고 갑니다.

대개 당분을 좋아하거나 폭식을 합니다. 술도 엄청난 칼로리인데 술과 고기를 즐겨합니다. 식사 후에 단 맛이 나는 과일을 또 먹습니다. 식간에 초콜릿, 아이스크림, 과자 같은 간식을 챙겨 먹습니다.

"앗. 선생님. 평소에 저를 지켜보세요? 어쩜 이렇게 제 식단을 칼 같이 아나요?"

제가 당신을 안 지켜봐도 체중 증가하는 사람의 식사 패턴은 대동소이합니다. 하하.

그래서 다이어트를 일단 시작하는 사람은 이 식생활 습관을 벗어나지 않는 한 <무한 다이어트 반복 지옥>에 빠집니다.

그러나 바꿔 생각해보면 먹는 것도 행복입니다. 그러니 선택하는 수밖에 없습니다.

먹는 즐거움을 누리고, 적당한 때에 다이어트로 끊어주는 인생은 어떻습니까?

"앗! 선생님이 무한 반복 다이어트 지옥을 추천하시다니!"

그게 싫으면 소탈한 식사에 소식으로 경건한 인생을 사시든지. 하하.

지금까지 당신도 아는 이야기를 길게 했습니다. 하지만 굳이 당신을 일깨우는 이유가 있습니다. <1번> 다이어트 시기, <2번> 균형식 시기, <3번> 증가식 시기 중에 <2번>을 최대한 유지하면 좋겠지만 나머지 시기 **<1번>, <3번>에는 자율 신경이 편향**되는 것을 꼭 잊지 말라는 겁니다.

항상성은 들어오는 음식에 따라 저항하지 못하고 흔들립니다.

또한 다이어트 강박 증세로 인해, 다이어트가 제대로 되는 것도 아니고 그렇다고 다이어트를 안 하는 것도 아닌 애매한 상태가 계속 되는 경우도 있습니다. 이건 몸을 **교감 신경의 우위를 계속 지속**시키기만 하고 결과도 좋지 못해서 결국 건강에 취약점을 만들게 됩니다. 차라리 뺄 때 제대로 빼고 나머지는 유지하는 걸로 확실히 구분하셔야 합니다. 유지는 탄수화물을 비롯한 음식의 기미가 균형 잡힌 식단을 중점적으로 하며, 중간에 간헐적 단식 정도가 최선이라고 봅니다.

반대로 살이 찌는 것을 무작정 방치하는 상태도 있습니다. "언젠가는 다이어트 하면 되지. 오늘은 먹자." 이렇게 이어지다가 70kg, 80. 90... 체중이 계속 상승합니다. 비만이 왜 세계적인 질병으로 불리는지 그는 관심도 없습니다. 무슨 물가도 아니고 내리는 법은 없고 오르기만 하는데도, 당장 몸 어디가 아프지 않으면 위기의식이 없습니다. 그러나 내장지방과 혈관의 피가 탁해져서 오는 합병증뿐만 아니라 **부교감 신경의 우위를 지속**하기 때문에 항상성에도 취약점을 만들고 있다는 사실을 꼭 명심해야 합니다.

그런데 웬만한 분들은 <교감 신경 우위>, <부교감 신경 우위> 이런 의학 용어들이 아마 직접적으로 가슴에 와 닿지는 않을 겁니다.

어느 아들이 어머니에게 전화를 걸었습니다.

"엄마. 형이랑 병원에서 자율 신경 검사를 받았는데 형은 교감 신경이 강하고 나는 부교감 신경이 강한 상태래."

"이구. 그럴 줄 알았어! 이놈아."

"네? 뭘 그럴 줄 알았어요?"

"형 반만 닮아. 반만."

"네? 뭘 반을 닮아요?"

"매사에 부정적이니 의사 선생님도 너보고 부 교감이라 하잖아. 형은 얼마나 평소에 교감을 잘하면 병원 검사에도 그게 나와?"

용어가 하필이면 교감 신경이니, 의학을 모르는 사람은 부교감보다 교감이 좋은 것으로 선입견을 가질 만 합니다.

그러나 의미를 잘 아는 사람도 교감 신경이 항진되어서 <심장이 빨리 뛰고 소화가 덜 된다고> 말한다면 속으로 '그래서 뭐?'라 여길 법 합니다. 살면서 심장이 빨리 뛰고 소화가 안 되는 상황을 수 없이 겪으니, 별 것 아니라고 생각합니다. 심장이 빨리 뛰는 정도는 100미터만 달려도 인체는 순간적으로 교감 신경이 항진되며 늘 겪는 증상이니까요.

그러니 교감이나 부교감 신경이 항진 된다고 해도 먼 산 불 구경하듯, 전혀 심각성이나 중요도를 느끼지 못 합니다.

그래서 자율 신경의 의미를 말하겠습니다.

제
12
장

<자율 신경 = 항상성 총괄 본부>

학교를 다녀본 사람은 <자율 신경>이란 단어보다 <자율 학습>이란 단어를 친숙할 겁니다. 고등학교 때 야간 자율 학습에서 도망가다 걸린 추억은 영화로도 나올 정도니까요. <자율 학습>이 **스스로 하는 학습**인 것처럼 <자율 신경>은 **스스로 알아서 조절하는 신경**입니다.

한 마디로 자동 시스템입니다. 우리가 손을 움직일 때에는 뇌에서 명령을 내립니다. "손. 너 왼쪽으로 조금만 움직여!" 이렇게 명령으로 손을 움직이게 하는 것은 의식이 내리는 프로그램입니다.

그러나 "심장아! 뛰어!"라고 뇌에서 의식으로 일일이 명령을 내리지 않습니다. 그랬다간 당신이 자는 동안에 심장도 자는 바람에 저승으로 갈 거니까요. 하하.

인체의 모든 생명 현상은 당신이 의식으로 조절하지 않아도 움직이는데, 무의식이 알아서 정밀하게 조절하는 시스템이 <자율 신경>입니다.

의학적으로 말하면, 호흡, 순환, 신진대사, 체온, 소화, 생식, 호르몬 분비 등 생명활동의 모든 기본 활동을 조절해서 인체의 항상성을 유지하는 총괄 본부입니다.

여기까지가 당신도 아는 상식입니다.

그럼 진짜 중요한 의미를 말씀 드릴 차례입니다.

자율신경은 생명 활동을 일정 범위 내로 그냥 수동적으로 대충 조절하는 바보가 아닙니다. 매우 능동적이고 천재처럼 정밀하게 조절하는 놀라운 시스템입니다. 특히 그 정교함은 질병과의 전쟁에서 더욱 빛납니다.

그냥 수동적으로 대충 조절하는 바보? 이게 무슨 뜻일까요?

자율신경을 보면 오장육부 모두에 연결되어 있습니다. 단순히 호흡, 심장박동, 체온 등등의 항목만 조절하는 것이 아니라 오장육부 전체의 움직임 하나하나를 조절합니다. 그런데 오장육부는 서로 영향을 주고받는데 이것을 뒤죽박죽으로 운전하면 인체는 한순간에 엉망이 되어 죽고 말 겁니다. 그래서 자율신경은 단 하나의 목적을 지닙니다. 오케스트라를 지휘하는 명지휘자처럼 **오장육부의 움직임을 기가 막히게 가감해서 항상성으로 향하도록 통제**합니다.

→ 자율신경은 오장육부 기능을 가감해서 항상성을 유지.

아마 당신은 교감신경, 부교감신경에 대해 찾아보다 이런 설명을 볼 수 있습니다.

<교감 신경은 심장박동이 올라가고, 호흡이 빨라지고, 잠은 안 오고, 소화는 떨어지고...>. 이 설명을 보게 되면 대개 이런 선입견을 가집니다.

'아. 교감신경이 항진되면 일괄적으로 모두 이런 반응이 올라가는구나.'

물론 그쪽 방향으로 대부분 움직이긴 합니다. 그러나 일괄적인 것은 아니라는 겁니다.

예를 들겠습니다. 마음이 긴장을 하는 순간, 교감 신경 버튼이 딱 눌러집니다. 이때 자율 신경은 간+10, 심장+10, 소화기-10, 폐+10... 이렇게 **일괄적으로 출력을 조절하는 것이 아니라**는 겁니다.

마찬가지로 부교감 신경 버튼이 눌러진다고 간-10, 심장-10, 소화기+10, 폐-10... 일괄적으로 출력을 반대로 조절하는 것도 아닙니다.

이것이 수동적으로 대충 조절하는 바보가 아니라는 뜻입니다.

자율신경은 인체 상태를 감지해서 오장육부마다 탄력적이고 정밀하게 조절합니다.

그렇지 않다면 건강은 순식간에 무너질 겁니다.

예를 들어 부교감신경이 활성화되는 순간, 일반적으로 소화기는 기능이 항진되고 심장박동은 느려진다고 했습니다. 이게 일괄적이고 수동적인 반응이라면 이렇게 될 겁니다.

"많이 먹어서 음식이 밀려듭니다. 소화기 운동을 올리는데 심장박동은 떨어집니다. 음식이 꾸역꾸역 밀려듭니다. 소화기 운동은 미친 듯 움직이고 소화액은 쏟아지는데 심장박동은 이제 멈추기 직전입니다." 하하. 말이 안 되죠? 폭식하면 심장마비로 죽겠네요.

더구나 소화기 운동도 소화기 근육에 혈액이 공급되어야 가능합니다. 그래서 밥 먹은 직후에는 졸린 겁니다. 뇌로 가야할 혈액이 소화기로 보충병처럼 지원이 되기 때문에 일시적으로 뇌에 가는 혈액이 모자라기 때문입니다.

그러니 부교감 신경이 활성화된다고 해서 무작정 같은 비율로 소화기 기능을 올리고, 심장 박동을 줄이지는 않습니다. 인체가 감지하는 대로 각 장기마다 다르게 유연하게 대처하는 능력을 지닌 것이 자율신경입니다.

게다가 질병이 생겼을 때, **자율신경이 전쟁의 지휘센터**가 됩니다.

이때 자율신경은 **인체 활동 좌표의 중심점 역할**을 합니다.

"간은 지금 뭘 만들고, 심장은 혈액을 13% 빨리 공급하고, 소화기는 지금 적과 싸울 영양분 모자라니 에너지 전환... 폐는 산소 충전하고 콩팥은 노폐물 빨리 걸러서 배출해. 아. 맞다. 호르몬. 너는 지금 이 종류로 변경해야 해. 면역 세포들. 전원 돌격 앞으로!"

바쁜 전쟁 상황에서 일사분란하게 조절하는 것이 모두 자율 신경의 역할입니다.

그런데 자율신경이 만성적으로 한쪽으로 치우치게 되면 점차 문제가 생깁니다.

예를 들어 소화력 강화, 식욕 강화, 소화력 강화... (부교감 항진의 경우)

이렇게 특정 장부 기능을 계속 한쪽 방향으로 움직이기 때문에 침으로 치면 특정 장부 경락에 계속 침을 놓는 것과 유사합니다. 위장 기능이 과도한데, 계속 위장 경락을 보강하는 침을 놓는 셈입니다.

'뭐 부교감 때 위장이 조금 올랐다가 교감이 되면 정상으로 되겠지?'

이런 생각을 가진다면 오산입니다. 교감과 부교감은 바뀔 수 있지만 장기간으로 장부에 누적된 영향은 그냥 사라지지 않습니다.

앞의 체질 이야기에서 장부의 강약을 말했습니다. 안 그래도 장부의 세기가 다른데 기능 강화나 억제가 한쪽으로 쏠리면 더 큰 편차가 발생할 수 있습니다. 체질 의학에서 치료의 핵심을 장부 편차의 부작용을 줄이려고 하는데, 자율신경의 오작동은 치료의 반대 방향으로 인체 상태를 움직이게 합니다.

자율신경의 목적은 항상성이었는데 항상성을 지키기가 점차 힘들게 변하는 겁니다.

이런 경우 인체의 여기저기에 허점이 생기게 됩니다. 질병 전쟁에서도 점차 밀립니다.

물론 잠깐 교감, 부교감이 항진되는 것은 매우 정상적입니다. 그러나 오랜 기간 한쪽으로 치우친 자율신경은 항상성의 기울어짐을 야기합니다.

저는 이것을 <치우친 항상성>이라고 표현합니다.

그래서 한의학에서도 명의의 묘수는 대개 이 자율신경과 관계가 있습니다.

앞에서 <두 가지 불의 이론> 이야기한 것을 기억하세요?

'군화'와 '상화'. 이것은 한의학에서 두 가지 생명의 불로 해석된다고 했습니다.

인간 생명력의 근본으로, 이것을 경락으로 치면 <군화=심장 경락>, <상화=삼초 경락>으로 각각 부교감, 교감 신경과 연결된다고 했습니다. 이 두 가지를 조절하면서, 나머지 오장육부의 경락을 섞어서 가감하면 질병 치료에 비밀 같은 효과가 납니다.

이것은 한의학만 구현할 수 있는 효과가 아닙니다. 당신이 자율신경의 조화에 관해 노력한다면 질병 예방과 치료의 아주 든든한 환경을 얻는 겁니다.

엄밀히 말하면 약국에 있는 대부분의 약의 효능은 당신의 자율 신경이 스스로 다 할 수 있는 것입니다. 바꿔 말해 당신은 내부에 대형 약국을 지니고 있는 셈입니다. 열이 나거나 소화가 안 되거나 두통이 있거나 염증이 있더라도 자율 신경이 제대로 강력한 힘을 발휘한다면 스스로 치유됩니다.

질병 치유의 지름길이 여기에 있는 셈입니다.

잊지 마세요. 당신의 어떤 건강법보다 최고 우선하는 것은 항상성 시스템이라는 것을.

자율신경은 생명력의 근본이며, 질병 예방과 치료에 강력한 리모컨입니

다. 그러니 항상성이 잘못 세팅되지 않도록 노력하길 바랍니다.

당신이 할 수 있는 방법은 식사 조절, 온도 조절, 운동, 수면, 명상, 스트레스 조절, 손끝 발끝 경락 자극 등이 대표적입니다. 그 중에서도 식단은 항상성이 조절하기 힘든 불가항력의 요소를 만들기 때문에 더욱 주의해야 합니다.

이제 이해가 가십니까? 저탄고지로 지방 청소를 하는 것과 오토파지로 세포 청소를 하는 것보다 더욱 중요한 근본이 항상성인 것을. 그래서 저탄고지나 오토파지를 할 때에도 자율신경 조절을 신경 써야 합니다.

이제 나이가 들면서 당신이 어떤 항상성의 변화를 겪게 되는지 보겠습니다.

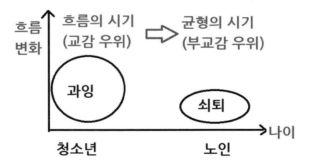

꼬마나 중, 고등학생이 뛰어노는 걸 보고 활기차다고 말합니다. 그러나 노인이 뛰어노는 걸 보고 활기차다고 느끼는 경우는 거의 없습니다. 하하.

'아이고, 어르신. 저러다 다치지.'

이는 인체 활동뿐만 아니라 품은 에너지가 차이가 나기 때문입니다.

이처럼 **젊을 때에는** 인체 내부의 신진대사 활동과 외부 신체 활동도 활발합니다. 몸 안팎으로 변화와 흐름이 전체적으로 활발한 상태는 **<교감 신경**

<u>우위>에 놓이기가 쉬워집니다.</u>

특히 인생의 초기 단계인 소아와 청소년기는 에너지 과잉의 시기이기도 합니다. 이 시기에는 변화와 흐름이 왕성하니 **상대적으로 균형을 잡는 것이 더 주안점**입니다.

반면에 중년이 넘어가면 인체 흐름과 에너지가 쇠퇴하기 시작합니다.

이처럼 **노인 시기에는** 몸 안팎으로 변화와 흐름이 매우 적은 상태로 안정적이긴 하지만, **<부교감 신경 우위>에 놓이기가 쉬워집니다.**

변동이 적으니 인체 균형 잡기는 쉬워집니다. 상대적으로 **에너지와 활동을 보강하는 것이 더 주안점**입니다.

잠깐! 아직 교감, 부교감의 의미를 제대로 모르는 독자분이 계시면 한 마디로 정의해 드리겠습니다. **교감은 <활동형>, 부교감은 <휴식형>** 모드로 인체를 전환하는 겁니다. 인체가 활발하게 움직이기 위해서 필요한 상태는 교감 우위, 인체가 안정적으로 휴식하기 최적의 상태는 부교감 우위입니다.

전쟁터에서 싸우는 상황은 교감 모드,

변기에 걸터앉아 휴대폰 보며 대변을 보는 상황은 부교감 모드.

전쟁터에서 총알이 빗발치는데 적을 향해 돌진합니다. 이 때 갑자기 대변이 엄청 마려우면 큰일이 아닙니까? 총을 들고 달려오는 적을 향해 외칩니다. "잠깐! 똥 좀 누고!"

이처럼 <교감 모드>는 소화기를 억제하고 근력을 증가시켜 달리게 만듭니다.

당신은 퇴근 뒤에 화장실에 앉아서 대변을 보는데 변이 안 나옵니다. 교감 모드이면 밤새도록 앉아 있어도 변을 볼 수가 없습니다. 바깥에서 문을 두드리며 빨리 잠(?)을 자자고 재촉하는 아내를 향해 외칩니다. "잠깐! 똥 좀 누고!"

이때 필요한 것은 <부교감 모드>. 소화기를 촉진시키고 장운동을 배가해 큰 변을 쑥쑥 보게 만듭니다.

다시 나이에 따른 변화로 돌아옵니다.

청년기에는 활동적이지만 균형이 모자랄 수 있다고 했습니다. 그래서 건강관리나 치료에는 **균형을 잡는 것**이 더 필요해집니다. 물론 개인차가 있으니 모두 그런 것은 아닙니다.

골격이 균형이 맞지 않아 점차 틀어지는 시기입니다. 오장육부 또한 균형이 점차 틀어지는 시기입니다. 이때부터 무너지는 균형은 한쪽으로 쏠리며 중년 이후 질병의 뿌리가 됩니다.

골격의 균형, 오장육부의 균형. 마음의 균형.

그래서 앞서 말한 것처럼 경락의 균형을 조절해주는 침 치료가 간단하고 효과적입니다. 스스로 두드리는 요법도 나쁘지 않습니다. 이 시기에, 침의 효과를 본 사람은 경험적으로 늙어서도 끝까지 침으로 해결하려 하지만 치료의 방법은 다 장단점이 있습니다.

노인 시기에는 균형적이지만 흐름이 모자랄 수 있다고 했습니다. 그래서 건강관리나 치료에는 흐름을 보강하는 것이 더 필요해집니다.

골격의 보강, 오장육부의 보강. 마음의 보강.

골격은 지지하는 근육이 빠져서 쇠퇴하는 시기입니다. 중년이 넘어가면 젊을 때보다 단백질을 많이 먹어야 하는 데에도 본인의 식습관을 그대로 가져가다간 관절 건강이 무너집니다.

오장육부의 기운이 빠져 쇠퇴하는 시기입니다. 옛날부터 나이가 들면 보약을 먹는 것도 이러한 이유입니다. 젊은 사람은 보약을 먹지 않아도 비타민이나 다른 영양소만 챙기면 됩니다. 그러나 노인은 음식 외에도 한약이나 다른 보충제의 기미로 인체의 기를 보충해야 합니다.

마음의 보강은 본인의 심리 상태, 고독 등과도 가장 관련이 있습니다. 나이가 들수록 주변 사람이 적어지며 인생의 끝에 대한 두려움이 마음의 에너지를 더 갉아먹습니다. 이걸 극복하는 것은 종교나 명상이 효과적입니다. 부가적으로 호르몬 분비가 줄어들어 남성 호르몬, 여성 호르몬 결핍도 마음의 취약함에 영향을 미칩니다. 호르몬 보강제나 호르몬 자극이 필요한 것을 무시하지 않는 것이 좋습니다.

한의학의 대표적인 치료 방법이 침과 한약인데 침도 청년, 노인에 모두 쓰이고 약도 그러합니다. 그런데 저런 관점에서 보면 굳이 약을 먹지 않아도 간단하게 침으로 균형을 잡을 수 있습니다. 그러나 배고픈 사람에게 침보다 음식이 약이듯, 나이 들어 모자라는 영양과 기운에는 약물 요법이 침보다 적합한 경우가 있다는 것을 일깨우는 겁니다.

그리고 청년기에는 <교감 우위>가 쉽게 될 수 있으니 살펴서 <부교감>을 자극하고, 노인 시기에는 그 반대로 해야 하는 경우가 있다는 말입니다.

중요한 핵심은 그 시절마다 건강법이 달라져야 한다는 겁니다. 예전에 내가 이 방법으로 효과를 봤다고 해서 끝까지 그 방법이 안 통할 수도 있다는 걸 잊지 마세요.

⊘ 마시는 것

당신 지갑에 있는 신용카드를 꺼내, 당신 아내에게 먹으라고 하면 당장 이

제 12 장

혼하자고 난리칠 겁니다. 아니, 당신은 신문에 나고 감옥에 갈지도 모릅니다.

그런데 우리는 매일 신용카드를 갈아서 1주일에 한 장씩 먹고 있습니다.

당신만 먹는 것이 아니라, 당신 자녀도, 당신 아내도 모두 정답게 둘러앉아 신용카드를 먹습니다.

"선생님! 미친 거 아닙니까? 누가 그렇게 신용카드를 먹나요? 어? 그런데 이번에 무슨 맛있는 신용카드라도 나왔나요? 꿀꺽." -뚱뚱한 독자가

최근까지 밝혀진 연구에 따르면 우리는 플라스틱의 조각인 <미세 플라스틱>을 매일 섭취하며 그 평균이 매주 신용카드 한 장, 한 달에 칫솔 한 개를 먹는다고 합니다.

그런데 문제는 실제로 칫솔을 몇 조각으로 조각내서 먹으면 다시 항문으로 빠져나오기 때문에, 그걸 실험삼아 당신이 해보더라도 건강에 큰 문제가 없이 넘어갈 가능성이 높습니다.

그러나 미세 플라스틱 형태로 조각내서 먹으면 이게 빠져 나오질 않고 몸에 쌓입니다. 점차 몸에 쌓이는 칫솔을 상상해보십시오. 끔찍하지 않습니까? 10년이면 무려 120개의 칫솔을 당신 몸 안에 밀어 넣는 겁니다. 120개면 작은 가방 하나 가득입니다. 이것으로 당신은 칫솔 인간이 되고 말 겁니다. 실제로도 이것은 건강에 끔찍한 문제를 발생시킵니다.

"앗! 무서워라! 저는 미세 플라스틱은 안 먹을 겁니다! 긴장하니 목이 마르네. 꿀꺽 꿀꺽."

이렇게 말하며 물을 들이키는 순간 당신은 미세 플라스틱을 10만개나 드셨습니다.

현대인은 미세 플라스틱을 물로 가장 많이 섭취되고 있으니까요.

최근 미국 컬럼비아대학에서 발표한 연구한 결과를 보면, 생수 1리터당 플

라스틱 입자 24만 개가 검출됐다고 합니다.

"아. 아마 생수 만들 때 3류 생수 회사에서 제대로 안 거르고 넣은 것 아닙니까? 저는 비싼 생수를 먹으니 괜찮을 겁니다."

그러나 이건 생수 회사의 잘못이 아닙니다. 물을 아무리 정수해서 깨끗하게 넣어도 플라스틱 페트병에 넣는 순간 이렇게 되는 겁니다. 왜냐하면 상당수의 미세 플라스틱이 플라스틱 병에서 떨어져 나오는 것이기 때문입니다. 같은 원리로 생수뿐만 아니라 각종 음료수도 플라스틱 병에 들었다면 마찬가지입니다.

여기에서의 핵심은 **플라스틱은 썩지 않을 뿐 닳지 않는 것은 아니라는 사실**입니다. 플라스틱을 현미경으로 보면 끊임없이 부서지고 닳아서 미세한 가루들이 떨어져 나옵니다. 바닥에 떨어지고 공기 중으로 둥둥 떠다니며 퍼지다가 빗물에 씻겨서 하천으로 다시 바다로 들어갑니다. 바다 속 미세플라스틱들은 수분이 증발할 때 수증기에 함유되어 비와 함께 내리고 있습니다. 그러니 플라스틱 병에 든 생수가 유독 심하다는 것이지, 일반적인 자연의 물에 점차 조금씩 미세플라스틱이 늘어나는 추세입니다.

"선생님. 미세 플라스틱을 먹고 있다니 찝찝하긴 한데, 그래도 워낙 작은 것들이라 좀 먹어도 큰 탈은 없지 않을까요? 아직 미세 플라스틱 먹고 죽었다는 사람도 없잖아요? 호호."

어차피 소화도 안 되고 인체에 이용도 되지 않는 애물단지인 미세플라스틱이 그냥 장을 통과해서 휙 지나가 똥과 함께 나온다면 얼마나 다행일까요. 하지만 미세플라스틱은 소화기를 통해 흡수가 되어 혈액을 타고 구석구석 퍼져 세포 안에까지 박히는 것으로 조사되었습니다.

심지어 **뇌 안으로 침투할 뿐만 아니라 치매에도 치명적이며, 치매 발병률도 높입니다.**

게다가 2024년 '뉴잉글랜드 의학저널'에 실린 연구를 보면, 혈관 내 미세 플라스틱이 **중풍, 심장병, 조기 사망 등의 위험을 4배 이상 높인다**고 합니다.

또한 미세 플라스틱은 각종 **세포에 손상**을 입히며, **조직에 박혀 염증**을 일으키고 **내분비를 교란**시킬 수 있다 합니다. 뿐만 아니라 **암과 불임**을 초래할 수도 있다고 합니다.

이 정도면 미세플라스틱이라는 끔찍한 악마의 씨앗이 몸 안에 자리 잡는 겁니다.

그리고 또 하나 슬픈 소식이 있습니다.

출산모의 모유에서도 미세 플라스틱이 발견되었을 뿐만 아니라 임산부의 모든 태반과 태아에서도 발견됐다고 합니다.

2023년 '국제 분자 과학 저널'에 실린 내용을 보면 태반에서 발견된 미세 플라스틱의 농도가 높다고 합니다. 이렇게 농도가 높아지면 염증성 장질환과 대장암의 위험성이 증가할 수 있다고 합니다.

2021년 한국의 연구에 따르면 미세 플라스틱이 자손의 뇌 발달 이상까지 유발한다고 합니다. 생쥐 실험에서 어미가 많은 양의 미세 플라스틱을 섭취하면 나중에 태어난 새끼의 뇌에 구조적 이상이 생긴다 합니다. 특히 학습과 기억에 중요한 해마 영역에 신경 줄기세포의 수가 감소했습니다.

출산 후에도 미세 플라스틱이 모유를 통해 자식으로 전달돼 여러 장기에 축적되었습니다.

정말로 안타까운 연구결과들입니다.

만약 임신 시에 태아를 위해 수돗물보다 더 깨끗할 거라고 페트병의 생수를 먹었다간, 오히려 태아에게 미세 플라스틱을 고 농도로 선사하는 셈입니다.

"공부 못하고 머리 나쁜 건 제가 뇌에 미세 플라스틱을 많이 꽂고 태어나서랍니다."

멀지 않은 미래에 이런 말을 하는 자녀들이 생길 수도 있으니, 전 세계가 정말 노력해서 개선해야 합니다.

우리 후손들을 <금수저>가 아닌 <미세플라스틱 수저>로 만들 수는 없지 않습니까?

우리 인체는 390만 년 이상 진화하면서 웬만한 요소는 통제해서 항상성을 유지할 능력을 지녔습니다. 그러나 플라스틱은 등장한지 겨우 백년 밖에 안 됩니다. 사람뿐만 아니라 지구의 모든 생물들도 이 플라스틱의 독소는 저항할 수 없는 불가항력의 존재입니다.

이것을 대체하거나 줄일 수 있는 방법을 개발하는 것이 우리 현대 문명의 시급한 큰 숙제입니다.

당신이 개인적으로 대처할 수 있는 것은 우선 물로 섭취하는 미세플라스틱의 양만 줄여도 크게 줄일 수 있습니다. 페트병 대신 유리병, 캔의 음료수를 먹는 것도 한 방법입니다. 페트병에도 마개 대신 장착해서 미세플라스틱을 정수하는 미니 필터 상품도 있는 걸로 압니다. 수돗물도 끓여서 여과하면 90%이상이 제거된다고 합니다. 아직까지는 이 정도만 노력해도 건강의 큰 위협을 줄일 수 있는 수준이라 생각합니다.

"뭐 아무도 신경 안 쓰고 마시는데, 나 혼자 호들갑 떨 필요 있겠습니까?"

다른 건강법은 남들이 안 해도 혼자 다 챙겨 먹고 오래 살려고 하는 사람이, 이처럼 건강에 엄청난 파급 효과를 끼칠 요소를 방관한다는 것은 참 어리석은 행위입니다.

미세 플라스틱은 하루 이틀 먹는다고 해도 아무렇지도 않습니다. 하지만 나중에 그 누적 효과가 나타날 때에는 되돌리기 힘든 악마의 씨앗이라는 것을 유념하시라고 당신에게 간곡히 부탁드립니다.

✅ 숨 쉬는 것

미세 플라스틱보다 더 심각한 것을 당신은 숨 쉴 때마다 흡수하고 있습니다. 똑똑한 당신은 제가 말하기 전에 그 정체를 벌써 눈치 챘을 겁니다.

미세 먼지.

우리 일상에 미세먼지는 워낙 많이 접해서, 이게 무슨 큰 위협인가 여기는 분도 계실 겁니다. 그저 호흡기 건강에 조금 안 좋은 것이라고 선입견을 갖고 있기 때문입니다.

이 선입견은 용어에서 비롯됩니다.

<미세 먼지>. 용어만 보면 <먼지>인데 <미세>하니, 조금 더 작을 뿐이라는 느낌을 갖게 합니다. 하지만 실제로는 미세먼지는 황산염, 질산염, 암모니아 등의 이온과 중금속, 탄소화합물 등 유해물질로 이뤄져 있다고 합니다.

예를 들어 환경부에서 발표한 우리나라에 날아오는 황사로 인한 대기오염의 변화입니다.

황산화물 29.7% 납 30% 카드뮴 50% 비소 40%.

납과 카드뮴, 비소는 당신도 아마 상식적으로 들어본 독성 물질일 겁니다.

한마디로 화학독소, 중금속 독소 덩어리를 포함한 먼지.

일반적으로 집에서 나는 먼지와는 차원이 다른 먼지입니다. 그러니 **<미세 독 먼지>**라고 부르는 것이 실상에 더 가까운 용어입니다.

그래서 세계보건기구(WHO)는 미세먼지를 **1급 발암물질**로 분류했습니다.

　1차적으로는 폐의 폐포까지 침투해서 각종 호흡기 질환을 일으킵니다. 초미세먼지가 100㎍/㎥ 상승할 때마다 폐렴으로 인한 병원 입원은 1% 증가한다는 연구 결과도 있습니다.

　그런데 코로 들어온 미세먼지가 폐로만 가질 않습니다. 직경 100나노미터 이하의 극초 미세먼지는 코에 있는 후각신경을 통해 뇌 안으로 바로 침투한다고 합니다. 이런 경우 점차 알츠하이머 치매 환자의 뇌처럼 대뇌 피질의 두께가 감소되어서, 사물과 상황을 인지하는 기능이 저하된다고 합니다.

　그런데 다른 위험도도 미세 플라스틱과 매우 흡사합니다.

　미세 먼지가 중금속과 화학독소를 세포까지 전달하는 매개체가 되기 때문입니다.

　그래서 미세먼지는 세포의 염증과 활성산소를 발생하게 만들며, 심혈관 질환, 대사 질환, 중추신경계 질환 등 각종 질병의 위험도를 크게 상승시킵니다.

　정신과적인 측면에서도 우울증 악화 요인입니다. 가슴 두근거림, 호흡수 증가가 동반되는 것이 특징인 불안증 위험도 커집니다. 자폐도 심해집니다.

　1급 발암물질인 만큼 각종 암의 발병의 시한폭탄이 됩니다. 폐암 발병은 직격탄이라서 비흡연자도 미세먼지 때문에 폐암에 걸릴 수 있다고 합니다. 이외에도 유방암을 비롯한 각종 암과 전립선암도 걸릴 수 있습니다. 한 예로, 미세먼지에 노출되면 가장 먼저 반응하는 것이 폐의 면역세포인 대식세포입니다. 이 대식세포가 미세먼지에 자극받으면 이로 인해 분비되는 단백질이 암세포의 전이 위험성을 더욱 높인다고 합니다.

　그런데 질병 이름만 다양하지 실제 위험도가 와 닿지 않는다고요?

미국 시카고대 에너지정책연구소(EPIC)가 최근 공개한 보고서에, 초미세먼지(PM 2.5)로 인도인 전체 기대수명이 5.3년 줄어들 것이라고 합니다. 심지어 수도 뉴델리 시민들의 기대수명은 무려 **11.9년이나 감소**할 것이라 합니다.

어떤 사람이 당신 집에다 10년 빨리 죽는 독가스를 푼다면, 당신은 아마 눈에 불을 켜고 그 사람과 목숨을 건 사투를 벌일 겁니다. 그런데 인도의 수도에 사는 사람들은 멀쩡히 앉아서 그걸 마시고 있는 셈입니다.

전 세계적으로 미세먼지 때문에 기대수명이 2.3년 줄어들 것이라고 보고서는 말합니다.

또한 보고서를 작성한 교수는 전 세계 기대수명을 깎는 공기오염의 4분의 3은 단지 6개국인 방글라데시, 인도, 파키스탄, 중국, 나이지리아, 인도네시아에서 일어난다고 합니다. 또한 6개국에서는 미세먼지 때문에 1년~6년 이상의 기대수명이 단축될 것으로 예상했습니다.

전 세계 인구가 2.3년 빨리 죽는데 이 나라들은 수명 감소치가 최소 3년에서 10년 정도일 것이라 추측됩니다. 중국도 여기에 포함됩니다.

안타깝게도 우리나라도 중국의 영향을 많이 받는 나라이기 때문에 중국과 거의 비슷한 수명 감소가 있을 수도 있습니다.

"빨리 죽기 싫습니다." - 3살 꼬마가.

미세먼지가 우리 일상생활을 덮은 것은 그리 오래되지 않았습니다. 그러나 우리 후대의 자손들은 더 많은 미세먼지로 질병에 노출될 수 있습니다.

분위기가 너무 심각해져서 가벼운 이야기를 잠깐 하겠습니다.

아마 많은 분들은 인류의 종말과 관련한 노스트라다무스의 예언을 많이 들어보셨을 겁니다.

그 중 세기말에 가장 많이 언급된 예언은 아래의 내용입니다.

1999의 해, 일곱 번째 달에

하늘에서 공포의 대왕이 내려오리라.

앙골모아의 대왕을 부활시키려고 그 전후의 기간에

마르스는 행복의 이름으로 지배하려 하리라.

하늘에서 공포의 대왕이 내려와서 인류의 멸망이 시작되는데, 그 공포의 대왕은 지금으로보면 <지구 온난화>일수도 있고 <미세먼지>일수도 있습니다.

그런데 예언에는 상징이 쓰입니다. 앙골모아(Angolmois)는 그 철자를 바꾸면 몽골리아스(Mongolias)가 된다고 합니다. 저는 최근에 몽골하면 떠오르는 것 중에 내몽골사막의 황사가 있습니다. 이걸 적용해서 예언을 해석해보겠습니다.

1999년도 이후부터

하늘에서 미세먼지의 재앙이 내려오리라.

황사가 일어나고

그 전후의 기간에 마르스(화성)은 행복의 이름으로

(인류의 살아남을 곳 대비) 지배하리라.

그래서 일론 머스크가 줄곧 화성 가자고 외쳤나 봅니다.

물론 재미 삼아 이야기한 것이니 진지하게 받아들이지 마세요. 아무튼 그만큼 미세먼지의 심각성이 전 지구를 위협한다는 겁니다.

사람이야 그나마 대비하는 수단이 있지만, 전 지구의 동물들은 어떻게 합니까? 호주에 큰 불이 나서 코알라가 죽어가는 광경을 보고 아이들이 불쌍하다고 눈물을 글썽였습니다. 그런데 이런 코알라뿐만 아니라 초원의 가젤, 사자, 북극의 북극곰, 펭귄까지 지구의 모든 동물들은 영문도 모르고 미세먼지, 미세플라스틱에 점차 쓰러져 가며 멸종할 것입니다.

지구 생물의 차원에서 보면 불가항력의 재앙인 미세먼지의 공습은 그야말로 공포의 대왕입니다.

앞에서 경락이야기를 할 때 우리 인간은 지구와 기를 주고받는 순환 회로로 경락이 작용한다고 했습니다. 그런데 인간의 물질주의 시각 때문에 지구를 병들게 하고 있으니, 그로인한 질병과 고통 역시 인간에게 돌아올 수밖에 없습니다.

건강법의 효능으로도 막기 힘든 미세먼지와 미세플라스틱을 말하다보니 환경운동가가 된 느낌입니다. 아무튼 당신의 목숨을 지키기 위해서라도 우리 지구를 살리는 것에 작은 정성을 보태주길 부탁드립니다.

미세먼지는 사실 사람의 입장에서는 집과 사무실에 공기청정기를 두고, 외출 시에 황사용 마스크만 꼭 써도 위협에서 많이 벗어날 수 있습니다. 그러니 미세먼지 경보가 뜨면 무시하지 말고 마스크를 꼭 챙기시길 바랍니다. 암이나 중풍, 심장병 발병을 낮추는 것에 크게 도움이 될 겁니다.

*

이외에도 항상성이 극복하기 힘든 것은 당신도 아는 것들입니다. 방사능이라든지, 생활 속에 우연히 노출되는 독극물, 화학물질 등등이 있지만 대부분이 당신이 만나기는 희박한 것들이라 따로 말하지 않겠습니다.

다만 방사능은 병원 검사에서 쓰는 CT에서도 제법 많이 나오니 가능하면 횟수를 줄이고 MRI로 대체할 수 있으면 좋습니다.

그리고 **당신이 화학물질, 독극물을 가장 가까이에서 쉽게 접하는 비결은 담배 연기를 마시는 것입니다.** 담배 연기에는 비소, 카드뮴을 포함한 무려 69가지의 발암물질과 수천종의 유해물질이 들어가 있다고 합니다. 담배가 건강에 얼마나 안 좋은 지는 제가 새삼스럽게 강조하지 않아도 상식이기 때문에 생략합니다.

이제 앞의 모든 내용을 종합해 정리합니다.

장수나 질병의 치료를 위해서, 제가 드린 의견은 아래와 같다고 했습니다.

> 수명 = 인간의 내면 에너지 + 보이지 않는 힘

이중에 인간의 내면 에너지는 결국 육체의 항상성, 경락의 기(氣), 뇌척추 시스템의 신(神)이 주축이 되어 생성하는 것입니다.

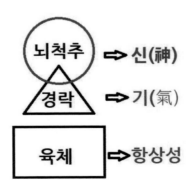

보이지 않는 힘은 (외부 환경+운)으로 작용됩니다. 때로는 인간의 내면에

너지에 순풍이 되기도 하고 역풍이 되기도 합니다.

　여기에 필요한 내용의 핵심은 이미 거의 다 설명 드렸습니다. 이제 당신이 어느 부분이 취약한지 잘 찾아서 건강관리에 좋은 결과를 얻었으면 좋겠습니다.

＊

　정말 길고 긴 여정이 이제 마지막에 이르렀습니다.

　혹시 미국 드라마 <수퍼내추럴(Supernatural)>이라고 아십니까?

　미국에서 2005년부터 2020년까지 무려 시즌15나 방영된 드라마로, 이름처럼 '초자연'적인 호러 드라마입니다. 매력적인 남자 주인공 형제인 '딘'과 '샘'이 티격태격하며 처음에는 유령을 물리치다가 점점 더 규모가 커지며, 악마, 천사, 심지어 신들까지 물리치는 내용입니다. 저도 참 재미있게 봤는데 한 시즌이 끝날 때마다 마지막 에피소드 화는 이렇게 시작합니다.

<the road so far(기나긴 여정)>.

　이 문구와 함께 미국 '캔자스(Kansas)'라는 그룹의 <Carry on my wayward son>라는 노래가 나옵니다. 워낙 미국에서 히트를 친 드라마라 보신 분도 많겠지만, 드라마를 보지 못한 분도 아래 가사는 깊은 여운을 주는 부분이라 소개합니다.

　갑자기 뜬금없이 드라마 OST를 언급하나, 의아한 분도 있을 겁니다. 그건 이 책의 마지막부분까지 기나긴 여정을, 묵묵히 읽고 따라온 분에게 건네는 위로와 격려의 차원입니다.

　이 책을 어떤 사람은 지적 호기심으로, 어떤 이는 건강에 조금 도움이 될까 하는 심정으로 볼 겁니다. 하지만 누군가는 생사가 걸린 병에서 벗어나기 위해 절박한 심정으로 보고 있을 겁니다.

그 절박한 누군가에게 이 책이 정말로 도움이 되었으면 합니다.

Carry on my wayward son

계속해. 내 고집스런 아들.

For there'll be peace when you are done

네가 모든 걸 마쳤을 때 평화가 있으리.

Lay your weary head to rest

지친 머리를 편히 기대.

Don't you cry no more

더 이상 울지 마라.

가사 내용을 보십시오.

"계속해, 고집스럽게. 모든 걸 마쳤을 때 평화 있으리. 지친 머리를 기대고, 더 이상 울지 마."

만약 우주를 창조한 신이 있다면, 그가 당신에게 하고픈 말이라 생각합니다.

그러니 힘내서 끝까지 당신의 최선을 다해 100세 이상 사시길 간절히 기원합니다.

또한 당신과 나, 우리, 인류, 동식물, 지구 모든 존재의 건강과 행복의 세상이 오기를.

언젠가 당신과의 직접적인 대면을 기대하며 책을 마칩니다.

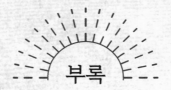

부록
신의 개념에 대한 제가 가진 이해

신(神)에 관하여

정신계 네트워크는 모여서 새로운 그 위의 단계의 영혼 시스템을 형성하게 됩니다.

그것을 통칭해서 신(神)계라고 또는 영(靈)계라고 부르겠습니다. 아니면 집단 무의식의 중심이라고 표현해도 될 것 같습니다.

그러나 진짜 신에 대한 이야기를 잠시 하겠습니다.

✅ 종교인에게 드리는 말씀

종교에 따라서 신에 대한 개념이 차이가 있지만 대다수의 종교는 자신이 섬기는 신이 절대 신이라고 주장합니다. 그 신이 진짜로 존재한다는 믿음을 가지지 않는다면 사실 그 종교를 믿는 것이 아닐 겁니다.

저는 정말로 신은 존재한다고 생각합니다. 우주를 관찰해 볼 때 신이 존재

할 수밖에 없습니다.

솔직히 말해서 저는 이 책에서 "기독교가 옳다, 불교가 옳다, 이슬람교가 옳다."등등의 논쟁은 하고 싶지 않습니다. 인류 모두에게 공평하게 득이 되는 건강의 지혜를 주고자 하지, 어떤 특정 종교의 편을 들고 싶지는 않습니다.

그래서 최대한 중립적이고 객관적으로 말하려 하지만, 보는 사람의 안경의 색깔에 따라서 그것이 빨간 색으로 파란 색으로 다르게 보일 여지는 있습니다.

어쨌든 자세히 읽어보면 알겠지만, 이 책에서 말하는 4차원의 신은 절대자 신이 아닙니다.

제 짧은 견해로는 신계는 영계라고도 하며, 4차원 ~ 절대 차원으로 추측됩니다. 물론 이러한 견해의 증거는 없지만 제 무의식적으로 그럴 것 같다는 추측이 듭니다.

4차원 이상 무수히 많은 차원은 신계, 마지막 꼭대기인 절대 차원은 절대자 창조주.

진화로 신이 발전하더라도 오를 수 있는 마지막 꼭대기는 절대 차원 직전까지이며, 절대 차원은 처음부터 오로지 딱 하나. 유일신이 자리한 위치입니다.

이것의 원리는 우주가 시작할 때 첫 중점이 유일신이었기 때문입니다. 그러니 4차원 이상은 신령계라고 구분해서 부르고 절대 차원만이 진정한 창조주로 볼 수도 있겠습니다.

이와 관련된 제 견해는 각각의 종교와 상충할 수 있어서 이것까지만 말하겠습니다.

영혼의 집단 시스템은 <신(4차원 이상의 신)>을 만들어 내기도 하지만, 엄밀히 말하면 그 모든 영혼은 원래 절대자 신으로부터 비롯되었기 때문에 절대자 신의 일부입니다.

마치 꼬리가 꼬리를 무는 것처럼, 우리 영혼은 신으로부터 나와서 신의 일부를 창조합니다.

쉽게 설명하면 당신 '몸'이 신이고 당신 손가락 '세포A'가 영혼이라고 합시다. 당신 몸의 손가락 세포A가 생기기 전에, 당신이 있었고 당신의 시스템이 당신 손가락 세포A를 만들어 낸 겁니다. 다시 그 손가락 세포A와 무수한 세포가 모여서 지금 당신 몸 전체를 형성하고 있습니다.

그러니 이 책에서 영혼이 집단 무의식을 통해서 신을 형성하는 설명을 어떤 특정 종교의 신에 대한 교리와 다르다고 공격하지 마시길 부탁드립니다. 다른 용어 다른 개념입니다.

당신은 신으로부터 나왔고, 당신은 신의 일부입니다. 당신 안에 신이 있으며, 당신을 통해 신이 표현됩니다. 다만 지금 당신 생각이 어느 채널로 어떤 등급의 신을 불러내 공명하고 있는지에 따라서 당신 영혼과 운명의 주파수가 달라집니다. 왜냐하면 우주는 당신이 생각하는 대로 창조되어지기 때문입니다.

✅ 무신론자에게 드리는 말씀

이 책이 잘 나가다가 신이 어떻고, 차원이 어떻고 하니까 비과학적으로 느낄 수도 있습니다. 하지만 인체의 건강은 오직 물질에만 있지 않기 때문에, 물질 이면에 힘을 행사하는 그 신비한 영역을 말하지 않고는 결코 생명의 원리를 온전히 설명할 수 없었습니다.

기(氣)가 무엇인지, 신(神)이 무엇인지 그 모든 것을 건너뛰고 물질적인 이야기만 하면 기적의 치유 효과 또한 사라지고 평범한 건강법이 되고 맙니다.

그러니 일단 불편한 마음을 제쳐두고, 이 책을 다 읽고 나서 건강 원리의 결론만 얻어 가셔도 충분합니다.